全国高等职业教育医疗器械类专业
国家卫生健康委员会"十三五"规划教材

供医疗器械类专业用

医用治疗设备

第 **2** 版

主　编　张　欣

副主编　向　阳

编　者　（以姓氏笔画为序）

向　阳　（湖北中医药高等专科学校）　　张　欣　（上海健康医学院）

许海兵　（江苏医药职业学院）　　　　　侯园园　（郑州铁路职业技术学院）

李洪霞　（山东医学高等专科学校）　　　程海凭　（上海健康医学院）

U0317203

人民卫生出版社

图书在版编目（CIP）数据

医用治疗设备 / 张欣主编.—2 版.—北京：人民卫生出版社,2018

ISBN 978-7-117-25809-8

Ⅰ.①医…　Ⅱ.①张…　Ⅲ.①医疗器械－高等职业教育－教材　Ⅳ.①R197.39

中国版本图书馆 CIP 数据核字（2018）第 102943 号

| 人卫智网 | www.ipmph.com | 医学教育、学术、考试、健康，购书智慧智能综合服务平台 |
| 人卫官网 | www.pmph.com | 人卫官方资讯发布平台 |

医用治疗设备

第 2 版

主　　编：张　欣

出版发行：人民卫生出版社（中继线 010-59780011）

地　　址：北京市朝阳区潘家园南里 19 号

邮　　编：100021

E - mail：pmph @ pmph.com

购书热线：010-59787592　010-59787584　010-65264830

印　　刷：河北新华第一印刷有限责任公司

经　　销：新华书店

开　　本：850×1168　1/16　印张：16

字　　数：376 千字

版　　次：2011 年 7 月第 1 版　　2018 年 12 月第 2 版
　　　　　　2021 年 12 月第 2 版第 3 次印刷（总第 7 次印刷）

标准书号：ISBN 978-7-117-25809-8

定　　价：46.00 元

打击盗版举报电话：010-59787491　E-mail：WQ @ pmph.com

（凡属印装质量问题请与本社市场营销中心联系退换）

全国高等职业教育医疗器械类专业
国家卫生健康委员会"十三五"规划教材
出版说明

《国务院关于加快发展现代职业教育的决定》《高等职业教育创新发展行动计划(2015—2018年)》《教育部关于深化职业教育教学改革全面提高人才培养质量的若干意见》等一系列重要指导性文件相继出台,明确了职业教育的战略地位、发展方向。同时,在过去的几年,中国医疗器械行业以明显高于同期国民经济发展的增幅快速成长。特别是随着《关于深化审评审批制度改革鼓励药品医疗器械创新的意见》的印发、《医疗器械监督管理条例》的修订,以及一系列相关政策法规的出台,中国医疗器械行业已经踏上了迅速崛起的"高速路"。

为全面贯彻国家教育方针,跟上行业发展的步伐,将现代职教发展理念融入教材建设全过程,人民卫生出版社组建了全国食品药品职业教育教材建设指导委员会。在指导委员会的直接指导下,经过广泛调研论证,人民卫生出版社启动了全国高等职业教育医疗器械类专业第二轮规划教材的修订出版工作。

本套规划教材首版于2011年,是国内首套高职高专医疗器械相关专业的规划教材,其中部分教材入选了"十二五"职业教育国家规划教材。本轮规划教材是国家卫生健康委员会"十三五"规划教材,是"十三五"时期人卫社重点教材建设项目,适用于包括医疗设备应用技术、医疗器械维护与管理、精密医疗器械技术等医疗器类相关专业。本轮教材继续秉承"五个对接"的职教理念,结合国内医疗器械类专业领域教育教学发展趋势,紧跟行业发展的方向与需求,重点突出如下特点:

1. 适应发展需求,体现高职特色 本套教材定位于高等职业教育医疗器械类专业,教材的顶层设计既考虑行业创新驱动发展对技术技能型人才的需要,又充分考虑职业人才的全面发展和技术技能型人才的成长规律;既集合了我国职业教育快速发展的实践经验,又充分体现了现代高等职业教育的发展理念,突出高等职业教育特色。

2. 完善课程标准,兼顾接续培养 本套教材根据各专业对应从业岗位的任职标准优化课程标准,避免重要知识点的遗漏和不必要的交叉重复,以保证教学内容的设计与职业标准精准对接,学校的人才培养与企业的岗位需求精准对接。同时,本套教材顺应接续培养的需要,适当考虑建立各课程的衔接体系,以保证高等职业教育对口招收中职学生的需要和高职学生对口升学至应用型本科专业学习的衔接。

3. 推进产学结合,实现一体化教学 本套教材的内容编排以技能培养为目标,以技术应用为主线,使学生在逐步了解岗位工作实践、掌握工作技能的过程中获取相应的知识。为此,在编写队伍组建上,特别邀请了一大批具有丰富实践经验的行业专家参加编写工作,与从全国高职院校中遴选出的优秀师资共同合作,确保教材内容贴近一线工作岗位实际,促使一体化教学成为现实。

4. 注重素养教育,打造工匠精神 在全国"劳动光荣、技能宝贵"的氛围逐渐形成,"工匠精神"在各行各业广为倡导的形势下,医疗器械行业的从业人员更要有崇高的道德和职业素养。教材更加强调要充分体现对学生职业素养的培养,在适当的环节,特别是案例中要体现出医疗器械从业人员的行为准则和道德规范,以及精益求精的工作态度。

5. 培养创新意识,提高创业能力 为有效地开展大学生创新创业教育,促进学生全面发展和全面成才,本套教材特别注意将创新创业教育融入专业课程中,帮助学生培养创新思维,提高创新能力、实践能力和解决复杂问题的能力,引导学生独立思考、客观判断,以积极的、锲而不舍的精神寻求解决问题的方案。

6. 对接岗位实际,确保课证融通 按照课程标准与职业标准融通、课程评价方式与职业技能鉴定方式融通、学历教育管理与职业资格管理融通的现代职业教育发展趋势,本套教材中的专业课程,充分考虑学生考取相关职业资格证书的需要,其内容和实训项目的选取尽量涵盖相关的考试内容,使其成为一本既是学历教育的教科书,又是职业岗位证书的培训教材,实现"双证书"培养。

7. 营造真实场景,活化教学模式 本套教材在继承保持人卫版职业教育教材栏目式编写模式的基础上,进行了进一步系统优化。例如,增加了"导学情景",借助真实工作情景开启知识内容的学习;"复习导图"以思维导图的模式,为学生梳理本章的知识脉络,帮助学生构建知识框架。进而提高教材的可读性,体现教材的职业教育属性,做到学以致用。

8. 全面"纸数"融合,促进多媒体共享 为了适应新的教学模式的需要,本套教材同步建设以纸质教材内容为核心的多样化的数字教学资源,从广度、深度上拓展纸质教材内容。通过在纸质教材中增加二维码的方式"无缝隙"地链接视频、动画、图片、PPT、音频、文档等富媒体资源,丰富纸质教材的表现形式,补充拓展性的知识内容,为多元化的人才培养提供更多的信息知识支撑。

本套教材的编写过程中,全体编者以高度负责、严谨认真的态度为教材的编写工作付出了诸多心血,各参编院校为编写工作的顺利开展给予了大力支持,从而使本套教材得以高质量如期出版,在此对有关单位和各位专家表示诚挚的感谢!教材出版后,各位教师、学生在使用过程中,如发现问题请反馈给我们(renweiyaoxue@163.com),以便及时更正和修订完善。

人民卫生出版社

2018 年 3 月

全国高等职业教育医疗器械类专业
国家卫生健康委员会"十三五"规划教材
教材目录

序号	教材名称	主编	单位
1	医疗器械概论(第2版)	郑彦云	广东食品药品职业学院
2	临床信息管理系统(第2版)	王云光	上海健康医学院
3	医电产品生产工艺与管理(第2版)	李晓欧	上海健康医学院
4	医疗器械管理与法规(第2版)	蒋海洪	上海健康医学院
5	医疗器械营销实务(第2版)	金 兴	上海健康医学院
6	医疗器械专业英语(第2版)	陈秋兰	广东食品药品职业学院
7	医用X线机应用与维护(第2版)*	徐小萍	上海健康医学院
8	医用电子仪器分析与维护(第2版)	莫国民	上海健康医学院
9	医用物理(第2版)	梅 滨	上海健康医学院
10	医用治疗设备(第2版)	张 欣	上海健康医学院
11	医用超声诊断仪器应用与维护(第2版)*	金浩宇	广东食品药品职业学院
		李哲旭	上海健康医学院
12	医用超声诊断仪器应用与维护实训教程(第2版)*	王 锐	沈阳药科大学
13	医用电子线路设计与制作(第2版)	刘 红	上海健康医学院
14	医用检验仪器应用与维护(第2版)*	蒋长顺	安徽医学高等专科学校
15	医院医疗设备管理实务(第2版)	袁丹江	湖北中医药高等专科学校/荆州市中心医院
16	医用光学仪器应用与维护(第2版)*	冯 奇	浙江医药高等专科学校

说明:* 为"十二五"职业教育国家规划教材,全套教材均配有数字资源。

全国食品药品职业教育教材建设指导委员会
成员名单

主 任 委 员：姚文兵　中国药科大学

副主任委员：刘　斌　天津职业大学　　　　　　　马　波　安徽中医药高等专科学校

　　　　　　郑彦云　广东食品药品职业学院　　　袁　龙　江苏省徐州医药高等职业学校

　　　　　　冯连贵　重庆医药高等专科学校　　　缪立德　长江职业学院

　　　　　　张彦文　天津医学高等专科学校　　　张伟群　安庆医药高等专科学校

　　　　　　陶书中　江苏食品药品职业技术学院　罗晓清　苏州卫生职业技术学院

　　　　　　许莉勇　浙江医药高等专科学校　　　葛淑兰　山东医学高等专科学校

　　　　　　昝雪峰　楚雄医药高等专科学校　　　孙勇民　天津现代职业技术学院

　　　　　　陈国忠　江苏医药职业学院

委　　　员（以姓氏笔画为序）：

　　　　　　于文国　河北化工医药职业技术学院　李群力　金华职业技术学院

　　　　　　王　宁　江苏医药职业学院　　　　　杨元娟　重庆医药高等专科学校

　　　　　　王玮瑛　黑龙江护理高等专科学校　　杨先振　楚雄医药高等专科学校

　　　　　　王明军　厦门医学高等专科学校　　　邹浩军　无锡卫生高等职业技术学校

　　　　　　王峥业　江苏省徐州医药高等职业学校　张　庆　济南护理职业学院

　　　　　　王瑞兰　广东食品药品职业学院　　　张　建　天津生物工程职业技术学院

　　　　　　牛红云　黑龙江农垦职业学院　　　　张　铎　河北化工医药职业技术学院

　　　　　　毛小明　安庆医药高等专科学校　　　张志琴　楚雄医药高等专科学校

　　　　　　边　江　中国医学装备协会康复医学装备　张佳佳　浙江医药高等专科学校

　　　　　　　　　　技术专业委员会　　　　　　张健泓　广东食品药品职业学院

　　　　　　师邱毅　浙江医药高等专科学校　　　张海涛　辽宁农业职业技术学院

　　　　　　吕　平　天津职业大学　　　　　　　陈芳梅　广西卫生职业技术学院

　　　　　　朱照静　重庆医药高等专科学校　　　陈海洋　湖南环境生物职业技术学院

　　　　　　刘　燕　肇庆医学高等专科学校　　　罗兴洪　先声药业集团

　　　　　　刘玉兵　黑龙江农业经济职业学院　　罗跃娥　天津医学高等专科学校

　　　　　　刘德军　江苏省连云港中医药高等职业　郏枝花　安徽医学高等专科学校

　　　　　　　　　　技术学校　　　　　　　　　金浩宇　广东食品药品职业学院

　　　　　　孙　莹　长春医学高等专科学校　　　周双林　浙江医药高等专科学校

　　　　　　严　振　广东省药品监督管理局　　　郝晶晶　北京卫生职业学院

　　　　　　李　霞　天津职业大学　　　　　　　胡雪琴　重庆医药高等专科学校

段如春　楚雄医药高等专科学校

袁加程　江苏食品药品职业技术学院

莫国民　上海健康医学院

顾立众　江苏食品药品职业技术学院

倪　峰　福建卫生职业技术学院

徐一新　上海健康医学院

黄丽萍　安徽中医药高等专科学校

黄美娥　湖南食品药品职业学院

晨　阳　江苏医药职业学院

葛　虹　广东食品药品职业学院

蒋长顺　安徽医学高等专科学校

景维斌　江苏省徐州医药高等职业学校

潘志恒　天津现代职业技术学院

前　言

医用治疗设备在现代医学中发挥着重要作用。近年来,随着我国医疗卫生事业的改革和发展以及现代科学新技术、新成果在医疗器械领域中的广泛应用,医用治疗设备吸纳了计算机技术、影像技术、微电子技术、传感器技术、信号处理技术等新成果发展迅猛,新产品不断涌现,这也给相关从业者在使用、维护和管理过程中提出了更高的要求。

2015 年教育部印发了新修订的《普通高等学校高等职业教育(专科)专业目录》(以下简称《目录》),对专业划分和专业设置进行了较大调整。为了适应新形势下全国高等职业教育医疗器械类专业的改革和发展,进一步提高教学质量,加强教材建设,在人民卫生出版社的精心组织和具体指导下,按照精密医疗器械技术、医疗设备应用技术、医疗器械维护与管理等医疗器械类专业的培养目标,重新确立了本课程的课程标准,并在第一版的基础上修订编写了本教材。

在教材编写与修订过程中,编写人员坚持以培养高素质技能型专业人才为目标、以就业为导向、以突出职业能力为核心的理念,本着精炼理论、加强技能的原则,结合实例,尽量做到内容全面、深入浅出,以便于教学和学生自学。本次修订删除了上版中的口腔治疗设备、人工心肺机、洗胃机、医用加速器等内容,保留并修订了呼吸机、麻醉机、血液透析机、冲击波体外碎石机、激光治疗机、理疗仪器与其他治疗设备等,同时增加了心脏起搏器、心脏除颤器等内容。根据当前国内医疗机构的实际使用情况和相应专业学生的主要就业去向,本教材主要讲述上述医用治疗仪器设备常见机型的结构、工作原理、操作和维修方法。由于医用治疗设备品种繁多,部分类型的结构和技术十分复杂,而且不同生产厂家的产品技术参数差异较大,所以重点讲解的是设备所涉及的基本结构和技术原理、常见的故障处理及相应的维护知识。

本教材可供高等职业教育精密医疗器械技术、医疗设备应用技术、医疗器械维护与管理等医疗器械类专业教学使用,也可用于医疗器械从业人员培训。教学人员在教学中可结合具体机型进一步讲解,使学生能够举一反三、融会贯通。实训项目可根据教学单位的实际条件选择性开展。

本次编写的分工如下:第一、九、十七章由张欣编写,第二、三、十、十一章由程海凭编写,第四、五、十二、十三章由侯园园编写,第六、十四章由许海兵编写,第七、十五章由李洪霞编写,第八、十六章由向阳编写,向阳为统稿做了许多工作。

在上版基础上,本次修订借鉴了诸多国内外相关教材和文献,同时得到了部分医院和生产企业一线工程技术人员的大力支持,在此一并对上版编者周忠喜、赖胜圣、王长松老师及相关人员表示敬意和感谢。由于编者水平所限,加之时间紧凑,书中的错误与不妥之处在所难免,敬请广大读者批评指正。

编者

2018 年 9 月

目　　录

第一章

医用治疗设备概述

导学情景 ∨

情景描述：

2016 年全国首档大型急救纪实真人秀节目《急诊室故事》开播，受到广泛关注。节目通过深入挖掘一个个真实而充满人道主义精神的救治故事，直面社会广泛关注的医患矛盾、信任危机，表达了坚持"生命有痛，有你真好"的主导思想。观众在无数悲欢离合之后，不仅对救死扶伤的医生产生由衷的敬佩，而且掀起了了解急诊室医用设备的热情。

学前导语：

医疗器械是指直接或者间接用于人体的仪器、设备、器具、体外诊断试剂及校准物、材料以及其他类似或者相关的物品，包括所需要的计算机软件。医疗器械广泛应用于临床检验、疾病诊断与治疗等方面，按作用分为诊断设备、治疗设备和监护设备。本章我们将带领同学们学习医用治疗设备的基本知识。

医疗器械是指直接或者间接用于人体的仪器、设备、器具、体外诊断试剂及校准物、材料以及其他类似或者相关的物品，包括所需要的计算机软件。其效用主要通过物理等方式获得，而不是通过药理学、免疫学或者代谢的方式获得（或者虽然有这些方式参与，但是只起辅助作用）。目的是疾病的诊断、预防、监护、治疗或者缓解；损伤的诊断、监护、治疗、缓解或者功能补偿；生理结构或者生理过程的检验、替代、调节或者支持；生命的支持或者维持；妊娠控制；通过对来自人体的样本进行检查，为医疗或者诊断目的提供信息。

医疗器械是技术密集、知识密集、资金密集、多学科交叉渗透的产品，它集机械、微电子、计算机、信息自动化、图像重建、遥控等现代高科技技术为一体，广泛应用于临床检验、疾病诊断与治疗等方面，能使医生的诊断更准确，对疾病的预防与治疗更有效。

医疗器械种类很多，根据国家药品监督管理局统计，有 43 个大类、300 多小类。医疗器械按质量管理分为三大类：第一类是通过常规管理足以保证安全性、有效性的器械；第二类是产品机制已取得国际国内认可，技术成熟，但安全性、有效性必须加以控制的器械；第三类是植入人体，或用于生命支持，或技术结构复杂，对人体可能具有潜在危险，安全性、有效性必须加以严格控制的器械。按照风险程度，医疗器械也可分为三类：第一类是风险程度低，实行常规管理可以保证其安全、有效的医疗器械；第二类是具有中度风险，需要严格控制管理以保证其安全、有效的医疗器械；第三类是具有较高风险，需要采取特别措施严格控制管理以保证其安全、有效的医疗器械。另外，医疗器械也可按结构特征分为有源医疗器械和无源医疗器械;按临床应用分为诊断设备(放射线设备、超声诊断设备、电生理诊断设备、生化分析仪器)、手术急救设备、监护设备(心脏监护仪、呼吸监护仪、血流动力学监护仪)和医用光学仪器(显微镜、内镜);按作用可分为诊断设备、治疗设备和监护设备。

　　随着科学技术的不断发展,医用治疗设备的功能也不断增加。本章介绍医用治疗设备的概况,包括医用治疗设备的应用目的与要求,以及医用治疗设备的能量类型与能量控制方法,以便理解各种医用治疗设备之间的异同与特点,有助于后面各章的学习。

第一节　医用治疗设备的目的与要求

学习目标 ∨ ......

1. 掌握诊断设备、治疗设备和监护设备的概念。
2. 熟悉临床的治疗手段。
3. 了解医用治疗设备的功能。

一、诊断、治疗和监护设备的区别与关系

　　一般的医疗过程包括三种性质不同又有联系的内容:诊断、治疗和监护。诊断是确定生理上发生异常的原因与程度;治疗是采用各种方法作用于生物体,以期在结构与功能上向正常方向发展;而监护则是在治疗过程中监视疾病及其治疗进程,并据此改进医疗措施。用于上述医疗过程的医疗设备分别称为:诊断设备、治疗设备和监护设备。

　　各类医疗设备有不同的应用目的与要求,见表1-1。

ER-1-1

扫一扫
知重点

表1-1　各类医疗设备的应用目的与要求

分类	应用目的	要求
诊断设备	确定功能失常的原因与程度	对生物体的影响极小,精确测量
治疗设备	改善功能或变更病程	对生物体有益的影响大,副作用小
监护设备	在治疗进程中监视患者的状况	对生物体的影响极小,趋势测定

　　诊断设备和监护设备在功能上很相似,都是测定生物体的状况,并要求对生物体的影响极小;但因目的不同,测量的时间和精度要求也不同。诊断设备是在医疗过程的开始和结束时短时间运用,并且要求精确的定量测量;而监护设备则是在治疗的过程中长时间的运用,精度要求低,主要是趋势的测定。治疗设备与其他设备有很大的区别,诊断和监护设备要求对生物体的改变越小越好,而治疗设备是要使生物体的功能或状况产生改变。对治疗设备的要求是:对生物体必须确保应有的治疗效果,而不引起不必要的变化。由于治疗设备是有能量作用于人体的,多少会有些副作用;即使是同一台治疗设备,因不同患者病情不同,同一患者治疗部位不同,同一部位病情的变化,各种情况均需要不同的能量形式与能量水平,否则副作用就会增大,这使治疗设备应用的危险性大大高于诊断设

备和监护设备。因此,医用治疗设备的安全性在设计、制造和使用维护中要求最高。

在分类上,由于功能上的相似性,诊断设备和监护设备有时被归为一类。它们有时确实有相同的检测内容,如心电图;甚至可用相同的设备诊断和监护。然而,在结构上治疗设备常常合并有监护设备,这样可以更方便地监护治疗进程,提高治疗效果。例如,除颤器有监护心电图的功能,而麻醉设备可能包括压力、容积和流量指示器。更有些治疗设备中有机地结合了监测功能,成为闭环控制系统,使得这些治疗设备的输出受到监测参数的直接控制。

二、临床治疗手段与治疗设备的关系

临床治疗有多种手段以药物治疗为主的内科治疗,围绕手术及人工脏器的外科治疗以及物理治疗、放射治疗、精神治疗等,区别较大。各种治疗手段都可能使用到相关的治疗设备:物理治疗、放射治疗直接运用医用治疗设备,人工脏器治疗也主要是运用治疗设备,甚至在药剂治疗中也逐渐因需运用物理手段而用到有关的治疗设备,如气管炎、支气管炎患者用超声雾化机配合药物的吸入治疗。

以手术治疗(外科)为例,大部分创伤性手术的基本步骤由切开、止血、缝合三部分组成。在切开、切除、割离的过程中,除了需要手术刀、剪刀等手术器械外,也可以运用如电刀、激光刀、超声波刀等治疗设备。

止血是非常重要的一个环节。手术死亡的病例大部分是因失血导致的。止血的方法一般为用线缝合,另外还有电刀凝结、激光烧灼、微波凝固等。有了这些医用治疗设备,使得出血很少或无出血手术成为可能,从而提高了外科手术的安全性。

缝合一般采用针和线。医用缝合线是一种能在伤口愈合的同时被人体吸收分解的新型医用材料,被称为可吸收性缝合线。在缝合血管时,则必须采用极细的线和精巧的手术器械。在耳鼻喉科、眼科、脑外科、血管外科中,手术用显微镜也被普遍采用。

现代的外科治疗已不单单是切除坏死的组织,促进伤口的愈合,而是可以对缺损的组织、功能进行修理、再造。在以置换、补充疗法代替简单的切除疗法的技术背景下,以人工骨骼、关节、植入式起搏器、植入式除颤器、人工肾脏、人工心肺机、人工呼吸机,以及软组织下、填充材料为代表的医用材料和人工脏器治疗已得到了很大的发展。

总之,为提高临床治疗效果,除了药物的作用,使用医用治疗设备治疗已成为越来越不可替代的重要手段。

三、医用治疗设备的使用目的

任何医用治疗设备都是为了下列一个或几个使用目的而存在:①维持或重建患者内环境稳定;②改造患者机体的病态结构以恢复生理功能;③对患者生理功能的直接辅助;④对患者丧失功能的替代。

(一)维持或重建患者内环境稳定

内环境稳定是指在体外环境或个体发生变化的情况下,机体所表现出的使内环境变化尽可能小的能力。机体内环境的稳定机制,对由营养失去平衡、运动、疾病或损伤引起的体内变化起反应,其中我们最关心的是疾病和损伤。像任何其他控制系统一样,人体的内在反馈机制只在一定限度内是有效的,当超越这些限度时,体内调节失效,而死亡可能临近。医用治疗设备可用来暂时弥补人体内环境出现的过度变化。

体内平衡调节机制的实例包括温度调节,血气含量,血糖浓度,肌肉张力,血压,电解质平衡和体液平衡,通过自主神经系统、循环系统、呼吸系统以及脾脏、肝脏和胰腺等的相互作用,使各种参数保持在正常范围内。如果疾病或损伤影响了上述任何一个系统,体内环境的调节即受损。医用治疗设备可在以下两个方面弥补受损情况:①直接代替有缺陷的器官系统。例如,血液透析器有助于纠正电解质平衡、体液平衡和血糖浓度的失常;呼吸机有助于控制血气含量;气囊泵有助于克服中央循环的功能不足。②直接影响所有的功能。例如,早产婴儿恒温箱代偿初生婴儿温度调节功能的不足。

有时为了实现某一治疗步骤,必须抑制身体的调节功能。麻醉设备抑制了自主神经系统并改变了身体对外界的反应。因此,我们也可能在施行麻醉期间采用其他生命支持系统,例如呼吸机和血液氧合器。

这一类型的设备是维持生命的,故可靠性要求极高,并在治疗过程中要求严密的参数监测。

(二)改造患者机体的病态结构以恢复生理功能

许多治疗过程要求改造患者机体的病态结构,以恢复生理功能。常见的病态结构改造有多种类型。通常,改造的第一步为切割或割断组织(为适应不同部位、不同器官和不同病情等情况的切割,便产生了多种治疗设备);第二步为凝血(切割通常会引起失血,有些治疗设备专用或兼有这一功能)。另外,有时也可能需要破坏对机体不利的组织,但其目的与前两种改造不同。

改造患者病态结构并不是最终目的,仅是恢复生理功能的一种手段,对患者疾病仅起辅助作用,因此必须突出特殊效果并尽量减小副作用。

(三)对患者生理功能的直接辅助

医用治疗设备也能对特定器官系统功能的增进起作用。辅助功能的设备称为矫形设备或矫形器,在使用这种设备前,必须全面了解被辅助器官的生理和病理状况。例如辅助心脏的设备,必须首先明确心脏活动异常(心律不齐、心力衰竭等)要求的辅助参数,诸如起搏器输出的刺激电压、电流和持续时间等。不同类型的心律不齐需要不同的参数和模式,例如一个稳定的三度心脏传导阻滞需要的设备就不同于二度传导阻滞时所用的设备。

有时设备用于抢救生命。例如当患者在几分钟内就会发生死亡或严重损伤时,我们可采用除颤器,而其他设备只能改善患者的生活质量而不是维持生命。例如可以利用神经辅助设备来减小难以消除的慢性疼痛。在考虑选择医用治疗设备时,设备维持生命的作用比改善生活质量更为重要。

(四)对患者丧失功能的替代

在许多情况下,疾病或损伤会造成功能全部丧失。当需要用一件医疗设备来替代丧失或残缺的功能时,我们称它为替代器或假体,又称人工脏器。替代装置重要的是功能近似而不是结构模仿,因此其结构可以与生物系统完全不相似,如可以用浮球或转碟而不用类似正常瓣膜的叶片结构替代心脏瓣膜。

有些装置则是复制人体需要替代的部分结构。例如人工髋部的结构与天然髋关节非常相似。这是由于髋部的功能是结构性的,并且存在能够复制天然结构的材料。

点滴积累 ╲╱

1. 医疗设备　包括诊断设备、治疗设备和监护设备。

2. 医用治疗设备的使用目的　①维持或重建患者内环境稳定；②改造患者机体的病态结构以恢复生理功能；③对患者生理功能的直接辅助；④对患者丧失功能的替代。

第二节　医用治疗设备的结构

学习目标 ╲╱

1. 掌握医用治疗设备的主要组成部分。

2. 熟悉医用治疗设备的一般结构。

医用治疗设备的主要组成部分如图 1-1 所示。医用治疗设备的输出部分产生用于治疗的能量，该能量具有多种形式。输出的能量通过接口进入生物系统内。接口可以是体内的或是体外的，具体要根据所用能量的类型来确定。用于超声治疗的压电晶体，用于心脏起搏器的电极，用于热凝结的金属丝环，以及用于麻醉的呼吸回路都是接口。这些接口通常都是独立的系统部件。在有些场合下，接口与患者完全不接触，例如在射线治疗和激光手术时，能量是通过辐射传输给生物系统的。

扫一扫
知重点

控制器可以对输出能量进行改变、聚焦和屏蔽，它调整输出的强度、波长、持续时间，以取得最大治疗效果。在呼吸机中，控制器通过对输出泵的控制来提供所要求的空气流量和压力。

监护可以通过体检、使用者的反馈或自动的方式来进行。操纵器是操作者输入指令的变换器，是与操作者之间的输入接口。

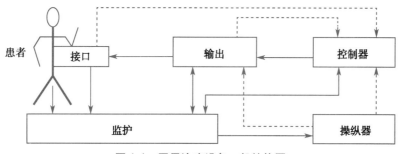

图 1-1　医用治疗设备一般结构图

点滴积累 ╲╱

1. 医用治疗设备一般结构图　包含接口、监护、输出、控制器、操纵器等部分。

2. 医用治疗设备的输出　产生用于治疗的能量。

3. 医用治疗设备的操纵器　操作者输入指令的变换器，是与操作者之间的输入接口。

4. 医用治疗设备的接口　输出的能量通过接口进入生物系统内。

5. 医用治疗设备的控制器　对输出能量进行改变、聚焦和屏蔽，它调整输出的强度、波长、持续时间，以取得最大治疗效果。

第三节　医用治疗设备的输出能量

1. 掌握医用治疗设备所供给能量的主要形式。
2. 熟悉诊断和治疗用几种能量的量值比较。

一、医用治疗设备输出的能量形式

ER-1-3

扫一扫
知重点

医用治疗设备的一切效果归因于能量输入生物系统。在某些情况下,输出换能器产生一种具有直接生物学效应的能量,如心脏起搏系统的电极产生一种直接刺激心肌的电流。在另一些情况下,通过生物系统的内在能量产生二次转换,并由这种形式的能量产生所期望的生物学效应。例如在超声治疗中,输出换能器的生物效应来自产生高频机械振动的压电晶体继发的热能。

表1-2列出医用治疗设备所供给能量的主要形式及有关典型设备。这些能量对生命组织具有独特的效应,一般都可满足本章第一节所讨论的医用治疗设备的使用目的。有时一种能量的原始形式具有继发的破坏性,通常是化学或高温的。例如在施用电外科设备时可能烧伤患者,长期电刺激会由于电解作用而产生化学性副产品。因此,必须谨慎地选择能量的原始形式,并对其有足够的认识,尽量减小可能出现的副作用。

表1-2　医用治疗设备的能量形式与代表机器

能量形式	能量状态	典型设备
电磁波	低频波	除颤器,低频治疗机,心脏起搏器,静电治疗机,电麻醉机,神经、肌肉刺激装置,直流电浴
	高频波	高频电手术刀,超短波治疗机,微波治疗机
	光波	光治疗机,激光治疗机,光凝固装置
热	低温	冷冻手术器
	常温	石蜡浴装置,电热包扎带,输液加温器,保育箱
	高温	电烧灼器
放射线	电子射线	X线治疗装置,电子感应加速器,回旋加速器
	粒子射线	直线加速器
机械力	静压	高压氧气室,加压水按摩装置,牵引器,吸引器,脊椎矫正器
	动压	心脏按摩器,气囊泵装置,气泡浴装置,人工呼吸机,输液泵,振动器,结石粉碎机
声波	超声波	超声波吸引机,超声喷雾机,温热治疗机,超声波治疗机
化学	分子、原子	血液透析机,麻醉机,血液氧合器

中低频电磁波的电能是通过直接与身体接触输出的。输出传感器是一对电极,电流流过电极获

得生物学效应。为了获得有用的效应，传感器必须在给定时间内输送出最适宜的电荷。心脏起搏器和神经辅助装置周期性地在长时期内提供刺激，而除颤器和电灼环的利用，仅在生物体上产生即刻的变化，而不是长期使用。虽然这两种能量的形式相同，但是它们的电极设计和输出电流完全不一样。化学的(由于电解)和热的继发效应可能导致烧伤或产生有毒物质。

高频电磁波是非电离辐射，包括电磁场、相干光及非相干光。它们和上述方法之间的主要差别在于能量通过辐射而不是通过直接接触传输给患者。

胆红素的光线疗法的光源则是非相干光。外科设备和射频透热疗法均利用电磁辐射引起继发的热能效应产生作用。例如，在电外科中应用对小血管有致热作用的能量止血。有时热效应是需要避免的，因其可能产生不必要的化学效应，例如在电灼法中，电解或蒸发所致的热效应都是不需要的。

通过对流、传导或辐射可获得热效应。热辐射严格来说是一种电磁能，把它列在热能范畴内是因为它对生物系统产生的是加热效应。对流设备通过气流加热，例如将呼吸机中的空气预热后泵给患者起到加热作用。早产婴儿保温箱使用辐射热，心肺机在把血液回输患者体内以前，给血液提供传导热。

放射线是电离辐射，是通过应用控制原子核(例如钴)衰变的输出或者产生高能 X 射线实现的，在设计和使用时必须保证对操作者和患者的防护。利用射频能的直线加速器在超高压 X 射线装置中用直接加速的方式产生 X 射线，在需要的情况下可通过选择参数对其加以控制。放射性原子核设备的输出控制是由承载器的机械结构来实现的。

把机械能直接传递给生物系统可使结构增强。有时机械能也可表现为压力或流体流动的形式，如呼吸机产生与呼吸系统相应的压强气流，主动脉气囊泵产生传递给心脏的压力。超声波是振动的传播，也是一种机械能。治疗性超声波靠晶体振动产生能量，通过皮肤传递给深层组织实现治疗作用。机械系统主要是热和化学的继发效应，超声的加热作用就是一个例子。呼吸机可以产生继发的血-气效应。

由物质的不同浓度所形成的化学势，能产生化学能，这种形式的能量在透析仪中主要是通过建立跨膜化学梯度产生治疗效果。麻醉系统也是利用化学能作为主要的治疗形式。

二、医用治疗设备输出的能量水平

在使用医用治疗设备时，能量水平是最重要的。例如热效应有时可以是温和的，但在理疗时则是剧烈的，而在冷冻外科中又完全相反。

许多医用治疗设备所用的输出能量形式与那些对应的诊断或监护设备相类似。例如，诊断超声和治疗超声都使用压电晶体产生的高频机械能，其主要差别是应用到生物组织的功率不同。同样，还有产生 X 射线的 X 射线诊断系统和 X 射线治疗设备。一般地，虽然治疗要求功率高，但在功率发生的方法和安全操作条件方面限制同样严格。

表 1-3 所列为诊断和治疗用的几种方式的能量比较。有效的治疗所需的能量要比诊断所需的能量大几个数量级。如超声诊断的功率小到不会引起生物效应，而在超声治疗中它的治疗效果取决

于所作用的面积。X 射线的治疗能量水平需根据发生器和患者体内目标的位置不同在很宽的范围内变化,因此其能量级要比诊断高得多。

表 1-3　诊断和治疗用的几种能量的量值比较

能量类型	诊断用能量水平	治疗用能量水平
超声	<1mW	$1.5W/cm^2$
X 射线	~50keV	3~25MeV
电	1.6mW(阻抗体积描记)	20kW(体外除颤) 15mW(体内起搏)

表 1-3 中还比较了阻抗体积描记法和心脏除颤与起搏的电功率水平。因为除颤脉冲在到达心脏以前必须经过胸腔,而起搏能量直接供给心脏,所以除颤的功率要比起搏的功率高几个数量级。另外一个原因就是所要求的生理效应,由于心脏起搏不像除颤时那样要使全部心室细胞同时去极化,所以消耗的能量要小。阻抗体积描记法也是在体外应用的,只需要很小的电流作测量用。

三、扩大治疗效果与减小副作用

为了在尽量扩大治疗效果的同时,又保护正常组织不受破坏,医用治疗设备通常应能把能量的应用限制在一个比较小的范围内。这可以通过屏蔽、聚焦或仔细安放接口来实现,例如确定电外科的发散电极的位置,或安放除颤器电极以期对其他组织的影响减到最小。

射线治疗是使用屏蔽技术的典型。利用准直器和铅屏蔽,能使 X 射线或 γ 射线的能量在肿瘤上达到最高水平,而对正常组织则极小。该技术还可以将设备的能量聚集在特定的区域内。例如,使用激光切割设备即为考虑组织的光学特性和能量聚集而使效果达到最大。另一个聚焦的方法是利用生物组织的频率响应特性而按某一种频率递送能量,以使收效增加到最大限度,而使继发效应减少到最小限度。例如 X 射线束的穿透深度与其波长成比例,输出电流频率为 1MHz 的电外科法,能使生物效应大大减小。

输出的机械结构还可以控制能量的释放。例如电灼器探头的几何形状可明显影响能量的释放;改变呼吸机中的流量和压力曲线可使呼吸作用增加到最大限度,而使不合乎需要的心血管副作用尽可能减小。

实际上,治疗本身是对人体加以某种侵袭,完全无害的治疗是极少的。虽然各种能量副作用的成因不同,但一般而言,通过皮肤向人体内传播的能量密度如果超过 $100mW/cm^2$,就会对人体产生损伤。因此,治疗通常是一把"双刃剑"。评价一个医用治疗设备安全与否的原则如图 1-2 所示。图中,两条直线分别表示某一种医用治疗设备的输出能量密度 E 相对于治疗主作用(治疗效果)M 和副作用(危险性)S 的关系。假定主作用起始于 $E=0$,副作用起始于 $E=E_0=100mW/cm^2$。如果主作用线上对应于开始产生治疗效果的治疗阈值 M_1 的能量密度为 E_1,副作用线上对应于人体致死界限 S_2 的能量密度为 E_2,那么治疗宽裕度为 E_2-E_1。治疗能量密度应在此范围内选取。显然,治疗宽裕度越大,控制越容易,安全性越高。此外,在特定的能量密度下,治疗效果 M 和副作用 S 之比 M/S,称为治疗效果度。这个比值越大,对治疗越有利。可见,选择主作用线斜率越大,副作用线斜率越小的治疗方法,这两个指标都将提高。

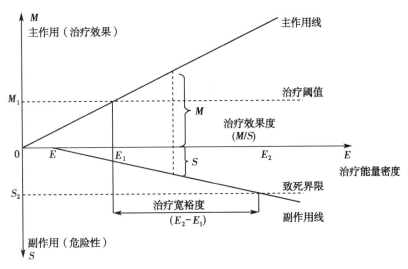

图 1-2　治疗能量与主作用和副作用之间的关系

点滴积累 ╲╱ ⋯⋯⋯⋯⋯⋯⋯⋯⋯⋯⋯⋯⋯⋯⋯⋯⋯⋯⋯⋯⋯⋯⋯⋯⋯⋯⋯⋯⋯⋯⋯⋯⋯⋯

1. 医用治疗设备输出的能量形式　电磁波、热、放射线、机械力、声波、化学等。

2. 诊断和治疗能量的量值比较　治疗用能量水平大于诊断用能量水平。

第四节　医用治疗设备的控制

学习目标 ╲╱ ⋯⋯⋯⋯⋯⋯⋯⋯⋯⋯⋯⋯⋯⋯⋯⋯⋯⋯⋯⋯⋯⋯⋯⋯⋯⋯⋯⋯⋯⋯⋯⋯⋯⋯

1. 掌握医用治疗设备具有开环控制系统与闭环控制系统。

2. 熟悉基本的闭环控制系统组成。

医用治疗设备的控制取决于医疗效果的反馈,这种反馈可以是自动系统的一个部分。在这样的系统中,传感器直接测量输出并影响设备。现代医用治疗设备更常见的是采用一个操纵控制回路,在这个回路中包括医生、治疗员或护士来监视设备的效果,并据此进行相应的调整。这在工程术语中称为"开环控制"。本节讨论反馈控制系统的一般特性,并说明医用治疗设备的控制。

扫一扫
知重点

一、医用治疗设备的开环控制

大多数医用治疗设备具有开环控制系统。"开环控制"指系统的输出不利用反馈进行内部调节。图 1-1 中表明有几种常用的反馈。医生根据预想的治疗效果确定设备必要的预置参数,然后由治疗员或护士调节设备。这个过程的关键是连续监视患者和设备的性能,调节机器的预置参数,从而修正随时变化而出现的问题。

这种方法存在两个主要缺点。首先,系统动态响应很慢。如果预置不恰当,其影响在几小时内可能不明显,直到进行离线测量方能察觉。例如人工呼吸机主要的监测和反馈建立在血气含量的基础上,等抽血确定 O_2 和 CO_2 浓度的时候,可能已过去几小时了,此时再进行校正为时已晚。而且在分析新的血-气样品前不可能有明显的征兆,总控制系统常常是欠阻尼或过阻尼的,具有过分的超调或欠调。第二个主要缺点是不能考虑患者随时间变化的生理状态。在进行脱机抽样检查以前,观察不到生理学或接口参数的变化。例如主动脉内气囊泵的压力,取决于某种压力负荷的大小,如果血管的阻力变化显著,那么气囊泵可能提供过高或过低的压力。使用开环系统时,必须注意这种情况并且迅速校正,以避免损伤循环系统,或者引起供血不足。

闭环反馈控制系统则能弥补开环控制的这两个不足。

二、医用治疗设备的闭环控制

(一)闭环控制对参数变化的作用

反馈的定义为具有某种形式能使变化的参数回复的系统。最普通的反馈结构如图 1-3 所示。包括受控系统、控制器和比较器。为便于自校,控制器(反馈系统)将参数的变化提取并放大,通过比较器将反馈信号与输入信号进行比较,产生的差值去控制受控系统。信号可以是任何类型的,但在医疗应用中不外乎电、光、热、机械、流量或化学几种类型;信号也可以是任何形式的,连续的、经采样的、二进制的等。运用反馈,是为了减少系统中任何一个环节出现不利的参数变化而引起最终的输出变化,在线性连续闭环系统中,这些参数变化既可能由设备本身或生理系统造成,也可能由连接两者的传感器造成。下面举几个在医用治疗设备中成功应用该技术的实例。

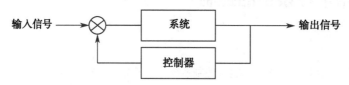

图 1-3　基本的闭环控制系统

在起搏心脏时,必须确保起搏器释放的能量恒定,当电池电压随时间下降时,可用增大起搏器的占空比(脉冲宽度)进行补偿。这是一种用反馈检测输出并校正设备参数变化的例子。

另一个例子是,用于人工呼吸机的驱动风箱的压力可以用反馈进行校正。这个系统之所以必要,是因为我们必须精确地知道呼吸机每一运转周期供给患者的空气量,以保证获得适当的每分通气量。以风箱作为驱动器的呼吸机,因风箱本身的压缩,故而在较高的压力下不能供给预定的吸气量(潮气量)。但使用反馈系统后可以对此进行补偿,这个反馈系统利用系统压力和机器预定量,计算依从的补偿体积和要求的体积之差,从而改变供给体积,达到内部参数变化的补偿。

利用反馈还可校正患者的生理变化,例如利用计算机注射药物对心脏病患者的术后血压进行控制。这个反馈系统的结构如图 1-4 所示,系统的目的是通过注射硝普盐(一种快速作用的舒血管剂)降低动脉的平均压力(MAP)。用该药控制动脉血压时,需要测量有规则的血压或平均动脉血压,从而频繁调整注射速度,因为该药是快速作用的,给药时周围血管的阻力会很快减小,而注射停止后药物作用又会迅速消退,因此用人工控制很困难,故采用自动反馈控制方式。

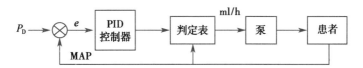

图 1-4 装置了药品注射的平均动脉压（MAP）闭环控制系统

图 1-4 中的控制参数 PD 为要求的压力，该值由医师或护士确定。手术后马上面临的医疗问题是使每一生理学的亚系统达到最佳性能，同时保持适当的储备，使药物的干扰最小。设计者制定了一套在这种条件下确定药物注射剂量的规则，该规则倾向于药物注射速度和总量尽可能小，既使用了建立在比较实时的平均动脉压（MAP）和要求的压力值 PD 基础上的反馈，又使用了前馈（当 MAP 超过预置值不小于 5mmHg 时用来减小该压力）。人工控制和计算机控制 MAP 的比较如图 1-5 所示。自动系统给出较稳定的 MAP 值以后，利用反馈对未知的生物学参数的变化进行补偿。

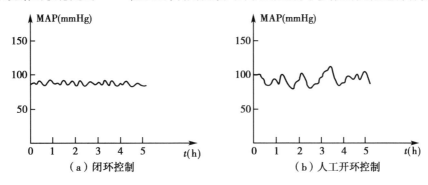

图 1-5 控制系统控制 MAP 的结果比较

（二）闭环控制对系统动态特性的影响

利用反馈的第二个原因是闭环控制能够改变设备或生理系统，或两者兼而有之的系统动态性能。例如，当我们把电压加在电动机上时，转轴开始转动，直到电压被切断，转轴转过的角度是难以控制的。可是当我们把电压加在带有反馈的电动机上时，电动机旋转，直到某一角度，角度传感器的输出电压与输入电压相等时为止。这时电动机的驱动电压为零，电动机转轴的角度保持不变。重新输入不同的控制电压时，可使电机转到新的角度。

有一些医用治疗设备应用反馈来影响系统动态特性，其中最常用的是按需起搏器，这种设备能够检测心房或心室电图，并确定心率。它将实际心率与预置的心率比较，如果实际心率低于预置水平就激发起搏器。在助听器中也利用了反馈来改变系统的动态特性。助听器包括防止失真或过激的自动增益控制电路，当输入超过最大允许声压水平时，这个电路利用闭环反馈将输出调到预置值。在这种电路中，其增益具有适当的响应时间，以避免任何听觉信息的遗漏，但响应又不能太快，否则会引起严重的振荡失真。正确使用反馈，可以通过补偿变化和调整系统动态特性来改善系统的性能，以便按最佳方式响应输入信号电平的变化。

使用反馈技术时，克服参数变化的敏感性和提高系统动态特性之间是有矛盾的。意欲减小由参数变化所引起误差的反馈势必会产生不适宜的系统动态特性。例如回路高增益保证了内部参数变化引起误差最低，但势必会产生无阻尼系统动态特性，助听器的自动增益控制中面临的情况正是如此。因此,反馈系统必须在两者之间有一个中间方案。通常,对参数变化要求越不敏感,系统动态特性越要求改善,为实现控制所需测量的信号也就越多。

（三）医用治疗设备闭环控制的技术障碍

医用治疗设备的闭环控制是一种监测和治疗相结合的系统,它需要精确、稳定、低噪声且带宽足够的传感器来提供必要的控制信号。许多医用治疗设备的参数建立在不易被连续监测的信号的基础上,例如可以离线精确测量的血-气含量。如果要设计一个稳定的长时间植入传感器来完成,就会困难得多。因为离线系统只要通过每一个样品重复校正就能确保其精度,但插入静脉或动脉的传感器则必须在相当长的时期内保持读数稳定。不仅如此,血液内气体的创伤性测量还可能引起感染等问题。

已经有人研制出一种泵系统,能长时期输送药物。这个系统对于需要连续注入胰岛素的糖尿病患者来说最为理想。但因为对糖尿病患者注入胰岛素的速度要随食物的摄取和身体的活动程度而变化,所以,确定注射速度必须知道当时的血糖浓度,而目前尚没有可以用于控制回路的合适的葡萄糖检测器,致使这种作为糖尿病患者的全植入式注射胰岛素设备的系统,仍存在着令人遗憾的缺陷。

总之,闭环控制是许多医用治疗设备未来完善的方向。尚有待于研制出更多能够精确提供反馈信号以满足控制需要的新传感器。

点滴积累 ∨

1. 医用治疗设备控制系统　包括开环控制系统与闭环控制系统。
2. 医用治疗设备闭环控制系统　包括受控系统、控制器与比较器。

目标检测

一、单项选择题

1. 医疗器械种类很多,按质量管理分为(　　)大类

A. 两 　　　　　　 B. 三 　　　　　　 C. 四 　　　　　　 D. 五

2. 医疗器械种类很多,按结构特征分为(　　)与无源医疗器械

A. 有源医疗器械 　 B. 多源医疗器械 　 C. 诊断设备 　　　 D. 治疗设备

3. 一般的医疗过程包括性质不同又有联系的内容为诊断、(　　)与监护

A. 手术 　　　　　　 B. 治疗 　　　　　　 C. 护理 　　　　　　 D. 病理

4. 除颤器的能量形式采用(　　)

A. 电磁波 　　　　　 B. 热能 　　　　　　 C. 放射线 　　　　　 D. 声波

5. 超声喷雾机的能量形式采用(　　)

A. 电磁波 　　　　　 B. 热能 　　　　　　 C. 放射线 　　　　　 D. 声波

6. X线机的能量形式采用(　　)

A. 电磁波 　　　　　 B. 热能 　　　　　　 C. 放射线 　　　　　 D. 声波

7. 婴儿保育箱的能量形式采用(　　)

A. 电磁波　　　　　B. 热能　　　　　C. 放射线　　　　　D. 声波

8. 以下医用治疗设备能量形式采用化学方法的有(　　)

A. 心脏起搏器　　　B. 激光治疗器　　　C. 超声喷雾机　　　D. 血液透析机

9. 超声诊断设备能量水平为(　　)

A. >10mW　　　　　B. >1mW　　　　　C. <1mW　　　　　D. <10mW

10. 大多数医用治疗设备具有开环控制系统,通常医师根据理想的治疗效果确定设备必要的预置参数,然后由(　　)调节设备来完成

A. 设计人员　　　　　　　　　　　　B. 护理人员

C. 管理人员　　　　　　　　　　　　D. 经过培训的工程师

二、问答题

1. 对医用治疗设备的要求相对于诊断和监护设备来看有怎样的不同? 这个特点决定了医用治疗设备在设计、制造和使用维护中需要特别注重什么?

2. 一般医用治疗设备应用的外科或内科目的有哪些?

3. 医用治疗设备输出能量的形式有哪些?

4. 为什么必须控制医用治疗设备输出能量的范围和大小?

ER-01章习题

第二章

心脏起搏器

ER-02章配图

心脏起搏器图片

导学情景 ∨

情景描述：

　　有人经常感觉疲乏、体力活动耐量下降，甚至有一过性晕厥发作。测量心电图显示是心动过缓，导致心排出量不足及重要器官和组织灌注不足，进而引起一系列症状。进一步的检查显示，患者有严重的房室传导阻滞，这是安装心脏起搏的主要适应证之一。这样的患者医生建议最好安装心脏起搏器，否则会因大脑和其他重要脏器的缺血损害而严重折损患者的寿命。

学前导语：

　　心脏起搏器是帮助或部分替代患者心脏的起搏和传导功能，与心脏一起协调工作的仪器，它使患者能够达到身体负荷需要的心率，满足身体对于心脏排出量的要求。由于心脏起搏器大多是长期甚至终身伴随患者生活，因此要求很高。本章将学习心脏起搏器的原理、工作方式、类型结构、主要参数，以及安装、检测和维护的基本知识。

第一节　心脏的电生理学基础知识

学习目标 ∨

1. 掌握心脏活动的神经调节作用。
2. 熟悉心脏起搏电的发生与传导，理解起搏病变。
3. 了解心脏的结构与功能。

ER-2-1

扫一扫
知重点

　　由于心脏起搏器是帮助或部分替代患者心脏的起搏和传导功能，与患病的心脏一起协调工作的仪器，所以，了解一定的心脏生理学、病理学知识，对理解起搏技术是必要的。

一、心脏起搏电的发生与传导

心肌细胞受自主起搏细胞的电活动刺激而收缩。图 2-1 描述了自主起搏系统与传导系统的位置。在正常情况下,兴奋起源于窦房结,并经过结间束通向房室结,再经过希氏束、左束支与右束支传递至很小的纤维束(浦肯野纤维),它们在心脏表面分布开来,将刺激传递到心肌细胞。

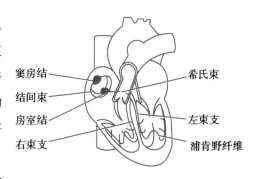

图 2-1　自主起搏和传导系统结构与位置

除了窦房结之外,房室结与传导系统的其他部分也有起搏活性。在生理条件下,休息时窦房结起搏频率约为 70 次/分,称为一级起搏,而房室结与传导系统的较低部位为潜在起搏点。如窦房结的起搏功能停止,则某一潜在起搏点就会取而代之成为实际起搏点。以窦房结起搏的心律称为窦性心律,而其他起搏点起搏的心律统称为异位心律。起搏点位置越低,起搏频率越低,以致于难以满足人体的正常供养需要。安装起搏器就是为了防止心脏起搏频率的下降。

心肌细胞兴奋期间,对继之而来的外部刺激不作反应(或反应迟钝)——此时心肌细胞是"不响应的",称为不应期。此不应期可分成两个阶段:第一阶段为绝对不应期。在此期内,任何强度的刺激都不能触发一次新的兴奋;第二阶段是相对不应期。此时一个强刺激能够触发一次新的兴奋,不过其幅度与宽度都会很明显的减小。在相对不应期的前段,各部分心肌的兴奋性和传导速度差异显著,此时若受到一适当强度的刺激,可发生多处的单向阻滞和折返激动而引起颤动,故此期间称为易激期或易颤期。心室肌易激期相当于心电图 T 波波峰前一短暂的时间,如图 2-2 所示。在此期间心室被刺激易激发室性心动过速、心室扑动或心室颤动。现代起搏器都需要做到避免在此期间刺激心脏。

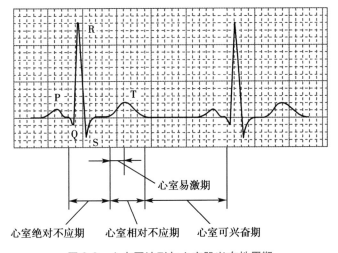

图 2-2　心电图波形与心室肌兴奋性周期

二、心脏活动的神经调节作用

心脏血液输出量根据身体氧的消耗量变化而变化,主要通过调整心率而改变,一般休息时心率为 70 次/分,运动时最高约可以增至 200 次/分。其次是通过调整每搏排血量,一般约 70～120ml/次。因此,正常心脏血液输出量大约是 4900～24000ml/分。心脏搏动的这些变化主要是在自主神经系统的影响下实现的,交感神经活跃时使泵血量增加,而副交感神经活跃时则使泵血量减少。自主神经系统对心脏有四种本质上不同的影响,见表 2-1。

表 2-1　自主神经系统对心脏的影响

影响种类	交感神经兴奋作用	副交感神经兴奋作用	引起变化的参数
变时性	心率上升	心率下降	ECG 的 RR、QT 间期
变力性	心肌收缩增强	心肌收缩减弱	心室压力增速极限、射血前间期(PEP)
变导性	AV 结传导速度加快	AV 结传导速度减慢	ECG 的 PQ 间期
变阈性	动作电位阈值降低	动作电位阈值升高	—

血液循环时,尽管心脏血液输出量可以成倍变化,但是平均动脉血压是基本恒定的。心脏血液输出量的变化只是为了适应身体一些部位血液供应需求的变化。维持平均动脉血压恒定的机制可看成是一个生物自控系统(图 2-3)。这里平均动脉血压是被控量,控制者是大脑的循环控制中心。人体内动脉的某些特殊位置的压敏受体(如颈动脉窦等)作为反馈采样环节,自主神经传送控制信号,它们控制心率和心肌收缩力(影响每搏输出量)。控制的结果是使平均动脉血压基本不变。这一控制系统可以平衡许多参数变化的影响,包括血管的阻力、血容量、肌肉活动、体温或体位的变化。

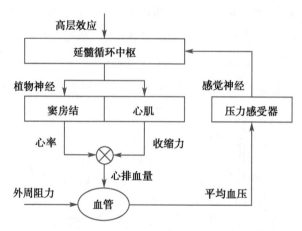

图 2-3　心血管血压调节系统

一旦心脏起搏系统或传导系统发生病变,上述控制系统中自主神经对心率的控制就不能充分发挥作用,表现为心动过缓(窦性过缓或异位心律),此时即使心脏的收缩力(即每搏输出量)马上增强,也不能代偿其自发心率的大幅度减少。最后结果是血压下降,通过各个器官的血流量减少,患者将难以胜任一般强度的活动,甚至对大脑造成影响,轻者可引起暂时晕厥,严重的如果血压不能在几分钟内恢复正常,有些器官会受到永久性损伤,患者生命将受到威胁。

可见,生理性的起搏系统可以受自主神经信号控制,按照身体需来调整起搏频率。如果用起搏器代替患者自身的起搏系统,最好能达到这种生理自控特性,这是现代起搏器的一个重要特征。

点滴积累　∨

1. 心脏起搏系统病变　窦房结病变或传导系统病变，只能由低级自律系统实现起搏，表现为心律变慢。
2. 心室易激期　于心电图 T 波波峰前一短暂的时间，如在此期间心室被刺激，易激发室性心动过速、心室扑动或心室颤动。
3. 心脏搏动受自主神经控制　交感神经兴奋时，使心率加快、心肌收缩力加大，从而使泵血量增加；反之则泵血量减少。

第二节　心脏起搏器的类型、参数与结构

学习目标　∨

1. 掌握心脏起搏器主要参数的意义；心脏起搏器主要结构的技术特点。
2. 熟悉心脏起搏器的类型，以及主要结构。
3. 了解心脏起搏器各种类型的应用特点。

一、心脏起搏器的类型

ER-2-2

扫一扫
知重点

心脏起搏器由发生器、导线和电极组成。电源供应产生电能，发生器发放起搏脉冲，经导线传到电极，由于电极与心脏接触而使起搏脉冲刺激心肌，引起心脏兴奋和收缩。心脏起搏器有多种分类。

（一）按使用时间长短分类

1. 永久性起搏器　患者终身携带，达到持久起搏作用。一般是植入埋藏式起搏器。

永久性埋藏式起搏器适应证：

（1）房室传导阻滞：Ⅲ度或Ⅱ度（莫氏Ⅱ度）房室传导阻滞，无论是由于心动过缓或是由于严重心律失常而引起脑综合征（阿-斯综合征，Adams-Stokes syndrome）或者伴有心力衰竭者。

（2）三束支阻滞伴有心脑综合征者。

（3）病态窦房结综合征者；心动过缓及过速交替出现并以心动过缓为主伴有心脑综合征者。

2. 临时性起搏器　临时性起搏是指心脏病变可望恢复，紧急情况下保护性应用或诊断应用的短时间使用心脏起搏，一般仅使用几小时、几天到几个星期或诊断及保护性的临时性应用等，如图 2-4 所示。

临时性起搏器适应证：

（1）急性前壁或下壁心肌梗死，伴有Ⅲ度或高度房室传导阻滞，经药物治疗无效者。

（2）急性心肌炎或心肌病，伴有心脑综合征者。

（3）药物中毒伴有心脑综合征发作者。

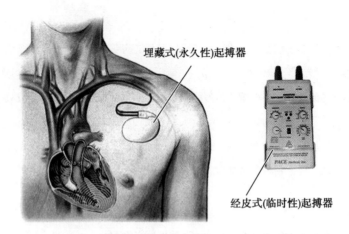

图 2-4　临时性（经皮式）和埋藏式起搏器及植入电极位置示意图

（4）心脏手术后出现Ⅳ度房室传导阻滞者。

（5）电解质紊乱，如高血钾引起高度房室传导阻滞者。

（6）超速驱动起搏应用于诊断以及用于治疗其他治疗方法已经无效的室性或室上性心动过速者。

（7）在必要时可应用于安置长期心外膜或心肌起搏电极之前，冠状动脉造影、电击复律手术、重大的外科手术及其他手术科室的手术中或手术后作为保护性措施者。

（8）其他紧急抢救的垂危患者。

（二）按起搏器安装的方式分类

1. 感应式（半埋藏式）起搏器　起搏器的脉冲发生器在体外，通过载波发射给埋植在体内的接收器（感应线圈）接收，再经解调（检波）为原形起搏脉冲，通过起搏电极刺激心脏。其优点是体内部分无需电源，无电池使用寿命之忧。但由于易受高频磁场干扰，且仅构成固定型起搏，故已经淘汰。

2. 经皮式（体外携带式）起搏器　起搏器在患者体外，起搏脉冲经皮肤和静脉送入心脏。起搏频率、输出幅度、脉冲宽度、感知灵敏度等均可调节，可克服感应式缺点，但因有导线经过，患者皮肤容易感染，并且携带不便，仅适用于临时抢救，不宜永久佩带。

3. 埋藏式起搏器　起搏器全部埋植于患者的皮下（胸部或腹部），电极经静脉固定在心内膜或心肌表面，如图 2-4 所示。它弥补了体外携带式起搏器的不足，适合于永久性起搏。目前大多数临床使用的起搏器属此类，但存在着电源使用寿命短等问题。

（三）按起搏电极植入心腔数分类

1. 单腔起搏器　只有一根起搏电极，置于右心房（或右心室），如图 2-5（a）所示。故只有一个起搏刺激点和一个感知接收点。这种起搏器电极简单，但不能保证房室顺序起搏。

2. 双腔起搏器　有两根起搏电极，分别置于右心房和右心室，如图 2-5（b）所示。最多可以有两个起搏刺激点和两个感知接收点。这种起搏器能对心房和心室按顺序起搏。

3. 三腔起搏器　由三根电极分别对三个心腔起搏。分为"双房+右室型"和"右房+双室型"。植入时，除右心房和右心室各植入一根电极外，第三根电极的植入部位按上述分型有所不同："双房+右室型"第三根电极植入冠状静脉窦中部；"右房+双室型"第三根电极植入冠状静脉窦的左心室后或侧静脉分支,如图 2-5(c)所示,也可以在左心室心外膜植入电极。第三根电极由静脉内或心外膜起搏左心房或左心室。这种起搏器不仅能使心房和心室顺序起搏,还能恢复左、右心房或心室的同步性,称心脏再同步治疗(CRT)。两根同步电极简单的是在起搏器内部互连后由一套电路控制,左右心腔完全同步;复杂的是分别由两套电路控制,左右心腔可控制同步。

"双房+右室型"应用于存在房间传导阻滞合并阵发房颤的患者,以预防和治疗心房颤动;"右房+双室型"主要用于某些扩张性心肌病、顽固性心力衰竭,以协调房室及室间的活动。

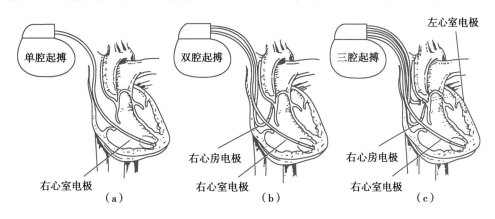

图 2-5　单腔、双腔和三腔起搏器电极位置示意图

(四) 按起搏器与心脏自身电活动之间的相互作用分类

为了描述现代起搏器在对付各种不同的适应证而出现的不同技术方案,一般按照起搏器与心脏自身电活动之间的相互作用来进行分类。按照英国心脏起搏与电生理学会(BPEG)与北美心脏起搏与电生理学会(NASPE)的推荐,心脏起搏的各种模式可以概括为表 2-2。

表 2-2　NASPE / BPEG 标准起搏器编码

编码位	I	II	III	IV	V
意义	起搏刺激的心腔位置	感知电极的心腔位置	感知后的反应模式	可程控性频率适应性	抗心动过速模式
字母含义	O=无	O=无	O=无	O=无	O=无
	A=心房	A=心房	T=触发	P=简单可程控	P=起搏模式
	V=心室	V=心室	I=抑制	M=多次可程控	S=电击模式
	D=双腔	D=双腔	D=双重	C=双向通讯	D=双重模式
	S=单腔	S=单腔		R=频率适应	

如果编码最后两位或一位为"O",则通常只简略地写前三位或四位。

按照这样的分类,起搏模式主要有:

1. 非同步型起搏模式　即固定频率型起搏模式(AOO、VOO),仅有这一模式的起搏器为第一代产品。它只能按预定频率、幅度发放电脉冲刺激心房或心室,引起心脏搏动,如图 2-6 所示。这一方法虽然能避免血压的致命性下降,但是它有两个明显的缺陷:首先,由于起搏器电脉冲与自身心搏并无关联,容易发生竞争心律,如果起搏器电脉冲落在心室易激期,有可能诱发心室纤颤或室性心动过速而危及患者生命安全;其次,固定的起搏频率不能满足人体负荷增加而心搏频率加快的要求。目前,这种起搏模式作为现代起搏器的工作模式之一,主要用于心脏电生理检查。

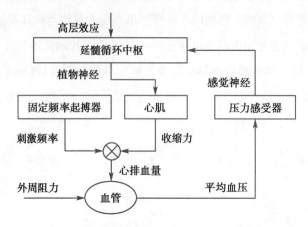

图 2-6　外加固定频率起搏器的心血管血压调节系统

2. 同步型起搏模式　仅有这一模式和固定频率模式的起搏器为第二代产品。同步是指能感知心脏自身的搏动电信号,并与之协调同步地工作。调整起搏器脉冲发放的时间,从而避免了起搏脉冲和自身心搏的竞争。

同步包括 P 波同步(感知心房搏动)和 R 波同步(感知心室搏动)。这类起搏器在每次心搏后预定时间内都探测心脏自身的搏动电信号。探测结果有两种情况:一种情况是没有感知自身心搏信号——自身心搏过缓,则起搏器发出一个起搏脉冲,随后即使心脏自身有搏动电信号,但由于心肌处于不应期而被抑制;另一种情况是感知到自身心搏信号——自身心搏较快,则起搏器的反应方式又有两种类型:触发型和抑制型。触发型是指起搏器感知自身心搏信号后,立即发出(触发)一个起搏脉冲,落于自身心搏的绝对不应期中,沦为无效放电脉冲,避免了易激期刺激。由于总有刺激脉冲作为心脏起搏的备用信号,故又称为备用型。抑制型是指起搏器感知自身心搏信号后,取消(抑制)下一个预定脉冲发放,避免了心搏竞争,并以感知的自身心搏开始重新一次起搏周期。由于它是在设定某一频率后,依照患者是否达到这一频率而按需要工作的,故又称为按需型。按需型起搏器停搏时间越长越省电,故电池使用时间较长。

同步型起搏器临床应用广泛,较为安全,它包括:①P 波触发型起搏器(AAT);②R 波触发型起搏器(VVT);③P 波抑制型起搏器(AAI);④R 波抑制型起搏器(VVI)。AAT、AAI 这种起搏方式适用于房室传导功能正常的窦缓,而 VVI 适应证最广,既用于房室传导阻滞,又用于病态窦房结综合征,临时性心脏起搏临床上最常用的为 VVI。但房室不能顺序收缩,甚至产生室房逆传,使心排量降低 10%~35%,易导致起搏器综合征。

在同步型起搏模式中,当人体自身心率慢于设定的起搏器频率时,以起搏器频率搏动;当人体自身心率快于设定的起搏器频率时,以自身心率搏动。所以,这类起搏模式防止了自身心率的危险性下降,而一旦患者起搏机能好转时,又不妨碍自身心率的提高。然而,在患者自身起搏系统病变(如病态窦房结综合征)使自身心率不能随身体负荷增加而提高(变时性功能不全)时,这类起搏器却不能及时地提高起搏频率以适应身体的需要。

3. 房室顺序起搏模式 植入两根电极导线,需要用双腔起搏器。电极常分别放在右心房和右室心尖部。其特点是先心房收缩(起搏器刺激或自身心搏),经过相当于正常房室传导时间的延迟之后再发放一个脉冲刺激心室起搏,符合生理性起搏,故其血流动力学效果比单纯心室起搏优越。

例如:①心房同步心室起搏器(VAT);②心房同步 R 波抑制型心室起搏器(VDD);③R 波抑制型房室顺序起搏器(DVI);④房室全能型起搏器(DDD),包括了 VDD 和 DVI 两种工作方式,是治疗病态窦房结综合征合并房室传导阻滞的较理想的起搏方式。

4. 程控和频率适应起搏模式 即频率应答起搏模式,程控是指由医生按照患者病理生理的需要,任意改变起搏参数和起搏器的工作方式,通过体外控制装置发出编码的磁场脉冲传递给体内起搏器,如图 2-7 所示。程控仪不仅能改变控制参数,现代起搏器有丰富的数据存储功能,通过程控仪与起搏器的双向通讯可以获得大量数据。包括:管理数据(型号、序列号、患者姓名、植入日期等),程控数据(模式、频率、反拗期、脉冲幅度和宽度、感知灵敏度等),测量数据(频率、脉冲电压、电极阻抗、电池电压、电池电流、电池内阻等),存储资料(Holter 功能数据,各种功能直方图(心率直方图、房室传导直方图、P 波振幅直方图以及各种趋势图),标记信号(用于心电图解释),以及心内心电图数据等。

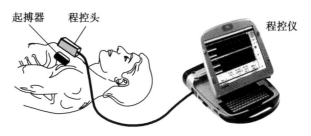

图 2-7　用程控仪进行起搏器参数设置与测量

频率适应是指起搏器能随机体的生理需要而自动改变起搏频率。人体在许多情况下需要调整心脏排血量,以适应身体对各种营养成分的不同需求。例如体力活动、新陈代谢活动、温度(环境温度与体温)、情绪(或心理紧张)以及身体姿势等的变化时,身体对各种营养成分的需求量不同。心脏排血量等于心率和每搏输出量的乘积。如果一个植入起搏器的患者的起搏刺激频率已被固定,则对不同的心排血量需求不同,心脏只能靠调节每搏输出量完成。但是每搏输出量的可调范围太窄,限制了心脏排血量的应变能力,所以这种起搏器是不能完全满足生理需要的。由此对起搏器提出了自动调节起搏频率的要求,即频率适应性,如图 2-8 所示。

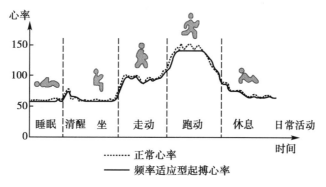

图 2-8　根据活动状态调节起搏频率的频率适应起搏

由于心率是由自主神经控制的,频率适应起搏器的原理是将自主神经的活性检测出来,转变成心率。从控制系统来看,即是用电子线路替代发生障碍的自主起搏/传导系统,搭接上心血管控制回路中的空缺,如图 2-9 所示。

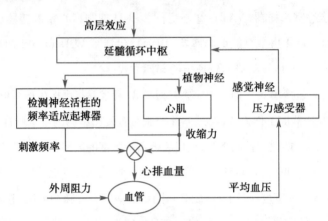

图 2-9　基于自主神经活性的起搏器参与的心血管血压调节系统

频率适应起搏器需要测量自主神经的活性,但目前还没有直接测量自主神经活性的技术手段。由于自主神经活性不仅仅控制心率,还会影响心脏以及身体其他部位的活动参数,所以可以通过检测相应的人体活动信号来间接测量自主神经的活性,并以某种方式调节起搏器脉冲频率。

5. 抗心动过速起搏模式　这种起搏模式具有感知和及时终止心动过速的功能,伴有发生心动过缓和窦性静止时还有按需起搏的功能,适用于治疗折返性心动过速。一般治疗心动过速有两种模式:

(1)起搏模式:以一段短暂但比心动过速更快的起搏频率刺激心肌,由于心肌兴奋后有一段不应期的特性,故兴奋节律总是被较快的刺激控制,所以这种刺激能终止心动过速的电活动。基本的刺激方式有:固定频率的短阵快速起搏、递增(或递减)频率的短阵快速起搏、50Hz 高频短阵起搏(0.5~3s)等。

(2)电击模式:以足够强的能量短时电击整个心脏,使心肌同时除极,阻断异常的心肌快速电活动。

表 2-3 归纳了常见起搏模式的特点。

表 2-3　常见起搏模式的特点

模式	优点	缺点	临床应用
AAI(R)	仅需要单根电极导线,简单	如果出现房室阻滞则导致心室率缓慢	不伴房室结功能异常的窦房结功能异常
VVI(R)	仅需要单根电极导线,简单	起搏过程中房室不同步	房颤伴房室阻滞患者
DDD(R)	保持窦房结和房室病变患者的房室同步	需要两根电极导线植入,应用较复杂	窦房结和房室结病变导致的心动过缓
VDD(R)	保持房室病变患者的房室同步,可用一根特殊的电极导线	如果患者出现窦性心动过缓时会丧失房室同步	房室结病变导致心动过缓
DDI(R)	心房起搏时保持房室同步性	心房感知时丧失房室同步	心动过缓和间歇性房性心动过速患者,不作为单独模式,仅在模式转换后用

二、心脏起搏器的参数

（一）起搏频率

起搏频率即单位时间内起搏器发放的脉冲数。

1. 基本起搏频率　基本频率是根据正常人的心脏设定的,一般起搏器初定为 70 次/分。然而,有不少人对此频率并不适应,即使是比较适应的人,在特殊状态下如睡眠时、运动时等,此频率与身体的需要亦不相符。程控起搏器能对此进行修正,满足不同患者的需要。大部分患者的基本频率为 60~90 次/分,小儿和少年快一些。

2. 磁铁起搏频率　对按需型起搏器,将一块永久磁铁放置在起搏器植入部位的皮肤表面,起搏器中的干簧开关被磁场吸合,使按需型同步起搏转换为固定频率起搏（VOO、AOO 或 DOO）。使起搏器暂时不能被同步抑制,保持起搏脉冲输出,从而能监测评估起搏器的功能和电池寿命。此时的起搏频率即是磁铁频率。磁铁频率一般设计得略高于基本频率。这样有两个好处:①易与基本频率相区别;②能减少发生竞争心律的机会。

3. 极限起搏频率　起搏器刺激频率的最大极限值。一般为 140 次/分。极限频率的意义在于,万一起搏器因电子元件损坏或其他故障而发生起搏频率的奔放现象时,其脉冲频率亦不致过快,以保证患者的安全。

（二）起搏脉冲幅度、宽度与心脏夺获

起搏脉冲的波形是一个顶部略有下降的方波,如图 2-10 所示。其幅度是指脉冲电压的最大值,一般取 5V;其宽度是指脉冲的持续时间,多在 0.5~1ms。

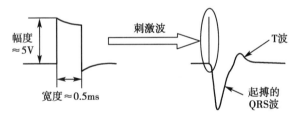

图 2-10　起搏脉冲及其心脏夺获后的心电图波形

起搏脉冲的强度与脉冲幅度、宽度相关,脉冲幅度、宽度越大,起搏强度越大;反之则越小。当起搏脉冲强度足够大,而使心脏从自身起搏节律转变为起搏器节律,即起搏器夺得对心脏激动的控制权时,称为起搏器心脏夺获。能心脏夺获的最低起搏脉冲强度称为起搏阈值。临床使用中起搏阈值通常用幅度阈值或宽度阈值定义,表述为:一定脉宽下能心脏夺获的最小脉幅;或者一定脉幅下能心脏夺获的最短脉宽。起搏阈值与脉冲幅度、宽度的关系可用起搏阈值曲线表示,如图 2-11 所示。其中横坐标是脉冲宽度,纵坐标是脉冲幅度。可以看出,起搏阈值曲线近似为一条反比例曲线。起搏阈值曲线以上区域是能心脏夺获的,起搏阈值曲线以下区域则不能心脏夺获。

为了节省能源,总是希望起搏脉冲的强度尽量小些,只要能超过起搏阈值即可,即希望选择可以心脏夺获的区域中离起搏阈值曲线较近的点。但是,起搏阈值大小通常受多方面因素的影响,包括仪器因素（如电极形状、电极端头几何面积、电极—心肌界面阻抗）以及人体因素（如心脑缺血、缺

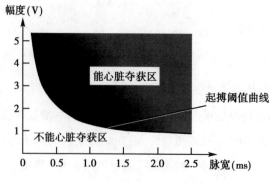

图 2-11　心脏起搏阈值的幅度-脉宽曲线

氧、电解质紊乱以及基础生理活动等），即这条曲线是可以上下移动的。所以，过去的做法是留有较大的夺获安全余量，一般达幅度阈值或宽度阈值的 2~3 倍，这就不可避免地会产生能量浪费。为此，现在出现了自动搜索起搏阈值自动心脏夺获的起搏器，它可做到用较小的强度实现心脏夺获，有效地降低了能耗，延长了电池的寿命。

（三）感知灵敏度

同步型起搏器为了实现与自身心律的同步，必须接受 R 波或 P 波的控制，使起搏器被抑制或被触发。感知灵敏度是指起搏器被抑制或被触发所需最小的 R 波或 P 波的幅值。

R 波同步型：一般患者 R 波幅值为 5~15mV，而少数患者可能只有 3~5mV。另外，由于电极导管系统传递路径的损失，最后到达起搏器输入端的 R 波可能只剩下 2~3mV。因此，R 波同步型的感知灵敏度常选 1.5~2.5mV，以保证对 95% 以上的患者能够适用。

P 波同步型：一般患者 P 波仅有 3~5mV，经导管传递时衰减一部分，传送到起搏器的 P 波就更小了，因此 P 波同步型的感知灵敏度选择 0.8~1mV。

感知灵敏度要合理选取，如果选低了，将不感知（起搏器不被抑制或触发）或感知不全（不能正常同步工作）；如果选取过高，可能导致误感知（即不该抑制时被抑制，或不该触发时被误触发）以及干扰敏感等，造成同步起搏器工作异常。

（四）反拗期（起搏器不应期）

对于各种同步型起搏器都具有一段对外界信号不敏感的时间，这个时间相当于心脏心动周期中的不应期，在起搏器中称为反拗期。

R 波同步型的反拗期目前多采用（300±50）ms。其作用主要是防止 T 波或起搏脉冲"后电位"（起搏电极与心肌接触后形成巨大的界面电容，可使起搏脉冲波形严重畸变，使脉冲波形的后沿上升时间明显延长，形成的缓慢上升电位称为"后电位"）的触发，这些误触发将造成起搏频率减慢或者起搏心律不齐。

P 波同步型起搏器的反拗期通常取 300~500ms，以防止窦性过速或外界干扰的误触发。

三、心脏起搏器的结构

（一）多程控单腔起搏器结构

单腔起搏器在抗心动过缓起搏时普遍使用。按照患者指征情况，可用心房起搏（AAIM）或心室起搏(VVIM)。多次可编程使得起搏器能根据患者指征取得最佳适应,亦即提供术后非侵入式校正起搏参数的可能。

起搏脉冲参数的可程控性不仅避免了无效起搏(起搏阈值变化时发生),而且还能节约能量从而延长服务期限,还能通过非侵入式地校正心电信号检测通道的灵敏度以及挑选单极或双极工作状态,使得起搏器能不受体内或体外的噪声电位的干扰。

一个典型的可程控单腔起搏器工作原理方框图如图 2-12 所示。其中,输入及输出放大器通过电极与心肌相连。噪声抑制电路是一个带通滤波器,以最大限度地提升 R 波信号噪声比。反拗期电路使一段时间内关闭感知通道,以防止误触发。晶体振荡器产生时钟及计数信号,用于所有控制过程的时间顺序,如频率、折返期、滞后期以及数据输送等。电池的电量由寿命结束(EOL)指针电路监测,当检测到电池电压下降到一定电压时通知主控器产生报警信号。干簧开关用于磁铁模式,在体外磁铁作用下吸合,它将发出一个信号给主控器,而使起搏转换为固定频率(VOO 或 AOO),利于监测评估起搏器功能。双向通讯系统用于在已植入的起搏器与外部的编程设备之间交换数据,编程过程通过线圈、接收放大器、译码器、控制器与存储器等进行。存储器中存放着永久程式以及临时程式,输出部分由编码器和输出级组成。输出信号包括起搏脉冲与控制参数、运行参数(电池电流、电池电压、电池内阻、电极阻抗、患者信息等)以及心内心电信号与时标信号等。

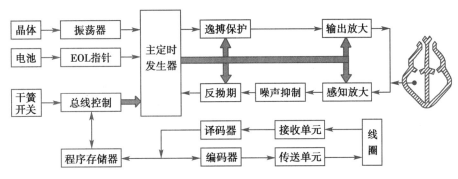

图 2-12　多程控单腔起搏器方框图

用 CMOS 技术将这样一个多功能程控起搏系统集成在一个单片上,所有的模拟及数字化功能均集成到一个硅片上。控制信号设置 8 档灵敏度级,然后通过两节带通放大器,起搏脉冲幅度用一个电压倍增器来产生,并可在 2.4V 至 9.6V 之间选择。

一个产品实例在抑制状态时器件消耗 5μA 工作电流,而在 70 次/分标准起搏频率及输出电压为 4.8V 时的工作电流为 15μA。器件可在电源电压为 1.5V 至 3.0V 之间正常工作,相当于锂电池的电压。医生通过双向通讯系统以及一个编程单元与起搏器维持联系。通过这一编程单元,使用者可进入编程过程。在输送数据之前为保证患者安全,起搏器首先测试参数设置是否正确。医生还能通过程控仪查询已植入起搏器的型号及当时使用的激励参数,还能进行自动起搏阈值测量。

一个组装好的组件如图 2-13 所示。集成电路封装到芯片上,在混合基片下面有一个双向通讯用线圈,锂电池占据外壳的剩余位置。起搏器外壳由两半组成,材料是能长期抗腐蚀的钛合金,并用激光或电子束焊接密封。环氧硅胶头、电极连接插孔及一个真空密封导管组成了电极连接系统。

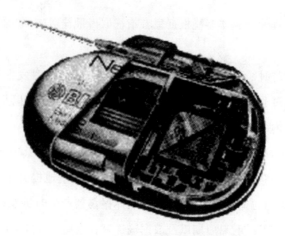

图 2-13　多程控单腔起搏器整机剖面图

（二）多程控双腔起搏器结构

双腔起搏器心房或心室起搏与控制功能可以分别打开或关闭,因而,全能型双腔起搏器(DDD)能作为所有目前已知类型的(单腔或双腔)起搏器来使用,如 AOO、VOO、AAI、VVI、VAT、VDD、DVI、DDI。在 DDD 起搏器中,通过技术方法模拟自然的兴奋顺序来使心室与心房相匹配,检测与起搏都与心房中的除极过程同时进行。房室延迟与心房及心室的折返间期一起控制着起搏顺序。

多程控双腔起搏器方框图如图 2-14 所示。与单腔起搏器一样,双腔起搏器也包括数字线路与模拟线路两大部分,主要区别是双腔起搏器需要两路平行的通道来分别处理心房和心室的信号以及起搏。

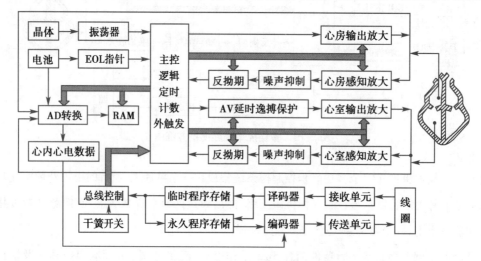

图 2-14　多程控双腔起搏器方框图

使用集成电路技术,现代双腔起搏器的大部分复杂功能都可用一个或几个芯片来完成。这使得起搏器更小型化,效率更高,已被减少的分立元件主要在模拟输入放大级及输出级,这样可以增加起搏幅度与控制灵敏度的可调范围,并增加生理性感知系统,使得治疗病态窦房结综合征一类的变时心功能不足的物理方法成为可能。通用双腔起搏器简化方框图如图 2-15 所示。在一片集成电路芯片上集中了系统中的多级带通放大器、模拟数据处理线路、电压放大器、输出级,以及双向通讯系统。数字信号处理与控制单元也类似地在另一块 IC 片上,再加上记忆芯片 RAM,就组成了中心逻辑与数据处理单元。

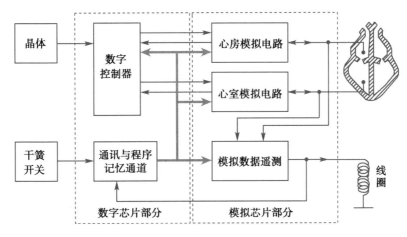

图 2-15 通用双腔起搏器简化方框图

双腔起搏器的数字电路框图如图 2-16 所示。数字电路包括两部分:运行控制部分及接口界面部分。起搏脉冲序列是由控制器来控制的。控制器的核心是一个微处理器,主要部分是状态寄存器与随机逻辑集成电路。状态寄存器中储存着系统的目前状态并将这一信息传送给逻辑电路,后者将目前状态与其他输入信号综合分析后,控制一组可编程定时器并在需要时在系统时钟的下一周期改变状态。状态控制器的逻辑功能块还发出信号给控制模拟信号的输出寄存器。状态控制器的各种不同的脉冲序列由模式控制寄存器来决定。起搏器不但有大量可程控的控制与起搏参数,还可用作心内电生理测量系统。通过编程头与外部刺激设备联系并同步工作。一个特殊的只读存储器负责将固化的程式按顺序从总线输送给系统的寄存器及定时器。固化的程式可产生近 100 种不同的状态参数。包括自动检测起搏效果,并根据检测结果自动调整灵敏度、阈值以及起搏脉冲幅度。与定时器配合还可具有按心率调整动态、AV 延时等其他功能。

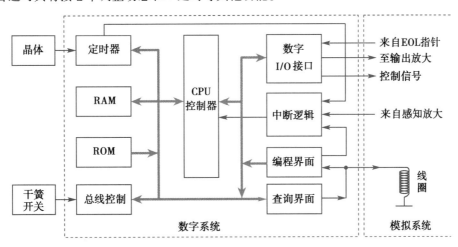

图 2-16 微处理器控制的起搏器数字电路框图

双腔起搏的模拟电路包括:多级带通放大器、模拟数据采集、输出放大器以及双向通讯单元。模拟双向通讯单元能通过分析心内电信号来监测心脏工作(图 2-17),因而可提供人工传导系统手术效果数据,这些数据能随时从起搏器中"查询"出来,可实时分析心律不齐,按照预置的判据储存三幅心房和心室心内电信号记录;此外,还有一些计数器监视起搏与感知系统工作并用于心率诊断,并以心率直方图的形式储存心内电信号的检测结果,这些直方图可用来评价抗心律不齐药物治疗的效果;起搏器还可用于电生理测量,通过编程头与外部刺激仪之间形成一种同步非侵入式联结。

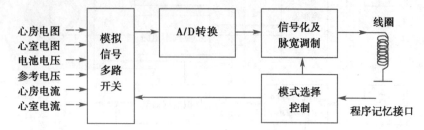

图 2-17 模拟双向通讯电路框图

对心房和心室的选择控制主要由多级带通放大器来实现,如图 2-18 所示。带通滤波器用以抑制噪声。输入信号在心房和心室通道分别用倍增放大器作"电平分级探测"。同样原理也用来在输出级产生起搏电压,如图 2-19 所示。心房和心室的感知灵敏度和起搏电压可分别调节,感知灵敏度分为 16 档,起搏电压分为 128 档。

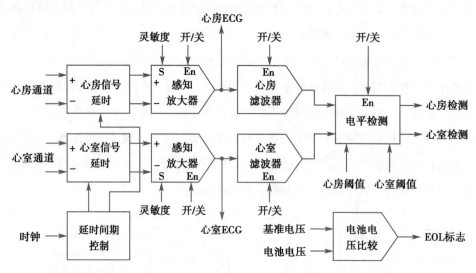

图 2-18 模拟信号输入电路框图

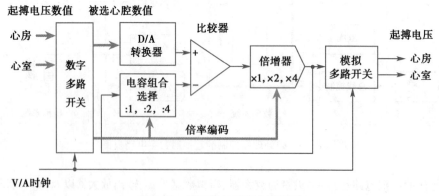

图 2-19 模拟信号输出电路框图

(三)心脏起搏器的刺激电极

导线(又称为起搏导管)和电极是起搏系统中人体心脏与起搏器联系的重要环节:将起搏器发

放的起搏脉冲传送到心肌上,同时又将心脏的 R 波或 P 波电信号传送给起搏器,在频率适应型起搏器中,还要通过电极测量反应自主神经活性的心阻抗变化等信号。

1. 电极的类型

(1)按起搏导线上的电极端点数分类:①单电极:起搏导线上仅有一个电极接触心脏。为了使此电极与心脏起搏器输出起搏脉冲有一个输送回路,还必须设置另一个电极,这个电极一般称为无关电极,可把这个无关电极安放在患者任何部位皮肤下。植入式起搏器的无关电极就是起搏器的金属外壳,如图 2-21(a)所示;②双电极:起搏导线上带有两个电极,使用时这两个电极均接触心脏,均固定在心肌上,或负极与心内膜接触,而正极在心脏内,如图 2-20(b)所示。

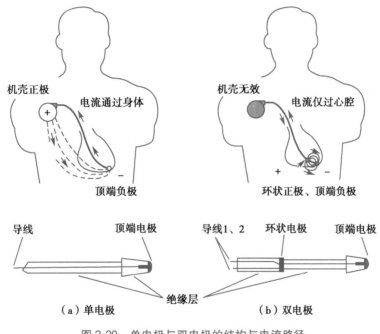

图 2-20 单电极与双电极的结构与电流路径

(2)按电极安置的部位分类:①心内膜电极:一般把这种电极做成心导管形式,经体表周围静脉置入心腔内膜,与心内膜接触而刺激心肌,因此也称这种电极为心内膜导管电极,简称导管电极。安置时仅需切开周围静脉,不必开胸,手术损伤小。因此,在临床上这种电极用得最多,约占 90%。但对静脉畸形和心腔过大的患者,宜采用后文介绍的心肌电极;②心外膜电极:这种电极使用时需要手术开胸,缝扎于心外膜表面,接触心外膜而起搏。其缺点是与心外膜之间极易长出纤维组织,易在短期内导致起搏阈值增高,故目前多为心肌电极所代替;③心肌电极:使用时手术开胸植入心肌内,使电极头刺入心壁心肌,这样可以减少起搏阈值增高的并发症。但因需开胸,手术较大,故除年轻患者(活动量大)或静脉畸形、心腔过大而心内膜电极不易固定者外,其他较少使用。

2. 电极的材料和结构 电极和导线由于长年浸泡在人体血液或组织液中,所以首先要求有很好的化学性能,包括无毒性、无排斥性、抗腐蚀性等,即生物相容性。其次,电极和导线与心腔和血管壁紧密接触,昼夜不停地随心脏一起跳动,如果心脏每分钟兴奋 70 次,那么一年之内心脏将收缩 3680 万次,除此之外,还受呼吸运动以及身体运动等的影响,结果使导线产生非常复杂的运动,因此要求导线有很高的物理性能,既要有一定的强度,防止导线因长期使用而折断或绝缘破损,又要表面光洁柔软,防止导线外层弄伤心腔和血管壁。最重要的是,电极和导线主要是传递电信号的,其电气特性关系到仪器性能,所以又要求导线有优良的电气特性,体现在内导体的低电阻和外层良好的绝缘上。

针对这些要求,现代导线的绝缘层用硅橡胶或聚氨酯包鞘,两者的生物相容性均较好,但前者较粗且脆弱,易在手术时损伤,后者较细且坚固,更适合应用于双腔起搏时在同一静脉内插入两根导管电极,其缺点是易老化。导线导体主要用钴铬镍合金(elgiloy,也称埃尔吉洛伊合金,由钴、铁、铬、钼、镍、锰组成的合金)或镍合金等优质材料,做成螺旋形导管,可插入指引钢丝作管芯,能够加强韧性和起导向作用,便于推送到所需的心脏部位,拔去指引钢丝,导管即可恢复柔顺性。电极头用钴铬镍合金或铂铱合金等优质材料。为了使心内膜导管电极永久嵌顿附着在肌小梁内,不易脱落和移位,电极顶端的形状有勾头、盘状、柱状、环状、螺旋状、伞状等不同类型,如图 2-21 所示为四种形状的电极头。图中(a)为被动固定凸缘状心内膜电极,(b)为被动固定翼状(锚型)心内膜电极,(c)为被动固定螺旋状心内膜电极,(d)为主动固定螺旋状心肌电极。

由于植入式起搏器的使用寿命已达 8~10 年,在更换起搏器时,一般都不希望同时更换导管电极,这就要求导线和电极的使用寿命更长,最好是起搏器的 2~3 倍。

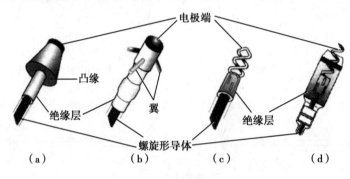

图 2-21　电极头的各种形状实例

点滴积累 ∨

1. 同步起搏　当人体自身心率慢于设定的起搏器频率时,以起搏器频率搏动;当人体自身心率快于设定的起搏器频率时,以自身心率搏动。

2. 房室顺序起搏　先心房收缩(起搏器刺激或自身心搏),经过延迟之后再刺激心室起搏,符合生理性起搏顺序。

3. 频率适应起搏　能通过技术手段检测出人体自主神经的活性,从而自动调节起搏频率,适应人体的不同生理需要。

4. 抗心动过速起搏　具有感知和及时终止心动过速的功能,是植入式除颤功能。

5. 基本起搏频率　是根据正常人的心脏设定的,一般起搏器初定为 70 次/分。

6. 起搏脉冲的波形　是一个方波。其幅度一般取 5V,宽度多在 0.5~1ms。起搏脉冲的强度与脉冲幅度、宽度相关,脉冲幅度、宽度越大,起搏强度越大;反之则越小。

7. 起搏器心脏夺获　心脏从自身起搏节律转变为起搏器节律,即起搏器夺得对心脏激动的控制权时,称为起搏器心脏夺获。

8. 感知灵敏度　是指起搏器被抑制或被触发所需最小的 R 波或 P 波的幅值。

第三节　心脏起搏器的植入操作与维护

学习目标　∨

　　1. 熟悉心脏起搏器维护与检测的要求。

　　2. 了解心脏起搏器的植入要求。

一、心脏起搏器的植入操作

ER-2-3

扫一扫
知重点

　　若想实现一个成功的心脏起搏器植入术,必须执行特殊的评价程序。包括植入前对起搏器性能的确定,植入过程中电极置放的电学评价以及患者离开手术室前的起搏器的整个系统的功能的认可等。

（一）起搏器的测试

　　为了确保起搏器的正常运转和性能,在植入前必须对起搏器进行测试。常用的测试仪器为起搏系统分析仪,该装置是用于测量刺激阈值、心内信号和起搏器系统工作性质的仪器。典型的分析仪可用于测定表2-4列出的有关脉冲发生器的各种参数。

表 2-4　起搏器参数

起搏参数	测量单位	常用值
脉冲幅度	通过已知负载的峰值电压（V）或电流（mA）	通过500Ω电阻为5V或10mA
脉冲间歇	起搏刺激或等效值速率之间的间歇	857ms
脉冲宽度	人为刺激的间歇（ms）	0.5ms
感知放大器	按需型起搏器的抑制或触发脉冲发生器电路所要求的信号值	2mV

（二）起搏器程序装置

　　该程序装置在它的参数范围内主要用于证实程序控制起搏器的工作是否正常。

　　导联（导管）位置测试:起搏器的导联（导管）放置后应进行测量,以确保电极与有活力的心肌组织相接触。表2-4中列出的各种参数,包括刺激阈值和从起搏器系统分析仪或类似的装置中获取的心腔内心电图的振幅,其典型数值见表2-5。

表 2-5　阈值和心电图的典型值

参数	测量项目	标准值
阈值	连续产生心脏去极化所需要最小电压和电流导联的阻抗可由电压和电流阈值	0.6V,1.2mA
心内心电图	心房或心室内心电图的幅度（mV）和旋转率（V/s）	12mV（心室） 4mV（心房）0.5~2.0V/s

　　下列常规电子测试设备也可用于上述参数的测量。但是由于需要电气绝缘,故使用时很不

方便。

1. 示波器(电池供电,最好有存储装置)　用于显示心房和心室的心腔内心电图。

2. 示波照相机　直接装在示波器的前板上,以获取永久性记录。

3. 心电图记录仪　用于取得永久性心腔内心电图。因为记录仪受到高频反应的限制,大多数心电图记录仪记录到的信号振幅要比见之于示波器上的减少 20%~50%。

（三）系统的有效性

当导联与起搏器连接后,为了确保起搏器正常运行,应进行系统测试。这些测试工作应该在覆盖起搏器的皮肤缝合之前进行。

用于鉴定起搏器与导联完整性的测试仪器如下:

1. 起搏器程序控制器　用于使起搏器对患者以最有利的生理参数按程序工作,并肯定该系统对程序控制起反应。

2. 心电图记录仪　用于证实有效的起搏,感知患者的自主心率和捕获信号的时间。

3. 磁试验　如果患者的固有节律抑制了起搏器,则有必要在起搏器上安放一块永久性磁铁,强制起搏器进入磁铁模式,以实现起搏信号的检测。

二、心脏起搏器的维护

（一）电池能量的检测

大多数新型起搏器能通过脉率和脉冲宽度预报电源被耗用的情况。一般来讲,在起搏器的整个有效工作期间,脉冲仍保持相当稳定,而当电压下降约 25%时,脉冲会减少约 10%（某些起搏器的脉率可能随着供电电压下降成比例的减少,直到出现表示电源耗尽的具体脉率）。另外,在许多起搏器中,脉冲宽度出现进行性增加可作为电源衰竭的第二个指标。有些起搏器仍保持着恒定的刺激能,随着电池电压的衰减,脉冲宽度稳定增宽,达到它原始设定时的二倍。

（二）各种参数的检测

一些近代起搏器中还包括遥感装置,通过门诊或电话传送询问患者情况。可将起搏器的各种参数与植入时的起搏器参数及现实真实性能对比,以发现功能异常,或由于程序改编使参数发生的异常变化。

在评价起搏器的过程中,及时参阅说明书和植入过程中的记录数据是很重要的,可以防止延误和对数据的误解,见表 2-6。

表 2-6　评价起搏器的测试设备

试验	检验	设备
心电图	获取和感知系统 能源状况 起搏模式与患者当时的心电图状态	心电图机器和 (1)磁铁 (2)按摩颈动脉窦
频率/脉冲宽度	能源状况	起搏器监护或频率计数和 (1)磁铁 (2)颈动脉窦

试验	检验	设备
监护	程序调节	
胸壁刺激	脉冲发生器中感知放大器的状态 患者的基本心率	心电图机器与体外起搏器
波型分析	刺激伪迹的振幅和宽度以探测能源的耗竭情况 以输出波形探测 IPG 的缺点	示波器和磁铁

点滴积累 ∨

1. 心脏起搏器植入过程中必须测量：脉冲幅度、脉冲宽度、脉冲间歇、感知灵敏度。
2. 心脏起搏器使用过程中，可由测量起搏脉冲的宽度来间接了解电池的使用寿命。

目标检测

一、单项选择题

1. 除了窦房结以外的传导系统作为实际起搏点时,称为(　　)起搏

    A. 一级　　　　　　　　　　　B. 二级

    C. 三级　　　　　　　　　　　D. 异位

2. 长期应用起搏器的适应证之一是(　　)

    A. 心房颤动　　　　　　　　　B. 心室颤动

    C. 心动过速　　　　　　　　　D. 心动过缓

3. 临床上称为心室非同步型起搏器的标准编码是(　　)

    A. VOO　　　　　　　　　　　B. VVI

    C. AAT　　　　　　　　　　　D. DDD

4. 心脏起搏器 P 波同步型的感知放大器灵敏度一般是(　　)mV

    A. 0.5　　　　　　　　　　　B. 1

    C. 2　　　　　　　　　　　　D. 5

5. 抗心动过速可用(　　)刺激心脏,抑制心动过速

    A. 短暂的低于心动频率的脉冲　　　B. 持续的大能量电击

    C. 持续的高于心动频率的脉冲　　　D. 短暂的大能量电击

二、问答题

1. 心脏起搏器一般用于替代人体心脏哪一部分的功能？

2. 永久性埋藏式起搏器的适应证是哪些？

3. 在治疗中多腔起搏器比单腔起搏器的优势是什么？

4. 心脏起搏器的同步工作模式有什么好处？按需型同步模式又有什么好处？

5. 常用的起搏器模式 AOO、VOO、AAT、VVT、AAI、VVI、VAT、VDD、DVI、DDD 分别称为什么起搏

模式？

6. 频率适应起搏模式要达到的治疗目的是什么？

7. 起搏器心脏夺获是什么含义？心脏夺获的起搏阈值与哪些起搏参数有关？

8. 心脏起搏器电极的类型有哪些？

ER-02章习题

第三章

心脏除颤器

导学情景 ∨

情景描述：

纪实电视节目《急诊室故事》中，一名患者突然出现危急症状：呼吸骤停，脉搏消失，意识丧失，继之全身抽搐，心电图监视显示波形紊乱。医生在做紧急心脏按压和呼吸机辅助呼吸之后，用心脏除颤器几次对患者进行了放电治疗，患者终于转危为安。观众见证了心源性猝死的可怕景象，也见识到了心脏除颤器的神奇功效。为了使心源性猝死患者得到及时救助，发达国家已经在公共场所普遍安置了自动心脏除颤器（AED），正如我们司空见惯的消防灭火器一样普及，我国也已经开始在大城市的主要人群集散地积极增加 AED 的布点。

学前导语：

心脏除颤器又名电复律机，它是应用电击来抢救和治疗心房颤动、心房扑动、心室颤动、心室扑动和室性心动过速等严重威胁生命的心律异常的一种医用电子治疗设备。特别重要的是它对于抢救心室颤动的有效性。目前认为，电击除颤是抢救心动过速猝死的唯一有效办法，因而心脏除颤器成为临床不可或缺的重要设备。本章将主要学习心脏除颤器的原理、结构、使用方法和基本维护知识。

第一节　心脏纤维颤动与除颤生理学基础

学习目标 ∨

1. 掌握心脏除颤的成功要素。
2. 熟悉心脏除颤器除颤的生理学基础。
3. 了解心脏纤维颤动的机制与后果。

一、心脏纤维颤动的电生理机制

扫一扫
知重点

研究表明,无论是房颤还是室颤,其纤维颤动的机制均相同,目前认为波裂和多发性折返是诱发心脏纤维颤动的主要原因。

（一）心室纤维颤动机制

心室纤维颤动(简称室颤)是由一个或几个室性早搏,或短阵室性心动过速,或短阵室性扑动所引起的。描述室颤最简单的理论是环行学说。心肌中兴奋环行运动的发生情况和条件如图 3-1 所示。

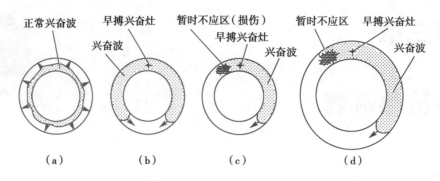

图 3-1　心室兴奋环行模式

(a)正常兴奋;(b)典型室性早搏;(c)室性早搏引发环行;(d)扩大的心室内发生环行

图 3-1(a)中,正常兴奋信号由浦肯野纤维传导到心肌,首先兴奋心内膜下的心室肌纤维,从心内膜下肌群向心外膜面传播。由于心室肌组织全部兴奋后大约 310ms 进入不应期,冲动不再进一步扩散,因此一个正常传导的兴奋在一次传导后即自行消失,不会继续传播。

图 3-1(b)中,在正常心脏内,一个起自心室壁某一兴奋灶的早搏冲动将向各个方向传播,并在起源点的对面相汇合,由于刚刚兴奋的心肌群处于不应期,冲动随即自行消失。所以,典型的室性早搏也不会不断传播。

然而,在有损伤的心脏内,多个室性早搏将造成危险。图 3-1(c)所示为来自损伤区边缘的兴奋灶早搏冲动。由于损伤组织的不应期较长,因而会暂时阻滞冲动向一边传播,于是冲动绕着心室壁呈单方向运行。当绕行一周用的时间较短,先前兴奋的心肌群还处于不应期时,绕行一周后冲动也自行消失。但是,当绕行一周用的时间较长,大于正常心室肌组织 310ms 的不应期时,最初被室性早搏兴奋的正常心肌又重新恢复应激性,将对绕行回来"再传入"的冲动发生新的兴奋,这时就形成了一次自身传播环行运动。

衰竭的心脏常常既是受损伤的又是扩大的,这样就延长了一次单向冲动绕行心室壁一周的时间,即延长了最初兴奋心肌的恢复时间,以至于受损伤的心肌也可能恢复应激性,从而增加了发生环行运动的可能性。图 3-1(d)表明扩大的心脏中,潜在的环行运动的途径较长。例如在一个扩大的直径为 8cm 的心室(周径 25cm)内,冲动的运行速度为 50cm/s,一次阻滞的单向冲动绕行心室壁一圈用时 500ms,从而为原先不反应的损伤性肌纤维恢复应激性提供了充裕的时间。这种条件下,就可能形成单向冲动沿着心肌不断地进行环行运动的状态。

因为心脏的几何形态是不对称的,一个环行运动的去极化波阵面在遇到右心室自由面和室间隔的接连处、二尖瓣和三尖瓣环或群岛状的不应组织区时,会立即裂解成许多子波阵面。不久闭环通路立即让心室再激动变为成倍的、回旋状的、不断变化的兴奋,最终产生心室颤动。

(二)颤动的后果

心房是心脏起增压作用的前房,房颤时由心房提供的附加心室充盈量丧失,因而心脏射血量减少,但此时动脉血压向生命器官灌注血液的量足够,因而房颤本身并不直接危及生命。但是心室是心脏的主要排血腔,室颤时患者的正常自主心律消失,取而代之的是快速且无规律的搏动,血压立即下降至零,如图 3-2 所示,心脏丧失泵血功能。若室颤持续时间过长,会使需要不间断接受血液供应的重要脏器和组织迅速受到损害。首先受损的是大脑,在 3～5min 内如果不进行复苏和有效治疗,就可发生持久性脑损害,进而导致死亡。

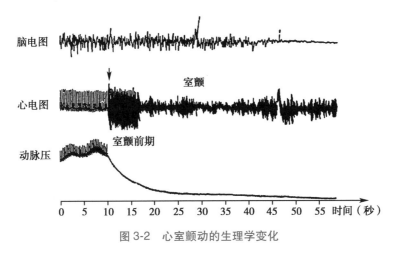

图 3-2　心室颤动的生理学变化

二、心脏除颤的生理学基础

(一)除颤机制

电击除颤主要是由除颤器瞬间释放的高压电流在短时间内通过心脏的大部分或全部心肌,强迫心脏在瞬间几乎全部处于除极状态,造成瞬间停搏,这就起到了阻滞环行运动前进的作用,使心肌各部分活动相位一致,这样就有可能让自律性最高的窦房结重新起搏心脏,控制心搏,转复为窦性心律。

在细胞水平上,除颤电击并不超过由起搏器释放的强度,从这个意义上来讲,除颤器也是一个刺激器,它很像一个大规模的心脏起搏器。因此,理论上除颤电击不一定对心脏有损害。由于起搏电极的表面积较小(数平方毫米),因此微弱的电流(数微安)就可使心脏起搏。心脏起搏仅需刺激电极周围的一小块组织,因为引起兴奋后即传播遍及整个心脏,如图 3-1(b)所示。为了达到除颤的目的,需要刺激整个心脏,所需电极面积大约为起搏电极面积的 1000 倍。因此,欲产生如同使心脏起搏所需的同样的电流强度,除颤电流强度要比起搏电流强度强 1000 倍。

经胸腔电击似乎过于强烈和危险,但如能保证电流强度大致均匀,就心肌细胞而言,除颤电击并不一定比起搏器的脉冲有害。

(二)除颤电流与能量

目前的技术水平还不能准确测定除颤电流的大小,因为胸腔对电流的阻抗因人而异,即使具有相同的电压,亦无法预测动态电流的大小。然而,除颤器的充电电压是可以精确测量的,进而可计算出除颤器在电击输出之前所储存的能量。储存能量的测量一直是除颤器电击强度的传统测定方法。

除颤器的储存能量与患者的胸部阻抗无关。传递能量与储存能量的关系如式 3-1 所示,其中 U 为能量,R_s 为患者阻抗,R_d 为除颤器内阻。

$$U_{传} = U_{储} \times \frac{R_s}{R_d + R_s} \qquad\qquad 式(3\text{-}1)$$

临床实践表明,传递给患者的电能(释放能量)通常为储存能量的 3/4。由于在实际胸腔阻抗未知时,测定传递能量很容易,所以用能量单位来表示除颤剂量是常用的方法。

（三）除颤效果的影响因素

除颤效果受到多种因素的影响,主要有患者因素和操作因素。其中患者因素包括电击除颤前心室颤动持续时间、患者原发心脏疾病、酸碱平衡、缺氧情况、身材体重以及是否应用抗心律失常药物等;操作因素主要包括除颤时机、除颤波形及能量、电极位置、经胸阻抗及接触阻抗等。

1. 除颤时机　1992 年美国心脏协会(American Heart Association,AHA)提出生存链的概念,指出抢救心脏骤停四个紧密相连的具体环节,如图 3-3 所示。(1)早期报警;(2)早期心肺复苏(cardiopulmonary resuscitation,CPR);(3)早期除颤;(4)早期高级生命支持。这四个环节中最重要的一环是早期除颤,而除颤的时机是治疗心室颤动的关键。除颤成功率随着时间每分钟下降 7%~10%,12 分钟后存活率只有 2%~5%。

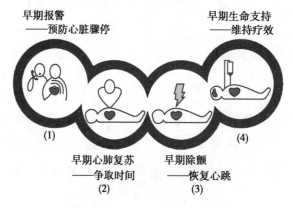

图 3-3　抢救心脏骤停生存链

2. 除颤波形　除颤器均是以一定的除颤电压(电流)波形释放能量的,除颤电流强弱及其持续时间决定了除颤的实际效果;与此同时,除颤所造成的心肌损伤主要取决于除颤电流波形的峰值而不是除颤能量。

根据不同的设计,除颤器的输出波形可以有多种。如图 3-4 所示,曲线 a 是没有电感器的电容电阻放电波形,初始电压等于电容的充电电压,非常高。曲线 b 所示是经典的单峰波形输出,由于电感器的作用,输出电压峰值大大降低,根据元件参数不同输出波形可以是单相或双相的。曲线 c 所示的是双峰波形,从波形上可以看出,放电主峰的时间延长了。由于释放的能量与放电波形所包围的面积成正比,即释放相同的能量,双峰比单峰除颤器的除颤峰值电压要降低许多,但持续时间较长。根据同样理由,梯形波(方波,图 3-4 中的曲线 d)在同样的能量释放时,它的峰值电压可以更低。曲线 d 的波形也称为单相指数截断波。曲线 e 所示的是双相方波(也称为双相指数截断波)。

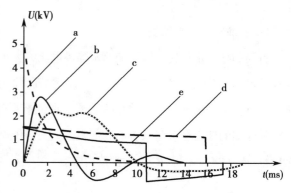

图 3-4　心脏除颤器的输出波形

上述除颤波形从极性上分主要有两类：单相波和双相波，如图3-5所示。除颤波形的有效性取决于能否在达到理想除颤效果的基础上尽可能地降低除颤能量。

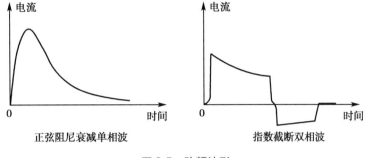

图 3-5　除颤波形

（1）单相波除颤：传统除颤器多使用单相波除颤，其能量逐渐递增，以单方向脉冲释放电流，由一个或多个电容的自然放电曲线产生并持续至患者产生阻抗。根据波形回落至零点的速度不同，可将单相波进一步分为两个类型——若单相波逐渐降至零点，称为单相正弦衰减波（monophasic damped sine waveform，MDS）；若单相波即刻回落，则称为单相指数截断波（monophasic truncated exponential waveform，MTE）。

单相波除颤的最大缺点在于，如果患者经胸阻抗低，则储能电容会快而深入地放电，从而导致患者体内流过的电流和进入的能量极高，极易造成心脏损害。一般推荐单相波除颤首次电击能量为200J，第2次为200~300J，第3次为360J。这种逐步递增电能的除颤方案可以在减少电击损伤的同时增加除颤成功率。一般认为，对于单相除颤波形，大于400J的能量会造成心肌损伤，但实际上造成心肌损伤的是过高的电压或电流峰值，所以现代除颤器的设计者着力在保持足够能量的情况下，尽可能地降低峰值电压（电流）。

（2）双相波除颤：双相波除颤是近年来除颤器发展的主要趋势，除颤脉冲由一个电流调节的脉冲输出级产生，其特点为电流方向在某一特定时限为正向，而在剩余的数毫秒内其电流方向改变为负向，常见的双相指数截断（biphasic truncated exponential waveform，BTE）波形能够实现阻抗补偿（impedance compensation，IC）。因此双相波除颤的最大优点在于，在整个除颤脉冲期间患者体内的电流强度被精确地保持着，不受患者经胸电阻抗大小的影响。

一般建议双相波除颤能量选择在200J以下，这样的能量选择既安全，又能保证与逐步递增的高能量单相波除颤具有相同或较之更高的除颤效率，对心肌的损伤更轻微。

3. 电极大小及其位置　电极的大小和放置位置都会对除颤效果产生影响。电极大小会影响皮肤与电极之间接触阻抗的大小。直径较大的电极可降低接触阻抗，从而使流过心脏的电流增加，增大除颤成功率，但电极过大也会使流过心肌的电流减少。

电极的放置位置要确保发生颤动的心脏位于两个电极之间，且两个电极的间距适当。距离过大会使经胸阻抗增大，而距离过小又会产生较大的局部电流，致使流过心脏的电流过小，除颤无效且灼伤皮肤。一般建议经胸廓（体外）除颤时，将一个电极置于右上胸锁骨下胸骨右缘，另一个电极置于左下胸乳头左侧，而电极极性的变化不会影响除颤成功率。

4. 电击阻抗　电击阻抗主要包括电极与皮肤的接触阻抗和经胸阻抗。成功的除颤需要有足够大的电流流过心肌并使之除极。在心脏除颤时，电极与皮肤组织接触不充分，接触阻抗过大必然会限制流经心肌的电流，并且由于接触阻抗的分压作用会使除颤的部分电能在到达心脏之前被损耗，导致除颤无效。电极接触阻抗过高甚至会引起胸壁皮肤与电极接触处出现烧伤。手持电极时适当用力加压可使经胸阻抗减少 25%，适当使用导电液和理想的电极位置可使经胸阻抗减少60%以上。

点滴积累　V ⋯⋯

1. 心脏除颤的机制　除颤电流流过整个心脏，使全部心肌除极，阻滞紊乱的颤动波形传播，除颤电流终止后，让窦房结重新起搏心脏，转为窦性心律。
2. 除颤成功的因素　尽早的除颤时间、足够的除颤能量、合适的放电模式和正确的电极位置。

第二节　心脏除颤器的类型与工作原理

学习目标　V ⋯⋯

1. 掌握心脏除颤器的主要性能指标与主要功能。
2. 熟悉心脏除颤器的放电技术方式原理。
3. 了解心脏除颤器的类型与电路结构。

一、心脏除颤器的类型

ER-3-2

扫一扫
知重点

（一）按是否与 R 波同步分类

1. 非同步型除颤器　非同步型除颤器在除颤时与患者自身 R 波不同步，主要用于救治室颤和室扑等。因为在除颤救治室颤和室扑时，人体心脏没有振幅足够高、斜率足够大的 R 波，所以只能以非同步的方式除颤。

2. 同步型除颤器　同步型除颤器在除颤时与患者自身的 R 波同步。一般是利用电子控制电路，用 R 波控制电流脉冲的施放，使除颤脉冲刚好落在 R 波的下降支，这样使除颤脉冲不会落在心肌细胞的易激期，从而避免心室纤颤。同步型除颤器可用于治疗除室颤和室扑以外的所有快速性心律失常，如室上性及室性心动过速、房颤和房扑等。

（二）按电极放置的位置分类

1. 体内除颤器　体内除颤器是将电极放置在胸内直接接触心肌进行除颤，早期主要用于开胸心脏手术时直接电击心肌，结构较为简单。现代的体内除颤器一般是植入人体的，使用心内膜或心外膜电极来感知心律失常，称作植入式心律转复除颤器（implantable cardioverter defibrillator, ICD）。它除了能够自动除颤以外，还能自动进行监护，判断心律失常类型，选择合适的方案进行治疗。目前,ICD 所用的心内膜电极集感知、起搏和除颤于一体,最远端为一对起搏和感知电极,其后为除颤电极,增加了抗心动过速(VT)起搏、VVI 或 DDD 起搏治疗的功能,大大减小了由室速(VT)诱发室颤(VF)的可能,在很大程度上提高了除颤的可靠性与安全性。

2. 体外除颤器　体外除颤器是将电极放在胸壁,经胸间接接触心肌进行除颤的仪器。目前临床使用的除颤器大都属于这一类型。近年来,全自动体外除颤器(automatic external defibrillator, AED)的发展引人注目。AED 又称公众电除颤技术(public access defibrillation, PAD),其广泛应用使得院外猝死抢救的成功率从 3% ~ 8% 神奇般地提高到 50% 左右,成为人类征服猝死的又一个里程碑。

(三) 按放电技术方式分类

随着技术的发展,先后出现了交流除颤器、电容放电除颤器、电容放电延迟线除颤器、方波除颤器和双相波除颤器等多种类型。临床使用时每一种类型的除颤器一般都有体内除颤和体外除颤两种工作方式。

二、心脏除颤器放电技术方式原理

除颤放电技术是决定除颤效果的核心技术,从除颤器发展来看,先后出现过多种放电技术,这里介绍常见的几种。

(一) 交流除颤器

交流除颤器是最早出现的一种除颤器,它是将工业用交流电经变压器变压后获得高电压和大电流,经胸壁或直接对心脏除颤。其电原理图如图 3-9 所示。交流电经变压器 T 变换为多种电压(通常为 80~720V 之间,电流为 4~6A),以抽头开关的形式选择所需电压值,经除颤电极作用于人体。体外除颤时一般选用 160~720V,体内除颤时选用 80~300V。

接通启动开关后,脉冲时间控制器使开关 S 接通约 250ms 时间,在此期间电极输出 10~12 个正弦电压周期,其输出波形如图 3-6 所示。

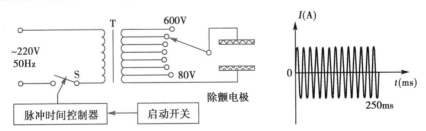

图 3-6　交流除颤器电路原理图及其输出波形

交流除颤器的优点是结构简单,但比直流除颤器所需能量大,除颤作用时间也长,强烈地刺激骨骼肌并释放过大能量,对人体有一定损害,尤其在临近除颤结束时容易出现心室颤动和骨骼肌痉挛,故目前除了在心脏手术中有时还采用交流除颤器外,临床上已逐渐被直流除颤所取代。

(二) 电容放电式直流除颤器

电容放电式直流除颤器的电路原理如图 3-7 所示。其中 T_1 为自耦变压器,用以调节输出电压。

B_2 为升压变压器,交流市电经升压后,再经 R_1 和 D 组成的整流器变成直流电压。当高压继电器 S 置于位置"1"时,高压电容器 C 被充电。电路元件的典型数值是 C = 16μF,L = 100mH。为了获得约 400J 的电击能量,电容器 C 上充电电压值须达到 2~9kV。除颤时将高压继电器 S 置于位置"2",此时电容 C 上所储存的电能通过电感器 L 放电,经电极板向人体施放除颤脉冲。此时储能电容 C、电感 L 及人体(负荷)串联接通,使之构成 RLC(R 为人体电阻、导线本身电阻、人体与电极的接触电阻三者之和)串联谐振衰减振荡电路,即为阻尼振荡放电电路。

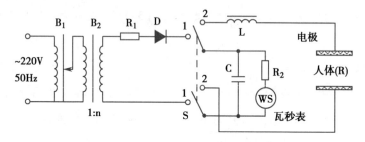

图 3-7 电容放电式直流除颤器电路原理图

电感 L 的作用是对输出波形起整形作用。如果不设置 L,除颤电路变为 RC 放电结构,则放电曲线将呈指数波形,如图 3-8 中曲线 a 所示。而加置 L 后,除颤电路成为 RLC 结构,放电曲线变为阻尼正弦波,如图 3-8 中曲线 b 所示。指数放电波的波幅高,起始时能量过分集中于瞬间,对心肌组织损伤较大,除颤效果差。而阻尼正弦放电波的波幅较低,峰值变圆,动物实验和临床使用均证明这种放电波形对心肌损害小,除颤效果好,所需电能量约为 RC 放电式的一半。RLC 除颤器电路中的电流,可由式 3-2 求得,其初始条件为:①流过电感器的电流是 0;②充电后电容器两端的电压为 V。

$$\frac{\mathrm{d}i^2}{\mathrm{d}t^2} + \frac{R}{L}\frac{\mathrm{d}i}{\mathrm{d}t} + \frac{1}{LC}i = 0 \qquad\qquad 式(3-2)$$

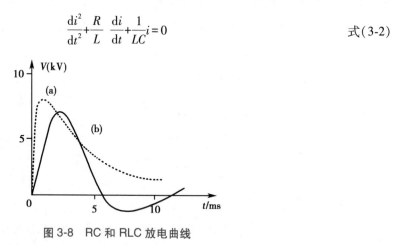

图 3-8 RC 和 RLC 放电曲线

需要注意,电容器的输出电流可能是欠阻尼、临界阻尼或过阻尼的,这决定于在除颤器电路元件的选择以及输出回路的阻抗(包括治疗对象的阻抗)。图 3-9 总结了在不同阻尼时的电流波形。

如图 3-7 所示的 RLC 除颤电路的充电时间常数 R_1C 一般为 2s,通常经过 5 倍的 R_1C 时间,即可使电容器 C 充电达幅值的 99%。放电时间一般为 4~10ms,可以通过适当选取 L、C 实现。电感

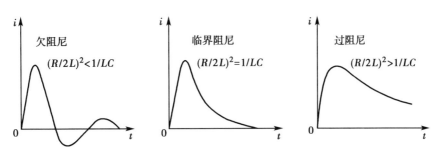

图 3-9　RLC 除颤器的三种输出状态

L 应采用开路铁心线圈,以防止放电时因大电流引起铁心饱和造成电感值下降,而使输出波形改变。另外,除颤中存在高电压,对操作者和患者都有意外电击危险,因此必须防止错误操作和采取各种防护电路。电路中接有瓦秒表,可直接读出电能量值。临床实践证明,电容 C 上储存的能量传给人体的仅占 60%,其余部分都消耗在放电电路中和电极上,因而 RLC 除颤电路的效率较低。

(三) 延迟线式电容放电直流除颤器

这种除颤器的电路原理图如图 3-10 所示。其中 L_1 和 L_2 构成延迟线路,调节其互感系数 M,即可改善输出波形。延迟线式电容放电除颤器的放电波形如图 3-11 所示,它具有长方形特点。与电容放电式除颤器相比,在电路储存能量相同的条件下,它输出波形的维持时间较长,即它的能量集中在平顶期,因此在相同除颤能量要求下,它所用的放电电流可以较小。但延迟型波形中有一段较长的拖尾,将影响除颤效果。因为"长拖尾"的波形可引起心室再次颤动。下面讨论的方波除颤器可以克服这个弊端。

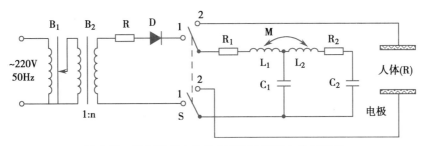

图 3-10　延迟线式电容放电直流除颤器电路原理图

(四) 方波除颤器

方波除颤器原理图如图 3-12 所示,它包括一个充电电容器和两个可控硅元件。其中可控硅元件 D_1 与电容器 C 串联,控制电路产生的控制电压 Vg 改变 D_1 的导通角,从而控制对 C 充电电压大小。D_2 与电容器 C 并联,除颤时接通开关 S,电容 C 上储存的电能立即经电极向人体施放。其放电时间长短取决于放电时间控制电路何时输出控制脉冲,一旦控制脉冲使 D_2 管导通,则电容 C 放电,立刻终止向人体施放能量。电容 C 储存的电能通过 D_2 迅速泄放,从而消除了放电波形的拖尾现象,提高了除颤效果。

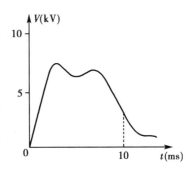

图 3-11　延迟线式电容放电波形

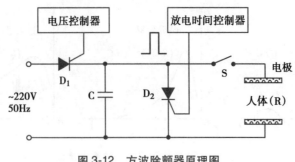

图 3-12 方波除颤器原理图

方波除颤器不使用电感器,充放电电容 C 尺寸较小,这些都是其主要优点。

三、心脏除颤器的主要性能指标

(一) 最大储能值

最大储能值是指在除颤器电击前必须先向除颤器内的电容器充电,使之储存电能。衡量电能大小的单位是 Ws(J)。通过大量动物实验和临床实践证明,电击的安全剂量以不超过 400Ws 为宜,即除颤器的最大储能值为 400J。电容 C 的储能 W 及其电压 U 有如下关系:

$$W = \frac{1}{2}CU^2 \qquad\qquad 式(3\text{-}3)$$

从上式可知,当电容 C 确定后,W 便由 U 确定。

(二) 释放电能量

释放电能量是指除颤器实际向患者释放电能的多少。这个性能指标十分重要,因为它直接关系到实际除颤剂量。能量储存多少并不等于就能给患者释放多少,这是因为在释放电能时,电容器的电阻、电极和皮肤接触电阻以及电极接插件的接触电阻等都要消耗电能,所以对不同的患者(相当于不同的释放负荷),同样的储存电能就有可能释放出不同的电能量,因此,释放电能量的大小必须以一定的负荷值为前提。通常以负荷 50Ω 作为患者的等效电阻值。

(三) 释放效率

释放效率是指释放能量和储存电能之比。对于不同的除颤器有不同的释放效率。大多除颤器释放效率在 50%~80% 之间。

(四) 最大储能时间

最大储能时间是指电容器从没有电能充电到最大储能值时所需要的时间。储能时间短,就可以缩短抢救和治疗的准备时间,所以这个时间越短越好。但因受电源内阻的限制,不可能无限度地缩短这个时间。目前最大储能时间多在 5~10 秒范围内。

(五) 最大释放电压

最大释放电压是指除颤器以最大储能值向一定负荷释放能量时在负荷上的最高电压值。这也是一个安全指标,即在电击时防止患者承受过高的电压。国际电工委员会暂作这样的规定:除颤器以最大储能值向 100Ω 电阻负荷释放时,在负荷上的最高电压值不应该超过 5000V。

四、典型体外心脏除颤器的功能与结构

（一）典型心脏除颤器的功能

1. 功能概况 心脏除颤器的基本功能概括见表 3-1。

表 3-1 典型心脏除颤器基本功能

序号	特点	详细功能
1	AED 功能	检测到适宜除颤的心电节律,会自动充电、自动除颤
2	双相波除颤	使用低能量的双相波除颤
3	彩色液晶显示	彩色 LCD 显示,易于观察 ECG 波形和显示各种信息
4	交、直流供电	根据使用地点可以选择交流电源或者电池电源工作
5	快速充电	充电时 0~270J,交流电源 5 秒内完成,电池电源 10 秒内完成
6	无创起搏	对除颤后经常出现的心动过缓进行起搏
7	SpO_2、CO_2 监护	使用选配的 DSI 接口单元,可进行 SpO_2 和 CO_2 监护
8	NIBP 测量	使用选配的 NIBP 单元,可以测量无创血压
9	12 导联 ECG	使用选配的 ECG 单元,可测量 12 导联 ECG 波形,并自动分析
10	ECG 波形描记	热线阵记录器,可把心电图波形描记在记录纸上
11	语音提示	在 AED 模式除颤过程中,通过语音来提示设备状态和警告

该心脏除颤器是具有自动除颤功能的,并使用双相除颤波形的多用途除颤器。除了具有除颤功能外,还有监视装置和记录装置,以便及时检查除颤的进行和除颤效果。监视装置是彩色液晶显示屏,可以观察除颤器的输出波形、心电图波形以及各种信息,从而进行监测;记录装置是热线阵记录器,可以把心电图波形自动描记在记录纸上,实现记录目的。使用选配的 DSI 和 NIBP 接口单元,还可进行 SpO_2 和 CO_2 的监护以及测量无创血压。另外,还配备有无创心脏起搏功能。可见该仪器将心脏除颤器、心脏起搏器、监护仪、自动记录仪等多种功能集于一体,是心脏急救的得力仪器。

2. 面板功能 如图 3-13 所示为典型心脏除颤器的外形。

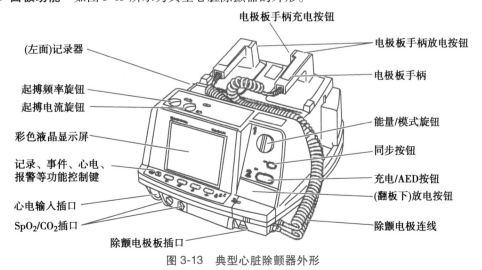

图 3-13 典型心脏除颤器外形

彩色液晶显示屏可显示监护波形、报警设置和其他设置。

能量/模式选择旋钮:可用于打开/关闭电源,以及选择监护模式、固定起搏模式、按需起搏模式和除颤/心脏复律的放电能量。

同步按钮:可在同步复律和除颤模式间选择切换。

充电/AED按钮:可进行所选能量的充电。如果选择了AED模式,按下此键会开始AED分析。

放电按钮:使用一次性电极片或体内电极板时,同时按下这两个按钮进行放电。

记录键:按此键开始记录器记录。事件键:按此键开始事件记录。

ECG导联键:按此键可改变ECG导联。ECG灵敏度键:按此键可改变ECG灵敏度。

报警消声键:按此键可临时关闭或报警消音。报警设置键:在监护模式下,按此键打开报警设置画面,可确定或改变报警设置。

起搏频率控制旋钮:可选择起搏频率(次/分)。起搏强度控制旋钮:可选择起搏电流强度。开始/停止键:按下此键开始起搏,再次按下此键,停止起搏。

电极板手柄充电按钮:按下会进行所选能量的充电。放电按钮:同时按下左右两个手柄上的放电按钮将释放所充能量。进行同步复律时,按下两个放电按钮后,除颤器可在适当时间放电。

热笔描式记录器位于仪器左侧,记录纸由孔隙送出,出口处带有裁纸刀。

（二）典型心脏除颤器的电路结构

如图3-14所示是典型心脏除颤器电路简化框图,它的控制系统由主控制器、从控制器、电源控制器以及可编程门阵列等几个部分组成。

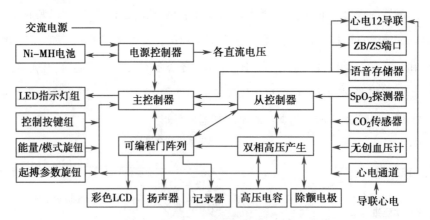

图3-14　典型心脏除颤器电路简化框图

主控制器为控制核心,它除了协调从控制器、电源控制器和可编程门阵列以外,还直接控制LED指示灯组、控制按键组、能量/模式旋钮、起搏参数旋钮(频率和电流),另外还控制心电12导联、ZB/ZS端口和语音存储器等电路。

可编程门阵列主要控制彩色LCD显示器、扬声器、描笔记录器等。所以主控制器与可编程门阵列共同完成仪器与操作者交互界面的控制。

从控制器主要控制双相高压产生、患者心电（ECG）、血氧分压（SpO$_2$）、二氧化碳（CO$_2$）、无创血压等信息输入通道，完成仪器与患者能量和信息交互界面的控制。

电源控制器主要控制交流电源与镍氢（Ni-MH）电池的连通、镍氢电池的充电，以及产生本机使用的各种直流电压，同时也对电池电压进行监测，保证电池的有效性。

点滴积累　∨

1. 心脏除颤器的最大储能值：400J。

2. 心脏除颤器的最大放电电压：500V。

3. 心脏除颤器的最大储能时间：15s。

4. 典型心脏除颤器一般有的功能　心电波形显示和检测、交直流供电、无创起搏、自动除颤（AED）等。

第三节　心脏除颤器的应用与维护

学习目标　∨

1. 掌握心脏除颤定期检查与维护的主要内容。

2. 熟悉心脏除颤的操作步骤。

3. 了解心脏除颤器临床应用的主要目的。

一、心脏除颤器的应用目的

ER-3-3

扫一扫
知重点

应用除颤器的目的有三个：①胸腔手术时心室除颤——直接心脏除颤；②心律转复，即以同步电击终止心律失常；③紧急性心室除颤。

1. 直接心脏除颤　在胸部手术时，如患者的心脏发生随意心室颤动，外科医师往往采用除颤器进行治疗。但许多心脏外科手术需在人工心肺机支持下进行，并要求心室颤动，因为只有在心室颤动后才可获得一个静止的手术野，有利于手术的迅速完成，并可减少气栓或血栓进入循环系统的可能性。外科医师诱发心室颤动的方法是对安放在心室脏层上的电极施以低能交流电电击。这样，外科医师可在心脏停止跳动的情况下施行心内手术。手术后再以消毒的板状电极对心脏进行电除颤。

可想而知，一旦除颤器工作失灵，潜在的危害极大。运送第二个除颤器并在手术地点定位会耽误宝贵的时间，因此有必要预先准备一套备用无菌电极，以免延误除颤的时机。而且备用电极必须与除颤器匹配——这个实践问题十分重要而且决不能忽视。

外科医师常将电极放在心脏的两个侧面（心室的内外侧）或者放在心室前后面，然后轻轻按压两个电极之间心脏，使血液从心室腔挤出，以便于低能量除颤。

在预先有准备和控制的手术室环境中，心室除颤几乎是100%成功的。一般如果第一次以低能量除颤失败，亦不一定过大地增加能量，因为能量高了肯定是有害于人体的。

2. 选择性除颤　选择性除颤或称心脏复律,是以同步电击来治疗除心室颤动以外的心律失常的。这种心律失常包括心房颤动,心房扑动,阵发性房性心动过速、连接处的(房室结)心动过速和室性心动过速。由于许多心脏复律恢复到正常节律的患者,不久又会逆转到异常节律,致使人们对该治疗方法的热衷程度有所下降。但是,对许多心脏疾病患者而言,心脏复律仍不失为一个有价值的重要方法。心脏复律对急性心动过速的治疗极为有效,尤其是对危及生命的心动过速性心律失常,同时心脏复律又是对药物治疗无效的慢性室性心律失常的唯一方法。

产生心律失常的病因机制解除后,应给予心律转复。例如心房颤动是由心瓣膜病变引起的,在瓣膜置换手术后就应进行电心律转复治疗。因为外科手术后,在心房功能得到改善的同时心房亦缩小了,因而窦性节律有可能是持久的。

对于选择性心律失常的治疗,往往采用直流电击与药物治疗相结合的方法。对大多数非危及生命的心动过速性心律失常,通常先采用药物治疗,因为这样可有助于维持窦性节律。如果心律转复失效,则可停用所选药物改用电击治疗,在此之前先由静脉给予安定或其他镇静药。

心律转复步骤:把除颤器调到同步方式,并将导电膏涂在金属的除颤电极板上。使用低电阻涂膏时,除了将导电膏直接涂在电极板下的胸壁之外,不要将其涂在胸壁的其他部位上。同时,涂电极膏时要小心,避免使两个电极之间充满膏体而相连,导致使电流通过电极膏形成短路,而只有极少电流通过患者。

效果:心房电转复律中最令人遗憾的是许多患者在短时间内又再回复到原来的心律失常。虽然,在心律转复后90%以上患者可恢复到窦性节律。但许多研究证实,窦性节律维持在36个月以上的成功率仅30%。这是使人们对电击治疗房性心律失常的热忱下降的原因。

3. 紧急性除颤　紧急性除颤是突然死亡综合征的急救措施之一。突然死亡综合征是指突然的、不可预见的心脏和呼吸停止。美国心脏协会提出了治疗突然死亡综合征的一个得到广泛公认的治疗方案。突然死亡综合征患者的即刻处理称为心肺复苏(CPR)。心肺复苏是指采取决定性治疗之前用于维持呼吸和循环的技术,目的是防止不可逆的脑损害。决定性治疗包括给予药物和除颤,这属于先进的生命支持范畴,而心肺复苏是第一步。除颤(和除颤器)是先进的生命支持抢救技术的一部分。效果:不开胸复苏的成活率为0~82%,平均为16%。

二、心脏除颤器的操作步骤

(一) 同步除颤

同步除颤一般适用于室性和室上性心动过速、心房扑动或颤动。

1. 对患者仔细检查,包括各处周围动脉的搏动,用心电示波器观察心律的变化情况。

2. 在转律前24~36小时,患者应停服利尿剂和短效洋地黄剂。如患者原用的是作用时间较长的洋地黄,在转律前2~4天就停用。对服用洋地黄后心室率已减慢的心房颤动或扑动的患者,在转律前2天应开始服奎尼丁,每次0.2g,每天3~4次。

3. 把除颤方式开关置于“同步”位置上,“人体”选用R波向上的导程(如Ⅱ程),或改变两除颤放电电极位置,检查仪器的同步情况,每次均应落在R波的后沿上。若遇干扰严重,除打开抗干扰开关外,可将输入的心电幅度降低(调节灵敏度旋钮),直到 R 波可触发,而干扰波不会触发为止。同时将电极控制插头插入。

4. 用安定进行静脉麻醉,注射速度通常为 30 秒内注射 2.5～5.0mg,总量为 5～20mg(平均为 10～12mg)。以患者消失意识为度。

对有心力衰竭、低血压或肝病患者,剂量宜减小。对经常使用大剂量镇静药,镇痛药及嗜酒者,安定用量常需较大。若单纯安定不能达到预期效果,则可加用适量的硫喷妥钠静脉注射。

此外,医生须注意患者呼吸畅通,一并建立静脉注射途径,以备紧急复苏时使用。在除颤 5～15 分钟就应开始供给 100% 的氧气。

5. 按下充电按钮,使瓦秒表上升到所需值,一般参考值:对洋地黄引起的室上性快速心律失常,一般用 25～50J;若无效,可增至 100J;再无效可增至 200J,300J 以上很少用。

对心房颤动,一般应用 50～100J;对室性心动过速,起始可用 100J,通常有 95% 的心房颤动患者在应用不超过 200J 后,便可转为窦性心律。

6. 操作人员不得接触患者,同时应将无保护的心电图机等电子仪器与患者脱开。注意检查患者的身体,特别头部、四肢不得接触金属架。

7. 除颤电极板涂上导电胶,在患者胸部电击处用酒精棉花擦拭得发红。将一电极板置于患者的胸骨右缘第一、二肋骨部位,另一电极置于左锁骨中剑突水平处,如图 3-15 所示。紧压电极板,按下面板上的放电按钮,进行同步除颤。

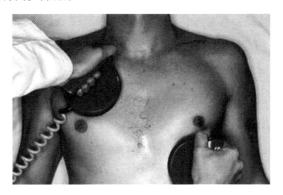

图 3-15　除颤电极放置位置

8. 若未复律,可稍等片刻(1～2 分钟内患者可能转复到窦性心律),再不见复律,加大能量再行除颤,一般不应超过 3 次。

9. 复律后,口服奎尼丁,用量可逐渐递减到最小维持量或在可能时停服。

10. 小孩除颤时,将除颤电极上外电极旋去,留下内部除颤小电极,即小孩使用电极,操作步骤同前。

(二) 非同步除颤

非同步除颤一般用于心室颤动。

1. 用心电示波检查为室颤,而且颤动波较粗大,如果颤动波细弱,可先心内注射肾上腺素,使颤动波转为粗大,再行除颤。

2. 把除颤方式开关置于"非同步"的位置上,并将放电控制插头插进插口,这时放电由电极控制。

3. 除颤电极板涂上导电胶,在患者胸部电击处,用酒精棉花擦拭得发红,将电极板放好。若作体内除颤,则用手术前已消毒过的体内除颤电极板。

4. 按下充电按钮,使瓦秒表上升到需要值,体内除颤不应大于60J,常用40J,体外除颤常用100~200J,300J以上很少使用。

5. 注意检查患者的身体,特别是头部、四肢不得接触金属架等,操作人员不得接触患者,同时将无保护的心电图机等电子仪器脱开。

6. 将一电极板置于患者的胸骨右缘第一、二肋骨部位,另一电极板置于左锁骨中剑突水平处,操作者双手分别紧压电极,并用两拇指同时按下电极板上的按钮,便可除颤。

7. 若室颤未除,可加大焦耳数,再行除颤。若室颤已除,则应用"心电示波器"监视一段时间,观察室颤是否复发,以备及时抢救。

三、心脏除颤器的定期检查与维护

(一)除颤器的定期检查

定期检查除颤器的安全性与性能,争取早期发现故障,并接受制造商的维修。修理期间,要保证后备除颤器能立即投入使用。主要的检查项目如下:

1. 释放能量的检测　将除颤器放电电极和监护导联电极分别连接至除颤器分析仪的相应接口。对除颤分析仪放电,分别按以下两种情况进行。

(1)手动除颤:选择几种释放能量,其中至少包括除颤器手册规定的最小能量和最大能量。对每一种释放能量直接按下充电按钮,完成充电。然后按放电按钮,进行放电。

(2)自动除颤(AED):设置除颤分析仪,使之输出室颤心律信号。启动除颤器AED功能,除颤器自动识别室颤信号后,将自动充电、自动放电。保持除颤分析仪输出室颤心律信号不变,等待除颤器自动改变能量,自动充电和放电。

上述手动和自动除颤过程中,每一次放电时,在除颤分析仪上读取释放能量值,在除颤器上读取设置能量值,观察它们的误差。误差超过手册规定的范围时,需要制造商的专业人员检查。

2. R波同步装置的检查　具有心房颤动除去机能的除颤器,必须确认R波同步装置是否正常工作。测试方法为将R波导入心电图测试模拟装置,确认R波同步指示灯是否闪烁,也可以将检测者的心电图来代替心电图测试模拟装置。

3. 其他检查项目　用秒表检测充电时间与自动放电时间,并与规格比较,特别是以充电电池作为电源的除颤器,当其电池劣化后,充电时间将变长。

(二)除颤器的保养维护

1. 机内放电　在高压充电后若不用可作机内放电,这时应将面板上的开关置于"机器"位置,并由面板上的放电按钮进行放电控制。

2. 日常维护　①仪器和电极要保持清洁,不要长期置于太热,太冷,太湿的地方,要定期检查仪器性能;②仪器不用时应经常充电,只要把开关置于"充电"位置,插上交流电源即可。这样可使机器保持有足够的内电源,以备急用(至少1~2个月要充电一次);③仪器在储存状态时应将电源开关置于"关"的位置,以防止机内电池小电流放电。

点滴积累 ∨

1. 紧急性除颤　用于心室颤动,是非同步除颤方式。

2. 选择性除颤　用于心室颤动以外的心律失常,是同步除颤方式,必须检测到心电图的 R 波时,方才放电。

3. 体外除颤的电极　一个置于右胸上部,一个置于左胸下部,使之连线大致通过心脏中线。

4. 除颤器的定期检测　波形的检测,输出电流的检测和 R 波同步功能的检测。

5. 除颤器的保养　需要注意机内高压的放电,以及电池充足的电能。

目标检测

一、单项选择题

1. 体外除颤器一般适用的人体阻抗为(　　)

   A. 10Ω B. 100Ω

   C. 1000Ω D. 5000Ω

2. 心脏除颤器选择性除颤用于治疗下列(　　)

   A. 房室传导阻止   B. 心房扑动

   C. 心室颤动   D. 心动过缓

3. 除颤器电流波形的类型之一是(　　)

   A. 方波   B. 脉冲波

   C. 三角波   D. 锯齿波

4. 在治疗室上性心动过速时应用除颤器进行(　　)

   A. 直接除颤   B. 间接除颤

   C. 紧急性除颤   D. 选择性除颤

5. 现代先进的心脏除颤器具有的功能之一是(　　)

   A. 单相波除颤   B. 双相波除颤

   C. 三相波除颤   D. 正弦波除颤

二、问答题

1. 根据环行运动学说,发生心室颤动的条件是什么?

2. 简单说明电击除颤的机制。

3. 试比较除颤电流与起搏电流作用于心脏的异同。

4. 非同步除颤和同步除颤各用于治疗何种心律失常?

5. 试说明电容放电式直流除颤器的工作原理。

6. 双相波除颤比单相波除颤的主要优点是什么？

7. 现代较先进的体外除颤器一般具有哪些功能？

8. 心脏除颤器的临床应用目的有哪些？

ER-03章习题

第四章

呼吸机

ER-04章PPT

ER-04章配图

呼吸机图片

导学情景 ∨

情景描述：

　　一名刚做完脑外科手术的患者，出现呼吸衰竭症状，医生给患者带上了呼吸机面罩进行机械通气，突然出现"滴滴"的报警声，屏幕显示低压报警，脑外科医生和护士无法判断报警原因，请呼吸科的医生来检查患者，也没发现问题，打电话给售后工程师，售后工程师判断是中心供氧的压力不够，调整供氧压力后，问题得以解决。

学前导语：

　　呼吸机在临床应用中十分广泛，在使用中，由于患者或操作不当或机械本身的原因，常常听到或看到声或光的报警，这些信号是提醒在场的人员必须对患者或机器进行检查和处理，如果处理不当，可导致患者的呼吸困难加重，病情恶化，甚至死亡。这就不仅要求临床医务人员能正确使用呼吸机，并进行基本的维护，更多的还要有专业的技术人员去进行维护、保养和维修。本章我们将学习呼吸机的临床基础知识、组成结构与工作原理，基本操作与常见的报警及故障排除方法等。

　　在现代临床医学中，呼吸机是一种常用的急救与生命支持设备，它能起到预防和治疗呼吸衰竭，减少并发症，挽救及延长患者生命的作用。呼吸机在临床救治中已成为不可缺少的重要工具，它在急救、麻醉、ICU 和呼吸治疗领域中的应用越来越广泛。随着对呼吸生理认识的逐步深入和全面，以及相关的物理技术的引进，越来越多的新型呼吸机不断问世，出现各种新的通气模式和技术，给呼吸机的临床应用提供了更为广阔的前景。

　　本章介绍呼吸机的用途、基本结构、工作原理，并进行呼吸机使用操作、故障排除方法的训练。

第一节　呼吸机概述

学习目标 ∨

1. 掌握呼吸机的用途。
2. 熟悉呼吸机的技术参数及工作模式。
3. 了解呼吸的基础知识与分类。

ER-4-1

扫一扫
知重点

一、呼吸基础知识

（一）呼吸的作用

呼吸就是依靠人体呼吸肌肉的收缩和放松,不断地把空气中的氧气吸入体内,再把体内产生的二氧化碳排出体外的过程。吸气时,呼吸肌收缩,胸廓容积增大,肺容量也随之扩大,肺泡内压下降至低于外界大气压水平,形成负压,外界空气被吸入肺内;呼气时,呼吸肌放松,胸廓、肺部回缩至原来位置,容积减小,肺内的气体被挤出体外。人体自然呼吸时,在肺内形成负压,故这种呼吸运动被称为负压呼吸。

通过呼吸,机体从大气中摄取新陈代谢所需要的氧气,排出机体产生的二氧化碳,因此,呼吸是维持机体新陈代谢和其他功能活动所必需的基本生理过程之一,一旦呼吸停止,生命也将终止。人的呼吸过程由三个相互联系并且同时进行的环节来完成:一是外界空气与肺泡之间以及肺泡与肺毛细血管之间的气体交换,称为外呼吸;二是气体在血液中的运输,通过在血液中的运行,一方面把肺部摄取的氧及时运送到组织细胞,另一方面又把组织细胞产生的二氧化碳运送到肺毛细血管以便排出体外;三是血液与组织细胞之间的气体交换,也称为内呼吸。呼吸的过程如图 4-1 所示。

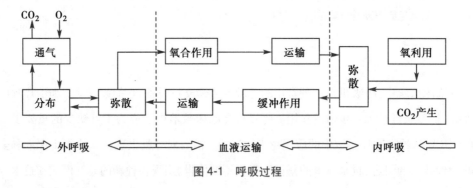

图 4-1　呼吸过程

一个健康成年人在平静时,每分钟呼吸 16~20 次,每次吸入的空气量大约为 500ml。通常,健康人通过呼吸活动,从空气中摄入的氧气已满足人体各器官组织氧化代谢的需要,但是如果呼吸系统的生理功能遇到障碍,如化学中毒、溺水、休克、其他生理功能紊乱或心胸外科手术后出现呼吸衰竭,单靠患者的呼吸功能不能满足各器官对氧气的需要,需采用输氧和人工呼吸的方式进行抢救治疗。人工呼吸的方法很多,如简便易行的口对口、复苏球囊或采用人工呼吸机。人工呼吸机在临床抢救治疗过程中,可以替代或辅助人的呼吸功能,有效地提高患者的通气量,迅速解决缺氧和二氧化碳滞留的问题,改善换气功能,是治疗呼吸系统疾病必不可少的设备。

（二）呼吸系统

呼吸系统的功能是吸入新鲜氧气,呼出二氧化碳,完成气体交换。人的呼吸系统包括呼吸道（鼻腔、咽、喉、气管、支气管）和肺。如图 4-2 所示。

鼻:对吸入的气体进行过滤除尘、加热和湿化的作用,气体进入气管时的温度大约为 36℃,湿度为 70% 左右,呼吸机上的湿化器便是替代鼻完成此功能的部件。

咽:当管内负压增加时,咽部软管会出现不同程度的塌陷,甚至完全闭合,这是睡眠呼吸暂停低通气综合征的发病基础。

喉:喉腔黏膜下层的结缔组织比较疏松,急性发炎时易引起水肿,造成呼吸困难,甚至窒息,可危及生命。

气管和支气管:运输气体的通道,逐级将新鲜气体传送至肺泡。

肺:气体交换在肺泡内进行。在平静呼气末,扩张肺所得到的回缩力等于胸壁相反方向的扩张力,肺内与胸壁之间的这种力平衡时,肺容量称为功能残气量。吸气时,因横膈膜下降和胸廓扩张导致肺泡呈负压,使得空气进入肺泡。呼气时因肺和胸廓弹性回缩力使肺泡压大于大气压,使气体排出体外。若气道堵塞,腹部肌肉和内外肋间肌协助胸廓向内向下移动而排出气体。

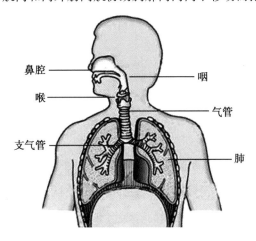

图 4-2　人的呼吸系统

二、呼吸机的用途与种类

（一）呼吸机的用途

最早的呼吸抢救方法为口对口的人工呼吸方法。到 15 世纪初,在西方国家有了气管插管的应用,开辟了人工气道建立的先河。19 世纪初,欧洲采用风箱替代口对口呼吸来吹入足够的气体,对溺水患者进行抢救。1912 年出现了活塞式电动呼吸机来进行复苏抢救。此后,呼吸机产品不断增多、功能逐渐完善,成为一种常用的急救与生命支持设备,广泛应用于急救、麻醉、术后恢复、呼吸治疗和呼吸维持,在医院设备中占有重要地位。

知识链接

近代呼吸机的发展历程

19世纪末20世纪初,随着人工气道技术的完善和喉镜直视下气管插管方法的建立,正压通气方法在外科和麻醉学科领域得到迅速发展。1934年Frenkner研制出第一台气动限压呼吸机,它的气源来自钢筒,气体经两只减压阀,产生50cm水柱的压力。呼气时通过平衡器取得足够的气流,吸气时间由开关来控制,气流经吸入管入肺,当内压力升至预计要求时,阀门关闭,呼吸停止。1940年,第一台间歇正压通气(IPPV)麻醉机被发明,并应用于胸外科手术患者和战伤急性呼吸窘迫综合征(ARDS)的抢救中,获得成功。1946年,美国Bennett公司研制出第一台初具现代呼吸机基本结构的间歇正压呼吸机并应用于临床。1950年,瑞典的Engstrom研制出世界上第一台容量转换型呼吸机。自此,正压通气技术达到了一个新的水平。1964年,Emerson的术后呼吸机是一台电动控制呼吸机,呼吸时间能随意调节,装有电子线路,配备压缩空气泵,各种功能均由电子调节,从根本上改变了过去呼吸机简单的机械运动,而跨入精密的电子时代。1970年利用射流原理的射流控制的气动呼吸机研制成功。这台气流控制的呼吸机的全部传感器、逻辑元件、放大器和调节功能都是采用射流原理,没有任何活动的部件,但具有与电路相同的效应。20世纪80年代以来,计算机技术迅猛发展,使新一代多功能电脑型呼吸机具备了以往不可能实现的功能,如监测、报警、记录等;进入90年代,呼吸机不断向智能化发展,计算机技术的应用使呼吸机的性能更加完善。

我国呼吸机的研制起步较晚,1958年在上海制成钟罩式正负压呼吸机。1971年制成电动时间切换定容呼吸机。

呼吸机通过建立人工气道(如气管切开术)或利用人体自然气道(如口鼻面罩)进行肺部通气。它能替代或辅助呼吸系统,完成向肺充气、吸气向呼气转换,排出肺泡气以及呼气向吸气转换的功能,依次循环往复。因此呼吸机必须有以下功能:①能提供输送气体的动力,代替人体呼吸肌的工作;②能产生一定的呼吸节律,包括呼吸频率和吸呼比,以代替人体呼吸中枢神经支配呼吸节律的功能;③能提供合适的潮气量或每分通气量,以满足呼吸代谢的需要;④供给的气体最好经过加温和湿化,代替人体鼻腔功能,并能供给高于大气中所含的氧气量,以提高吸入氧浓度,改善氧合状况的功能。

呼吸机发展至今,功能已逐渐完善,其主要用途如下:

1. 维持适当的通气量,使肺泡通气量满足机体的需要。

2. 改善气体的交换功能。近年来由于对呼吸生理的深入了解及呼吸机研究的发展,在呼吸机治疗中采用一些特殊的通气方式,如呼气末正压呼吸、呼气末延长、延长吸气时间、吸气末屏气等,改善了肺内气体分布不均匀及通气/血流比例失调的状况,减少肺内分流,从而改善了换气功能,提高了动脉的氧分压。目前呼吸机的治疗范围已由单纯的通气功能障碍,发展到以严重换气功能障碍为主的疾患,如成人呼吸窘迫综合征等。

3. 减少呼吸肌的做功负荷,使其耗氧量大为减少,有利于缺氧的改善和呼吸肌疲劳的恢复,同时还可明显减少心脏负担,这对胸外科手术后患者的恢复尤为重要。

4. 肺内雾化吸入治疗。

5. 开胸手术后或败血症、休克、严重创伤情况下的呼吸衰竭等预防性治疗。

(二）呼吸机的种类

1. 按用途可分为携带式急救呼吸机、呼吸治疗用呼吸机、麻醉用呼吸机、家用呼吸机。

(1)携带式急救呼吸机:专用于现场急救,适用于急诊患者的急救以及运转时对患者的人工通气。

(2)呼吸治疗用呼吸机:对呼吸功能不全的患者进行长时间通气支持和呼吸治疗,常用于病情较复杂、较重的患者。要求功能齐全,可选择多种呼吸模式,以适应病情变化的需要。

(3)麻醉用呼吸机:专用于麻醉手术中的呼吸管理。该类呼吸机常与麻醉机结合于一体,患者大多无重大心肺异常,要求的呼吸机功能较为简单,基本上只要可变通气量、呼吸频率及吸呼比,能行间歇正压通气(IPPV)就可使用。

(4)家用呼吸机:它能够监测到呼吸暂停、低通气、打鼾、气流受限等事件,同时能够对不同的呼吸事件自动作出反应及压力调整。适合患有睡眠呼吸暂停综合征(打鼾并暂停)的患者和严重肺气肿、肺心病、慢阻肺或二型呼吸衰竭且二氧化碳偏高的患者在家使用。

2. 按通气类型可分为负压型呼吸机和正压型呼吸机。

(1)负压型呼吸机:这种呼吸机向患者提供的是负压通气,采用负压呼吸的原理,即吸气时,在肺内形成负压,将外界空气吸入肺内,胸廓和肺部回缩时,将气体排出体外的一种呼吸方式。人体的正常生理呼吸就是负压呼吸。

(2)正压型呼吸机:采用正压呼吸的原理,在呼吸道开口处,如口腔、鼻腔或气管插管、套管,用机械方法直接施加压力,超过肺泡压,产生压力差,空气从体外通过管道流向肺泡,产生通气;除去呼吸道开口的压力,由于胸廓及肺的弹性回缩力,肺泡压大于大气压,气体从肺泡排出,产生呼气;待肺泡压低至大气压时,呼气停止。按此原理设计的呼吸机,构造简单,使用方便,目前临床上和市场上大部分呼吸机都是正压型呼吸机。

知识链接

历史上负压通气阶段——铁肺

自 19 世纪中期至 20 世纪初期,人们为了避免早期的有创人工通气,而在体外负压技术领域进行了广泛的研究。铁肺便是这个时期典型的负压性呼吸机的代表。

1832 年 Dalziel 设计出一个密封的风箱装置,通过箱内的压力变化而进行通气。但由于这种箱式负压通气机需人工提供动力,因而其发展和应用大为受限。至 20 世纪初,随着电力的广泛应用,体外负压通气技术的研究和发展得以空前发展。1928 年 10 月,Drinker 和 Shaw 用他们研制的一台被世人称为"铁肺"的箱式体外负压通气,治疗一个因脊髓灰质炎呼吸衰竭而昏迷的 8 岁女孩获得了成功,从而开创了机械通气史上的一个里程碑。在 20 世纪 30~40 年代欧美脊髓灰质炎大流行时,铁肺、双人铁肺、胸甲式和带式等负压通气机大量应用于临床。

尽管这种呼吸比较符合生理特点，也取得了一些效果，但固有的缺陷也暴露无遗：一是疗效极低，其治疗呼吸衰竭的总病死率高达80%，对战伤所致的急性呼吸窘迫综合征的治疗未获成功；二是气道管理困难，气道分泌物难以排出；三是不能应用于外科手术麻醉中。随着人工气道技术的完善和喉镜直视下气管插管方法的建立，正压通气方法在外科和麻醉学科领域得到较为迅猛的发展，此后呼吸机均采用正压通气方式。

3. 按应用对象可分为婴儿/新生儿专用型、儿童/成人型和成人型。

由于新生儿通气量小，而且气道阻力为成人的10~15倍，顺应性仅为成人的1/10，新生儿机械通气要求有特殊性能的呼吸机。

4. 按驱动方式可分为气动气控型、气动电控型、电动电控型。三者的优缺点比较见表4-1。

(1)气动气控型呼吸机：完全以压缩气体为动力来源。由高压压缩气体所产生的压力，通过机械呼吸机内部的减压阀、高阻力活瓣，或通过射流原理等方式调节，形成稳定的气压源，为机械通气和各种气动控制部件提供驱动压。这种呼吸机采用全气动元件，功能比较简单，一般只有基本的呼吸模式功能，监测功能弱，主要用于一些没有电源或对电磁干扰要求比较严格的场合，如飞机上、高压氧舱、矿井抢救、野外携带、易燃易爆等场合。

(2)气动电控型呼吸机：只有在压缩气体及电力两者同时提供动力的情况下才能正常工作与运转。压缩空气及压缩氧气按不同比例混合后，既提供了适当氧浓度的吸入气体，也供给了产生机械通气的动力。但通气的控制、调节，及各种监测、警报系统则是电力驱动的。这种呼吸机功能相对比较完善，使用的患者范围也广泛，具有完善的检测报警功能。

(3)电动电控型呼吸机：在常压条件下，单靠电力来驱动，通过电动机带动活塞往复运动的方式来产生机械通气，或通过涡轮泵产生压缩气体作为机械通气的动力。此类呼吸机解决了气源的问题，能实现维持患者通气的功能，在一些只需要维持通气的抢救场合应用较多，但如果需要调节氧浓度的话，就需要应用高压氧气，但该高压氧气只是为了调节吸入气的氧浓度，而不是作为动力来源。

表 4-1 按驱动方式分类的三类呼吸机的比较

驱动方式	优点	缺点	适用场合
气动气控型	无电源、便捷	监测功能弱、功能简单	飞机、高压氧舱、易燃易爆等场所
气动电控型	完善的监测报警功能	体积、质量较大	现场抢救、院外转运等
电动电控型	轻便、通气监测报警等功能	触发灵敏度、快速响应、通气不够	适用范围广

5. 根据呼吸气转化方式可分为定压型呼吸机、定容型呼吸机、定时型呼吸机、流速控制型呼吸机、混合多功能型呼吸机。

呼吸机在什么条件下吸气结束转化为呼气即吸气末转换，其转换条件可以是时间、压力、容积和流速。不同的转换方式使呼吸治疗具有不同的特点。现在同一呼吸机可含有两种以上不同的切换方式供选择，或者将两种切换方式组合以取各自之长，形成混合多功能性呼吸机。

6. 按与患者的连接方式可分为无创型和有创型。

（1）无创型呼吸机：通过人体自然气道进行的通气方式，呼吸机通过如口/鼻面罩与人体相连。如睡眠呼吸机、双水平呼吸机、多功能无创呼吸机等。

（2）有创型呼吸机：通过建立人工气道（如气管切开术）进行的通气方式，如多功能 ICU 呼吸机、急救呼吸机，一般用于重症治疗。

三、呼吸机的基本参数

1. **潮气量**（tidal volume，TV）　通常是指在静息状态下每次吸入或呼出的气量，又叫一次通气量。它与年龄、性别、体积表面、呼吸习惯、体内新陈代谢有关，成人一般 400~500ml。潮气量的设定并非恒定，应根据患者的血气分析进行调整。正常情况下，成人 6~10ml/kg，小儿 10~15ml/kg。若潮气量不足，体内二氧化碳潴留，易导致呼吸性酸中毒；若潮气量过度，二氧化碳不足，易导致呼吸性碱中毒。

2. **呼吸频率**（f）　呼吸频率为每分钟呼吸的次数。年龄越小呼吸频率越快。新生儿呼吸频率一般为 40~50 次/分；婴儿为 30~40 次/分；成人一般为 16~20 次/分。

3. **每分通气量**（minute ventilation volume，MV）　肺每分钟内呼吸气体的总量，为潮气量和呼吸频率的乘积。平静呼吸时，成人的每分通气量为 6~8L。随着年龄的增长，每分通气量逐渐增加。

4. **氧浓度**（fraction of inspire O_2，FiO_2）　提供给患者吸入的氧浓度在 21%~100% 范围内精确可调。氧浓度设置一般低于 40%，若氧浓度大于 60%，持续 7 个小时以上，易导致氧中毒，从而诱发急性呼吸窘迫综合征。

5. **吸呼比**（I：E ratio）　一个呼吸周期内，从吸气开始到呼气开始的一段时间为吸气时间，从呼气开始到吸气开始的一段时间内为呼气时间，吸气时间和呼气时间的比值称为吸呼比。通常吸呼比为 1：1.5~2，阻塞性通气障碍可调至 1：3 或更长的呼气时间，限制性通气障碍可调至 1：1。

6. **肺活量**（VC）　尽力吸气后，从肺内所能呼出的最大气量，正常成人为 4500ml。

7. **顺应性**（C）　呼吸系统在单位压力变化下的容积改变称为顺应性，是表示胸廓和肺脏可扩张程度的指标。顺应性下降，弹性阻力上升；顺应性上升，弹性阻力下降。

8. **功能残气量**（Functional residual capacity，FRC）　平静呼气后肺内残留的气量。稳定肺泡气体分压，减少呼吸间歇时对肺泡内气体交换的影响，可防止呼气末期肺泡完全陷闭（动-静脉分流）。FRC 增加提示肺泡扩张，FRC 减少说明肺泡缩小或陷闭。

9. **呼吸周期**（T）　呼吸周期为呼吸频率（f）的倒数，由吸气时间和呼气时间组成。空气被吸入肺之后，在肺泡内要经过弥散和气体交换等过程，因此，一般呼气时间要比吸气时间长。

10. **压力触发灵敏度**（pressure trigger sensitivity）　当患者自主呼吸时，会使密闭呼吸回路中的压力下降，到设定的触发值时，呼吸机开始响应患者的自主呼吸，供给患者气体。这个预设定的触发数值称为压力触发灵敏度。

11. **流量触发灵敏度**（flow trigger sensitivity）　当患者自主呼吸时，会使密闭呼吸回路中的气体发生流动，当流动速度达到预设定的触发值时，呼吸机开始响应患者的自主呼吸。这个预设定的触发数值称为流量触发灵敏度。

12. 气道峰压（airway peak pressure） 气道压力的峰值。当肺部顺应性正常时,吸气压力峰值一般为 $10\sim20cmH_2O$;肺部病变轻度:$20\sim25cmH_2O$;中度:$25\sim30cmH_2O$;重度:$30cmH_2O$ 以上,呼吸窘迫综合征、肺出血时可达 $60cmH_2O$ 以上。但一般在 $30cmH_2O$ 以下,新生儿较上述压力低,一般为 $5cmH_2O$。

13. 吸气流速（Vi） 患者在吸气时,气体在呼吸道内流动的速度。它分为峰值流速和平均流速。

四、呼吸周期的控制方式

呼吸周期由吸气时间和呼气时间组成,也就是说呼吸过程由吸气相和呼气相两部分组成。呼气相到吸气相的转换一般是时间转换,即呼吸周期到达预定时间,呼气相立即转为吸气相;也有用压力控制转换的,如辅助呼吸方式时,由患者自主吸气产生的负压,触发控制呼气相向吸气相的转化。但是吸气相向呼气相的转化,条件较为复杂,有定压型和定容型,同时还辅助有定时型和流速限定。切换方式随呼吸机的种类而不同,同一呼吸机也可含有两种以上不同的切换方式。呼吸周期控制方式如图 4-3 所示。

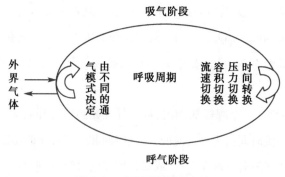

图 4-3 呼吸周期控制方式

1. 压力切换（定压型） 吸气时,呼吸机向患者泵入一定压力的气流,呼吸道内压力逐渐上升,当吸气压力达到预定值后,吸气终止,转为呼气,称为压力切换。

此类呼吸机的缺点是,压力是预先设定的,而压力以外的因素,如吸气容积、吸气时间、吸气流速等都是可变的。当顺应性或气道阻力发生变化时,潮气量将随之改变,不能保持稳定的潮气量。优点是气道有漏气时,它也必须保持一定压力,也能维持适当通气,简言之,此类呼吸功能保证压力但不能保证有足够的气体容量。

2. 容积切换（定容型） 呼吸机将固定的容积气体泵入患者气道及肺部,当通气容积达到预定值后,吸气停止,转为呼气,称为容积切换。

此类呼吸机的优点是,在安全压力范围内,密闭的气道状态下能保证稳定的潮气量。缺点是气道漏气会导致通气不足,如果气流阻力增大或顺应性发生变化时,气道压力增加也会发生危险。简言之,此类呼吸机能保证足够的气体容量但不能保证压力。

为防止调节失控,潮气量过大,或因呼吸道内压力过高发生危险,该类呼吸机一般都装有压力安全气阀,当压力超过某预定安全值时,安全阀自动打开将多余的气体排出。

3. 时间切换(定时型) 机内有电子定时装置,呼吸机以恒定流量的气体向患者供气,当吸气时间达到预定值后,吸气转为呼气。呼吸机的吸气和呼气时间可以直接预调,潮气量的大小依靠控制气流速度来调节,受气道阻力和肺顺应性的影响。吸气时间固定后,当顺应性、气道阻力发生变化时,吸气压力、容积、流速都要发生变化。

4. 流速切换(定流型) 吸气时流速的波形随时间而变化,吸气相刚开始时,患者肺泡内压力最低,此时送入气体流速最快。吸气过程中压力逐渐升高,内外压力差逐渐减小,流速相应减慢,当流速达到设定水平时,吸气转为呼气。

5. 混合切换 现代的智能化、综合型呼吸机都具备两种以上的切换方式。容积切换型呼吸机可并用其他切换方式使功能增多。例如,容积切换型呼吸机的压力安全阀,就是压力切换方式。当压力超过设定安全阈值时,即使尚未达到预定潮气量,安全阀也会开放,强制提前终止吸气,转为呼气,以避免气压损伤。又如,很多电子控制器的定压型呼吸机,都有时间转换装置,如因某种原因导致吸气时间过长,使吸、呼时间比超过设定安全阈值,此时将会中断吸气而转为呼气,从而保证有充分的呼气时间。还有些设计先进的定压型呼吸机的吸气阀门对压力和气流速度均同样敏感。吸气时,当气道压力达到预定转换值后,气流不停,吸气阀还是会开放,直至气流中止后才会关闭。此类呼吸机较一般定压型呼吸机的优点是:使用同样的吸气压力,能取得较大的潮气量;在达到预定压力后,阀门关闭前有气流继续缓慢进入气道,并能较均匀地分布于肺脏各部位。

五、呼吸机的通气方式

在呼吸机的使用中,医生需要根据病情选择患者的通气模式。不同患者适用的通气模式不同,在患者的不同阶段应随病情适当改变呼吸模式,确保患者呼吸舒适,以免发生人机对抗。现代呼吸机允许患者自主呼吸而不是每次呼吸都由呼吸机提供通气,呼吸机只是在需要时提供帮助。此外,许多新型的呼吸功能提供多种不同的控制方式和通气模式,治疗过程中一般会采用综合通气模式来实现机械通气和呼吸治疗。常见的通气方式有以下几种:

1. 控制通气(control mandatory ventilation,CMV) 又称间歇正压通气(intermittent positive pressure ventilation,IPPV),是临床应用较多的一种通气方式,主要用于患者无自主呼吸或虽有自主呼吸、但呼吸频率和节律不规律,此时必须由呼吸机控制患者的呼吸频率、幅度和节律。不管患者本身自主呼吸如何,呼吸机通过预先设置的参数,有规律地、强制性为患者正压通气。所以,控制通气的呼吸频率的快慢,只取决于呼吸机的设定频率或呼吸周期时间。

2. 辅助通气(assisted ventilation,AV) 患者自主呼吸仍然存在,但比较微弱,不能靠自身的调节达到理想的呼吸效果,此时给一定的气压,完成正常的通气。呼吸频率只取决于患者吸气努力的频率与程度,而不受其他任何机械因素的影响。因患者自主呼吸往往是不稳定的,故呼吸频率及每次间隔时间都不时发生变化。每次吸气都是靠传感器感知患者吸气时引起的回路内压力或流速变化来触发。

3. 辅助-控制通气方式(assist-control mode,A/C) 将控制呼吸与辅助呼吸方式结合在一起,患者有自主呼吸时,机械随呼吸启动,一旦自发呼吸在一定时间内不发生,机械通气自动由辅助转为控制型通气。可预先根据潮气量的大小及机体所需通气量,设定最小通气频率(或最小每分通气量)。如每分钟患者自主呼吸启动辅助机械通气的次数≥这一频率(或每分通气量≥设定值),则控制呼吸部分不工作。如自主呼吸频率过低(或每分通气量过低),则自动由控制呼吸装置来补充。这种通气方式的优点是:既允许患者建立起自己的自发呼吸频率,也能在自主呼吸抑制或暂停时保证必要的通气量。

4. 间歇指令通气(intermittent mandatory ventilation,IMV) 是控制呼吸与自主呼吸的结合。预先设定较低的强制通气频率,在强制呼吸的间隔时间内,患者可自由进行自主呼吸,并通过进气口吸进新鲜空气。实际上 IMV 与呼吸频率不足的控制呼吸最根本的区别是:后者在控制呼吸的间隔时间内,如有自主呼吸发生,仍由呼吸机推入气体。

5. 同步间歇指令通气(synchronized intermittent mandatory ventilation,SIMV) 在患者有自主呼吸的同时,间断给予 IPPV 通气,即呼吸机于一定的间歇时间接收自主呼吸导致气道内负压信号,同步送出气流,间歇进行辅助通气,属于自主呼吸和 IPPV 两种方式的结合。

SIMV 与 IMV 的区别是:IMV 每次强制通气由预先设定的参数来触发,而 SIMV 的每次强制通气都由患者的自主呼吸来触发。SIMV 通气方式保证了患者的有效通气,无人机对抗,适当调节 SIMV 的频率和通气量,利于患者锻炼呼吸功能。临床上 SIMV 已成为撤离呼吸机前的必用技术。

6. 压力支持通气(pressure support ventilation,PSV) 这是一种辅助通气压力功能,即每次通气都由患者的吸气努力程度来触发,呼吸机在患者吸气触发后按预设压力提供一定的正压支持,而流速方式、呼吸深度、吸呼比均由患者自行控制。以减少患者吸气时做功,有利于呼吸肌功能的恢复,患者易于接受。可使呼吸频率减慢,是撤离呼吸机的一种手段。缺点是预置压力水平较困难,可能发生通气不足或过度,呼吸运动或肺功能不稳定等,不宜单独使用。

7. 持续气道正压(continuous positive airway pressure,CPAP) 在患者自主呼吸的前提下,呼吸机在整个呼吸周期内提供持续的正压气流,正压气流大于吸气气流,呼气系统对呼出气流给予一定的阻力使吸气期和呼气期气道压均高于大气压。呼吸机内装有灵敏的气道压测量和调节系统,随时间调整正压气流的流速,维持气道压基本恒定在预测的 CPAP 水平上。CPAP 技术只能用于呼吸中枢功能正常、有自主呼吸的患者,作为辅助呼吸,可锻炼呼吸功能。凡是主要因肺内分流量增加引起的低氧血症都可应用 CPAP。可防止和逆转小气道的闭合及肺泡萎陷,使胸膜腔内压增加,吸气省力,自觉舒服。

8. 呼气末正压通气(positive end expiratory pressure,PEEP) 吸气由患者自发或呼吸机产生,而在呼气末期,借助于装在呼气端的限制气流活瓣等装置,使气道内压力维持在一定的正压水平的方式。此功能可对小气道及肺泡起到顶托作用,在呼气末呼吸道压力仍保持在高于大气压的水平,防止小气道及肺泡的萎陷,并能使功能残气量增加,肺顺应性增加,增强患者换气功能。该模式在治疗呼吸窘迫综合征、非心源性肺水肿、肺出血、肺不张等疾病时起重要作用。

9. 深呼吸或叹息(SIGH) 此功能仅用于长时间间歇正压通气(IPPV)时,每隔一定的呼吸次数或时间,需插入一次叹息,即供给一个 1.5~2 倍的潮气量。实际上是模仿人体在安静呼吸一段时间后有 1~2 次深呼吸设计的。目的是可使那些易于陷闭的肺泡定时扩张,预防长期使用 IPPV 模式时肺泡凹陷性肺不张。但潮气量过大容易造成气压伤,对有肺大泡的患者应慎用。

点滴积累 ∨

1. 呼吸机的用途　①改善通气功能;②改善换气功能;③减少呼吸肌的做功;④肺内雾化吸入治疗;⑤一些情况下的呼吸衰竭等预防性治疗。

2. 呼吸机的主要性能指标　①潮气量;②呼吸频率;③每分通气量;④氧浓度;⑤吸呼比;⑥肺活量;⑦顺应性;⑧压力触发灵敏度;⑨流量触发灵敏度。

3. 呼吸机的控制方式　①压力控制;②容量控制;③时间控制;④流速控制;⑤混合控制。

4. 呼吸机的通气方式　①CMV;②AV;③AC;④IMV;⑤SIMV;⑥PSV;⑦CPAP;⑧PEEP;⑨SIGH。

第二节　呼吸机的结构与工作原理

学习目标 ∨

1. 掌握呼吸机的工作过程与工作原理。
2. 熟悉呼吸机的结构与各部件作用。

ER-4-2

扫一扫
知重点

一、呼吸机的基本结构与各部件作用

(一) 呼吸机的基本结构

呼吸机主要由气路系统和电子控制系统两大部分组成。气路系统主要完成输送气体的功能,主要包括气源、气体混合装置、气体传送管路等。电子控制系统的主要功能是控制呼吸机以一定的频率、潮气量进行通气,同时检测流量、压力等各传感器的反馈数据,超过设定值进行报警提示。呼吸机上有很多参数需要调节,因此有一个很复杂的操作面板,新型的主机都带有较大的显示屏幕,不仅可以从屏幕调节各种参数,动态显示通气参数和波形,还能显示报警提示。另外,供给的气体最好经过加温和湿化,代替人体鼻腔功能,因此,呼吸机装有湿化器来完成此功能。

呼吸机的基本结构如图 4-4 所示,主要由主机、气源、供气和驱动装置、空氧混合器、湿化器、呼吸管路等部分组成。此外,还有一些常用附件,如吸气阀、呼气阀、氧浓度传感器、流量传感器、压力传感器、单向阀、储气囊,压力安全阀、过滤器等。

(二) 各部件作用

1. 气源　大部分呼吸机需要氧气和空气,二者在气体混合装置(空氧混合器)中混合调节成适当比例的氧浓度后供人体使用。氧气可来自高压氧气瓶或中心供气管道系统;空气源一般来自中心供气系统、医用空气压缩机或环境空气。使用环境空气的呼吸机一般是通过负压原理或文丘里装置来将周围空气吸入。压缩气体使用前需经过过滤、减压、湿化等处理。

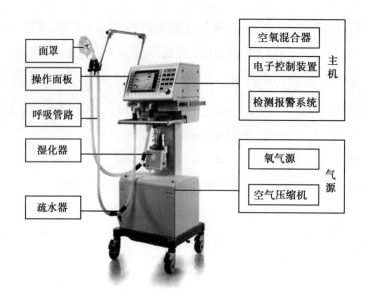

图 4-4　呼吸机的基本结构

若采用高压氧气瓶供气,氧气瓶中装有纯度为 98% 的压缩氧气,新的氧气瓶压力达 15MPa(约 150kg/cm²)左右,使用前必须采用与呼吸机配套的氧气减压阀将压力降至 0.4MPa 左右才能使用。医用氧气瓶如图 4-5 所示。

若采用中心供气,各供应点的氧气压力也约 0.4MPa,各供应点均有专用的连接器(内有控制阀控制气体压力)才可打开气源,若气源压力降至厂方规定的最低限值以下就会发生气源不足的报警。中央供气接口如图 4-6 所示。

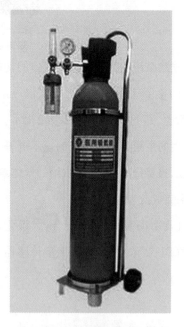

图 4-5　医用氧气瓶

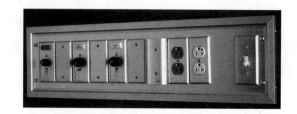

图 4-6　中央供气接口

空气压缩机采用无油、洁净、低噪声的膜片式双杠空气压缩机,依靠电动机带动两个活塞做交替上下运动,将空气压缩成具有一定流量和压力的压缩空气源,通过气路传输系统供主机调节作用。

空气压缩机内有水分过滤器、调压阀、安全阀、滤气消声器,保证产生的气体为无油、干净、干燥、低噪音的冷空气,并且能在合适的压力范围内持续供气。使用时需注意每天清洗进气口的海绵及排除贮水器的积水。

2. 供气驱动装置 呼吸机的供气驱动装置主要是提供通气驱动力,使呼吸机产生吸气压力,将气体压入患者肺内。该驱动方式有电动型、气动型或两者结合型三种类型。

(1)气动型呼吸机采用压缩气体进行供气,由高压压缩气体所产生的压力,通过机械呼吸机内部的可调式减压阀或文丘里装置等方式调节,形成稳定的气压源。

可调式减压阀装置如图 4-7 所示,将来自贮气钢瓶、中心气站或压缩泵中的高压气体转化为供呼吸机通气用的压力较低的驱动气。其工作原理如图 4-8 所示。通过调节,将进口压力减至某一需要的出口压力,然后依靠控制与调节系统的调节,使阀后压力的波动与弹簧力相平衡,使出口压力在一定的误差范围内保持恒定。

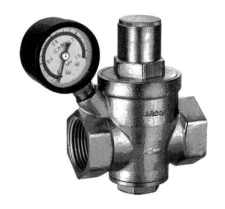

图 4-7 减压阀

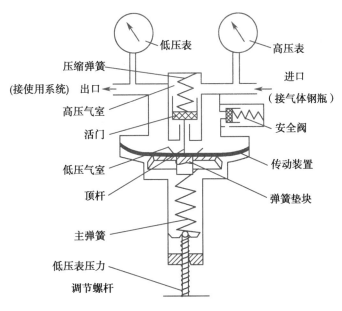

图 4-8 减压阀的工作原理

有的呼吸机不需要压缩空气,而是采用文丘里装置将周围空气带入。呼吸机中的文丘里装置如

图 4-9 所示。高压氧气从文丘里管的入口 A 端进入,通过一个细的喷射头射出,随之截面逐渐减小,压缩气体的压强减小,流速变大,这时就在吸附腔的进口内产生一个真空气室,致使周围空气从 B 端被吸入文氏管内,随着压缩氧气一起流进扩散腔内减小气体的流速,之后通过消音装置减少气流震荡。氧浓度随吸气压力、氧气压力的变化而变化,且变化幅度较大。这种呼吸机仅用一路氧气作为气源,驱动文丘里装置,最低氧浓度小于45%,当患者气道阻力增加或顺应性下降时,氧浓度会增加。准确的氧浓度由机上的氧气监护仪监测。

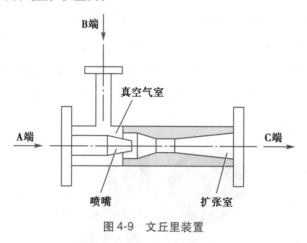

图 4-9 文丘里装置

知识链接

文丘里装置

文丘里装置采用文丘里效应,文丘里效应是指流体从截面积不同的管道流过,截面积小的部位流体的流速大,压强就降低,当气流由粗变细,高速流动的气体附近会产生低压,使气体在文氏管出口的后侧形成一个"真空"区,从而产生吸附作用将周围气体吸入,随同管道内的气体一起被带走。

呼吸机中采用文丘里装置就是利用这个原理。高压氧气流经一细小的喷嘴高速喷出,从而在喷嘴周围形成负压,在外界大气压的作用下,空气经侧孔流入,形成一定比例的氧气和空气的混合气体,作为驱动气体。呼吸机采用文丘里装置,能够使驱动气体引入约45%的空气,从而改变单靠纯氧驱动的现状,可以较好的降低纯氧消耗。

(2)电动型呼吸机采用电动供气的方式,如采用风箱、驱动活塞等,均使用电动机作为动力,通过电动机带动活塞做往复运动,向患者供气;也可通过涡轮泵或折叠式皮囊等装置产生一定的正压气流,作为机械通气的动力。有时,电动型呼吸机也需要应用压缩氧气,但其目的只是为了调节吸入气体的氧浓度,而不是作为动力来源。

气动型呼吸机简单、轻便、无需电源,但只适用于压缩气源供应方便的场合,因检测报警较弱、功能简单,目前市场上已很少见;电动型呼吸机结构较为复杂,适用范围较广,检测报警功能完善,是目前市场上的主流类型。气动电控型呼吸机,是将压缩气体和电力二者结合,同时提供动力。压缩空气和压缩氧气按照不同的比例混合形成的压缩混合气体,既提供了适当氧浓度的吸入气体,也供给了产生机械通气的动力。通气的控制、调节及各种检测、报警系统是电力驱动的。

3. 湿化器 湿化器是现代呼吸机的必备附件,其功能是替代鼻腔、口腔对吸入的气体进行湿化和加温。合适的湿度和温度能对患者的气管、支气管黏膜起到保护作用,防止因患者气管切开,长期吸入干冷空气,使呼吸道干燥,导致痰黏凝,同时也防止冷空气刺激喉管,引起患者咳嗽,影响呼吸治疗。正常情况下,气体进入鼻腔,温度可达到 30~34℃,相对湿度 80%~90%;到肺泡时温度 37℃,相对湿度 100%。在建立人工气道后,上呼吸道加温加湿功能完全丧失,吸入气体必须由加湿器来加温加湿。因此,将吸气端温度调至 32~36℃,相对湿度超过 100%,以符合人体生理需要。

湿化器连接在呼吸机的吸气回路中,以雾化、蒸汽或两者混合的形式增加吸入气体的温度和湿度。常见的湿化器主要分为加热湿化、雾化湿化和热湿交换器、多孔纤维管道。

(1)加热湿化:加热湿化是在水容器中放置加热板或加热丝加热产生水蒸气,调节加热温度使水蒸气的绝对湿度改变。因为患者吸入舒适,能保持患者体温,因此,这种湿化方法较为常用。现代高级的湿化器,如图 4-10 所示,包括加热盘、温度传感器、蒸发器组件和主机(加热控制器、电路部分)。

1)加热盘:主要作用就是对湿化罐进行加热。一般是在云母板上缠绕加热丝,加热丝的材质主要有镍铬合金、铁铬铝合金丝等。

2)温度传感器:一般采用负温度系统的热敏电阻来监测吸入气体的温度。有些呼吸机在气体进入患者呼吸道之前的"Y"型管上还连接有一只温度传感器,以免产生测量误差。

3)蒸发器组件:将水加温产生水蒸气来增加吸入气体的湿度。蒸发器中还可加入枇杷叶等挥发性药物,随吸入气体进入呼吸道;但不可加入非挥发性药物和受热易破坏的药物。

4)主机:面板上有加热控制器和显示屏,对温度进行控制,并显示实际温度。机内一般设有恒温装置和断电保护器,恒温装置如果失控,水温将剧增,则吸入气体温度过热,若超过设定的极限值,断电保护器工作,以免吸入温度过高的气体,烫伤呼吸道。

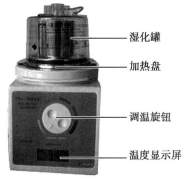

湿化罐
加热盘
调温旋钮
温度显示屏

图 4-10 湿化器

(2)雾化湿化:雾化湿化和常见的雾化器原理是一样的,应用气体射流原理,将水滴撞击成微小颗粒,悬浮于气流之中,输入呼吸道进行湿化。雾粒直径大于 $60\mu m$,在口腔、咽喉即行沉降;小于 $0.5\mu m$ 者,虽可进入肺泡但不会沉降,仍随呼气排出,所以雾滴过大、过小都不能起到湿化作用。当雾滴直径为 $3~6\mu m$ 时,可沉降于呼吸道及肺泡中,能起到良好的湿化作用。雾化器也可作为某些药物的雾化吸入,在雾化液中加入抗生素、支气管舒张剂等药物作为呼吸道局部疾病治疗使用。

雾化湿化和加热湿化的不同之处是:雾化器产生的是雾滴,直径小于 $5\mu m$ 的雾滴容易沉淀到呼吸道壁,而加热型湿化器产生的水蒸气为水分子,以分子结构存在于气体中,不易携带药物;水蒸气受温度限制,而雾滴与温度无关。雾滴颗粒越多,密度越大,空气的含水量越高。因此,雾化器加湿效果好,但这种加湿器以压缩气体为动力,喷出气体由于减压和并发效应,其温度明显低于室温,不可在呼吸机上长期使用。在室温较低时,要进行加热,否则可能降低患者的体温,对呼吸道产生刺激。

近年来逐渐推广超声波雾化器,利用超声波将水滴击散为雾滴,具有雾滴均匀、有效颗粒密度高、没有噪声等优点,并附有加热装置,可以调节吸气温度和流量。超声波由电子振荡器驱动压电陶瓷产生,工作频率为 $1.5 \sim 2\mathrm{MHz}$,雾粒直径为 $0.5 \sim 10\mu\mathrm{m}$。

> **知识链接**
>
> 超声波雾化器
>
> 超声波雾化器利用电子高频振荡(振荡频率为 $1.7\mathrm{MHz}$ 或 $2.4\mathrm{MHz}$,超过人的听觉范围,该电子振荡对人体及动物绝无伤害),通过陶瓷雾化片的高频谐振,将液态水分子结构打散而产生自然飘逸的水雾,雾粒直径大部分在 $1 \sim 5\mu\mathrm{m}$ 范围内,不需加热或添加任何化学试剂,通过吸入进入呼吸道。 与加热雾化方式比较,能源节省了90%。 另外,在雾化过程中将释放大量的负离子,与空气中悬浮的烟雾、粉尘等产生静电式反应,使其沉淀,同时还能有效去除甲醛、一氧化碳、细菌等有害物质,使空气得到净化,减少疾病的发生。

(3)热湿交换器:也叫人工鼻,如图 4-11 所示。该交换器是一次性使用的,仿生骆驼鼻子制作而成。其内部有化学吸附剂,吸收患者呼出气体的热量和水分,进行吸入气体的加温、加湿。这种交换器集中了以上加湿器的优点,较好地进行加温、加湿,使用简便,不增加堵塞呼吸机管路的发生率,并可保持远端呼吸机管路的清洁。但能增加气道阻力、无效腔容积及吸气做功,故不推荐在慢性呼吸衰竭,尤其是撤机困难的患者中使用。

(4)多孔纤维管道:加温使水在管道外循环,并逐渐弥散管道加温,既有湿化的作用,又基本不增加呼吸机的顺应性,这对婴儿呼吸机十分重要。湿化点可放置在吸入气管口的附近,可使湿化的效果大大改善。有些湿化器为减少在气体输送过程中的温度损失和减少积水,在吸入气的管道口中安装了加热线。

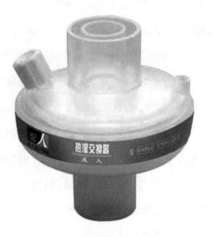

图 4-11 热湿交换器

4. 空氧混合器 就是将压缩氧气和空气混合,再按比例调节成治疗所需的安全氧浓度输出给患者的一种装置。一般除特殊病例需短期使用高浓度氧(氧浓度大于50%)外,氧浓度设置均不超过40%,但不低于30%。若氧浓度低而且通气量不足的话,气体变换困难,会导致缺氧、二氧化碳潴留产生呼吸性酸中毒。反之,氧浓度过高,对呼吸道和肺组织也有损害作用,它抑制呼吸中枢,加重二氧化碳滞留,同样产生呼吸性酸中毒,导致二氧化碳麻醉、昏迷,甚至死亡。因此,吸氧浓度必须视病情发展不断调整和严格控制。

空氧混合器附有输出氧气压力、流量、氧浓度的监护及报警功能,可以有效地控制吸氧浓度。常见的空氧混合器有以下几种类型:

(1)以压缩氧气为动力源,无需压缩空气的气动型呼吸机,此类呼吸机的空氧混合装置利用射流原理制成。氧气通过小孔喷嘴形成高速气体射流时产生负压,吸引喷嘴口附近的空气来稀释氧浓度。调整空气的进入量可控制空氧混合比例,从而改变吸氧浓度。氧浓度取决于氧流量的速度,稀释空气量受到吸气流速和时间的影响,吸氧浓度允许在34%~100%范围内调节。为避免空气中的灰尘、颗粒物进入呼吸道,空气的进入口一般都装有空气过滤器,应经常清洗或更换,以防过滤泡沫的进气孔被灰尘堵死而造成不能吸入空气。

(2)以压缩氧和压缩空气为动力的气动型呼吸机,两者加到混合装置后可通过调节氧流量或空气进入量准确地控制吸氧浓度。此类型的呼吸机采用电磁比例阀来调整氧浓度,由两组并联的压缩空气接口和控制氧气接口组成了多孔电磁比例阀入口,里面并联有多个空气和氧气电磁阀。

空氧混合器混合气体后的真实氧浓度可由氧电池来监测。氧电池如图4-12所示。工作原理是基于氧化锆对氧的敏感性,在铂电极的催化下,氧气在参与氧化还原过程中会产生电势差,进而转化成电压信号。在恒定工作压力和恒定温度条件下,氧电池产生的电压值与氧浓度成正比关系,每个氧电池的输出电压在整个寿命期内基本上是稳定的。当测量到的氧浓度值与设置的氧浓度值偏差较大时,机器将发出报警提示,这时可以对其进行定标校准,若偏差仍然较大,一般都是氧电池耗尽,需更换氧电池,一般氧电池的寿命是1~2年,质量好的可以使用3年,电池寿命主要随实际操作环境而有所变化,如在高氧浓度或高温状况下使用会缩短其寿命。

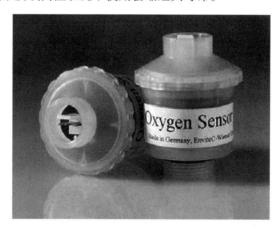

图4-12 氧电池

▶▶ **课堂活动**

1. 空氧混合器如何将空气与氧气混合,具体通过什么结构实现?

2. 氧浓度如何保证?

5. 主机提供呼吸管理的装置 空气氧气混合后,送入主机,按照设定的参数和通气方式给患者供气。现代呼吸机大多采用各种传感器来感知呼吸力学等情况的变化,并经过微电脑分析处理后,发出指令来自动调节潮气量、吸呼比、压力、流量、容积等参数。另外,呼吸机还装备各种监测和报警系统,能实时显示呼吸参数值,显示呼吸机当前状态和调整参数情况,当误差超过一定范围时,引起呼吸机报警,并通过安全阀等装置来保证其处于安全范围之内。

由于呼吸机有很多参数需要调节,通常带有一个很复杂的操作面板。新型的主机都带有较大显示屏幕,不仅可通过图形界面以菜单选择的方式选择呼吸参数,还能够动态显示通气参数和波形,从而使机械通气治疗更加直观和安全。主机面板有三个区域:分别是参数设置区,对气道压力、压力上下限设置、潮气量、吸呼比、呼吸频率、通气方式等参数进行设置;参数显示区,能显示各种参数的设定值和实际检测值;监测报警区,主要对压力、潮气量、每分通气量、呼吸频率等进行检测,若超出设定值,系统会报警提示,或对机器出现的一些故障进行报警提示。

6. 呼吸管路 呼吸管路是输送气体的通道,主要包括螺纹管、气管插管、气囊套和鼻/面罩。对呼吸回路的总要求是能抗静电,不易腐蚀,质地软,有弹性,易于化学消毒或高温消毒。为避免交叉感染,呼吸机每使用完毕均需对呼吸管路进行消毒。

(1)螺纹管:如图4-13所示。为防止管腔扭曲引起管腔狭窄或阻塞,采用螺纹折叠结构。螺纹管多用橡胶制成,虽有不易阻塞的优点,但内壁不平,增加了气流阻力,且随气压变化而伸缩,增加呼吸机的无效腔效应。近年来,采用软塑料导管,管壁内有螺旋弹性钢丝,较好地克服了上述缺点。

(2)气管插管和气囊套:如图4-14所示。气管插管由橡胶或塑料制成,其硬度适宜,便于插入而又不至于损伤上呼吸道黏膜。插管还需装配由乳胶或薄膜塑料制成的气囊套。使用前将囊内气体排尽,插入气管后自然膨胀,可以堵住气管间隙,防止漏气。如密闭效果不够理想,还可酌量注入空气。

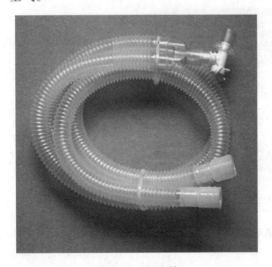

图4-13 螺纹管

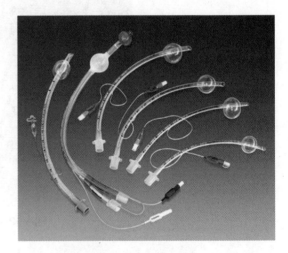

图4-14 气管插管

(3)鼻/面罩:如图4-15所示。临床上常用的面罩有两种:一种用于麻醉呼吸机,为胶质面罩,裙边为充气环囊,用以增加与面颊皮肤的接触面,防止漏气和减轻管部压力;第二种为有机玻璃面罩,边沿为乳胶制成的充气囊垫,具有重量轻、柔软、密贴等优点,用作固定面罩。吸气面罩一般分大、中、小和特小四种型号,其形状有很多种,在某些部位采用透明有机玻璃制作,但总的应做到大小适中,边缘柔软能紧贴面部,不漏气,不损伤面部,无效腔小。

7. 其他附件

(1)呼吸阀:呼吸阀分为吸气阀和呼气阀。在吸气相时,吸气阀开启,呼气阀关闭;在呼气相时,呼气阀开启,吸气阀关闭。二者是交替一开一闭的工作状态,为患者提供通畅的呼气通道。目前较常用的呼吸阀装置有三种:活瓣式呼吸阀、电磁比例阀和先导式呼吸阀。活瓣式呼吸阀为轻质材料制成的鸭嘴状单向活瓣。电磁比例阀通过通电导线在磁场中产生电磁力来控制阀板的开启和关闭,该阀阻力很小,应用较广。先导式呼吸阀采用预置压来调节呼气阀的开启和关闭。

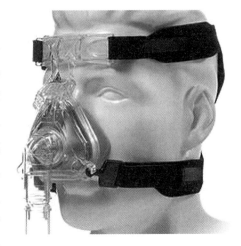

图 4-15 鼻/面罩

(2)安全阀:安全阀有两种,一种是压力安全阀,一种是旁路吸入阀。压力安全阀的结构大多采用直动式溢流阀,其工作原理是将溢流阀与气道系统相连接,当后者的压力在规定范围内时,作用于阀板上的力小于弹簧的压力,阀门处于关闭状态;当气道系统的压力升高,作用于阀板上的力大于弹簧上的压力时,阀门开启,排出气体,直至气道压降到规定范围之内,阀门重新关闭。因此,这种安全阀能保证患者的气道压在一个安全范围之内。气压超过安全界线时,呼吸机应有的动作是发出声光报警,同时安全阀打开,中断进一步正压送气并改变为比较安全的送气模式。一般认为,正常肺在开胸条件下可耐受 167kPa 的压力,非开胸时可耐受 13.7kPa 的压力。但患某些疾病如肺气肿时,4.9kPa 或更低的压力即可产生气胸、纵隔气肿等合并症。所以采用定容模式呼吸时,压力安全阀的装置及阈值的调整十分重要。

另一种安全阀为旁路吸入阀。在呼吸机正常工作时,该阀关闭;但一旦供气中断,随患者吸气造成的管道负压可推动阀板,使空气进入管道系统,保证患者供气,避免窒息。

(3)疏水器:又叫积水杯,安装在呼吸管路上。气体经湿化后会有一定的沉积。管路内的多余液体排到积水杯内,应定期倒掉。

(4)流量传感器:流量控制系统是由流量传感器、温度传感器和比例电磁阀等组成。压缩空气和氧气按设置所需的比例混合后,通过管道及相关伺服阀门以设置的气压和流速送到患者端。流量传感器将测量到的实际值反馈到电子控制部分与面板设置值进行比较,利用两者间的误差通过控制伺服阀门来调节吸入和呼出气体。

流量传感器对通过的气体流量进行检测并将结果反馈到主机,即把吸入和呼出的气体流量转换成电信号,送给信号处理电路完成对气体潮气量、每分通气量、流速的检测和显示。有外接流量传感器和内置传感器,国产传感器一般需校准。常见的有热丝式、晶体热膜式、超声式、压力感应式、压差式、涡轮流量传感器。

热丝式流量传感器是将一根细的金属丝(在不同的温度下金属丝的电阻不同)放在被测气流中,通过气流加热金属丝,使温度高于流体的温度,当被测气体流过热丝时,将带走热丝的一部分热量,使热丝温度下降,热丝在气体中的散热量与流速有关,散热量导致热丝温度变化而引起电阻变化,流速信号即转变成电信号,经过适当的信号变换和处理后测量出气体流量的大小。热膜式和热丝式基本相同,二者都是基于热平衡原理和惠斯登电桥进行检测的。

超声式流量传感器通过发射一束超声波,在另一边接收超声信号,测量载有流量信息的超声信号从发射到接收的时间,逆流和顺流的时间差和气体流量成对应比例关系,同时内置温度探头进行温度校正。

(5)压力传感器:检测气道压力,它负责将物理值(例如气道压力和流量)转换成差动信号。空气和氧气流量传感器生成的信号能帮助微处理器调节电机,从而调整或维持患者吸气和呼气所需的气压。压力传感器时刻监测患者的呼吸信号来控制呼吸器的动作,使之与人体呼吸同步。压力传感器的选择至关重要,通常情况下,这些极具成本效益的线性传感器具有大偏移和失调漂移,导致信号超出或低于按比例进行的温度变化。

(6)单向阀:作用是保证气体向一个方向流动,防止气体回流。

(7)过滤器:分为细菌过滤器和空气过滤器。细菌过滤器,通过呼吸机排出的气体中含有大量致病菌,既污染环境,又易造成交叉感染,一般在呼气阀端装有过滤器,主机内部一般不消毒,因此需对机器内部进行防护,所以在呼吸机吸气阀后装有细菌过滤器。传染病患者一般采用一次性细菌过滤器。过滤器结构简单,成本低,可靠性高,操作简单,采用高效过滤介质,可有效截留管路中的杂质、细菌和其他病原体,预防各种致病菌排入病室内,造成患者之间的交叉感染。

若使用环境空气,环境空气中有杂质、灰尘颗粒等,空气过滤器能对环境空气进行净化过滤。需要注意的是,应定期对空气过滤器进行清洁和更换,以免造成堵塞,从而导致空气摄入不足,氧浓度过高。

(8)储气囊:容量为1L的标准皮囊,用于储存纯氧气体。在突然断电或呼吸机不工作时可用通过捏储气囊进行手动供气,以防患者窒息。

二、呼吸机的基本工作原理

由于人类肺泡的膨胀和收缩与大气压之间的压力差形成了呼吸功能,呼吸机的基本工作原理是利用机械动力建立肺泡和外环境之间的压力差,使肺泡充气和排气,从而实现强制的人工呼吸过程。其工作原理框图如图4-16所示。

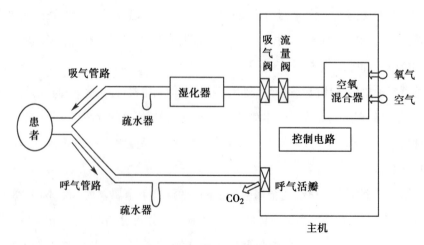

图4-16 呼吸机工作原理图

从氧气瓶或中心供氧来的氧气经过减压阀,将压力限制在 0.4MPa。压缩空气或采用文丘里装置吸入的环境空气,氧气和空气进入空氧混合器后按照设定的比例进行混合,形成新鲜气体,新鲜气体通过流量阀和吸气阀进入吸气管路,吸气管路中装有湿化器,来对新鲜气体进行加温加湿,同时管道上装有疏水器,将管道内多余的水汽沉积到疏水器中,并定期倒掉。最后,气体通过和患者连接的三通阀进入患者肺内。

为了安全起见,在气道中设计了安全阀。安全阀是用来限制患者气道最高压力的,一般调定为 6kPa。当气道压力超过气路系统安全压力时,安全阀开放泄气。气流经过吸气流量传感器,转换成系统用的监测信号,用于监测吸气潮气量和每分通气量,然后进入湿化器。在湿化器里气体被湿化并加温到人体所需要的温度,然后经输气管道送至患者。患者呼出的气体通过管道经呼气活瓣排出体外。吸气时吸气阀打开,呼气活瓣关闭;呼气时刚好相反,即吸气阀关闭,呼气活瓣打开,整个过程受电子控制系统的控制。定时控制部分提供整机工作的各种节拍,包括吸气时间、自主呼吸时的切换信号、电磁阀的驱动信号和呼气活瓣控制信号。

主机板部分提供基本时钟,对流量传感器信号处理,管理键盘和显示处理,处理各种报警信号,进行压力监测。采样部分主要监测患者与气道压力并送至面板显示,产生压力报警和患者触发信号,监控整机电源情况,在电压异常时报警。面板显示部分主要完成参数设置和数据显示。开关电源部分主要为整个系统提供各部分正常工作所需电源。

点滴积累 ∨

1. 呼吸机的主要结构　①主机;②气源;③供气和驱动装置;④空氧混合器;⑤湿化器;⑥呼吸管路;⑦其他附件。

2. 呼吸机的工作原理　将医用空气和氧气混合,并按照一定的通气模式和呼吸气道力学参数(潮气量、通气频率、吸呼比、吸气压力水平、呼气末正压和吸气氧浓度等),通过患者管路将空氧混合气体传送给患者,用以强制或辅助患者呼吸,从而维持患者的呼吸功能。

第三节　呼吸机的使用操作与维护

学习目标 ∨

1. 熟练掌握呼吸机的使用操作技能与管路连接。

2. 能对常见报警与故障进行分析并处理。

扫一扫
知重点

一、呼吸机的使用操作

(一)呼吸机的操作步骤

1. 连接电源线。将呼吸机主机和湿化电源线的插头与插座接好。

2. 呼吸机与气源的连接。氧气来源:氧气(O_2)连接口处连接到氧气瓶减压器接头处、中心供氧接头处。空气来源:将呼吸机上空气(Air)连接口处连接到空气压缩机、中心供气接头处。

3. 连接与患者的呼吸管路和湿化器等附件。连接顺序如图4-17所示。

(1)首先确认呼吸机的吸气端口和呼气端口,一般呼吸机上都有箭头标志吸气方向,为方便可以自行设立醒目的方向标志,防止忙乱中将方向接反。

(2)吸气管路首先由一短的连接管连接湿化器,湿化器的另一端开口连接通向患者的吸气管,注意不要将方向接反。

(3)吸气管路和呼气管路上一定要连接疏水器(积水杯),收集呼吸机管路中的冷凝液。

(4)安装吸气端细菌过滤器。为保护呼吸机,防止液体进入呼吸机,在呼气支末端一般要再连接一个集液瓶和过滤器,过滤器应定期更换。

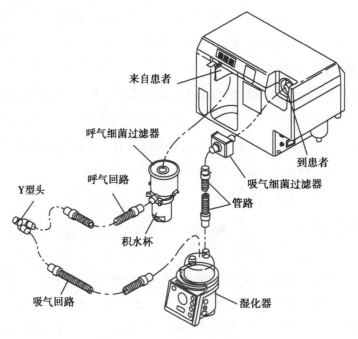

图4-17 呼吸机附件连接图

4. 连接Y型管,开机自检。

5. 设置参数设置,选择患者模式。常用参数设置如下:

(1)潮气量的设置:潮气量的设定是机械通气时首先要考虑的问题。容量控制通气时,潮气量设置的目标是保证足够的通气,并使患者较为舒适。成人潮气量一般为5～15ml/kg,最常用的范围是8～12mg/kg。潮气量大小的设定应考虑以下因素:胸肺顺应性、气道阻力、呼吸机管道的可压缩容积、氧合状态、通气功能和发生气压伤的危险性。气压伤等呼吸机相关的损伤是机械通气应用不当引起的,潮气量设置过程中,为防止发生气压伤,一般要求气道平台压力不超过35～40cmH$_2$O。对于压力控制通气,潮气量的大小主要取决于预设的压力水平、患者的吸气力量及气道阻力。一般情况下,潮气量水平不应高于8～12ml/kg。

(2)通气频率的设置:设定呼吸机的机械通气频率应考虑通气模式、潮气量的大小、死腔率、代谢率、动脉血二氧化碳分压、目标水平和患者自主呼吸能力等因素。对于成人,机械通气频率可设置到 8~20 次/分。对于急慢性限制性通气功能障碍患者,应设定较高的机械通气频率(20 次/分或更高)。机械通气 15~30 分钟后,应根据动脉血氧分压、二氧化碳分压和 pH,进一步调整机械通气频率。另外,机械通气频率的设置不宜过快,以避免肺内气体闭陷、产生内源性呼气末正压。一旦产生内源性呼气末正压,将影响肺通气/血流,增加患者呼吸功,并使气压伤的危险性增加。

(3)吸气流率的设置:许多呼吸机需要设定吸气流率。吸气流率的设置应注意以下问题:①容量控制/辅助通气时,如患者无自主呼吸,则吸气流率应低于 40L/min;如患者有自主呼吸,则理想的吸气流率应恰好满足患者吸气峰流的需要。根据患者吸气力量的大小和每分通气量,一般将吸气流率调至 40~100L/min。由于吸气流率的大小将直接影响患者的呼吸功和人机配合,应引起临床医师重视。②压力控制通气时,吸气峰值流率是由预设压力水平和患者吸气力量共同决定的,当然,最大吸气流率受呼吸机性能的限制。

(4)吸呼比的设置:机械通气时,呼吸机吸呼比的设定应考虑机械通气对患者血流动力学的影响、氧合状态、自主呼吸水平等因素。①存在自主呼吸的患者,呼吸机辅助呼吸时,呼吸机送气应与患者吸气相配合,以保证两者同步。一般吸气需要 0.8~1.2s,吸呼比为 1:2~1:1.5。②对于控制通气的患者,一般吸气时间较长,吸呼比值较高,可提高平均气道压力,改善氧合。但延长吸气时间,应注意监测患者血流动力学的改变。③吸气时间过长,患者不易耐受,往往需要使用镇静剂,甚至肌松剂。而且,呼气时间过短可导致内源性呼气末正压,加重对循环的干扰,临床应用中需注意。

(5)气流模式的设置:许多呼吸机有多种气流模式可供选择。常见的气流模式有减速气流、加速气流、方波气流和正弦波气流。气流模式的选择只适用于容量控制通气模式,压力控制通气时,呼吸机均提供减速气流,使气道压力迅速达到设定的压力水平。

(二)呼吸机使用注意事项

1. 若接氧气瓶,需减压后使用。

2. 呼吸机进气口的过滤海绵、散热通风口海绵、空气压缩机进气口过滤海绵需定时清洗,以免堵塞,导致氧浓度不准或带入细菌杂质。

3. 戴鼻罩或口鼻罩,要调整好头带松紧。头带的松紧一般以面罩对患者相应部位没有压迫感为宜,但也不能过松以免产生漏气。

4. 呼吸机使用期间养成及时倾倒管道集水瓶的冷凝水的习惯,保证管道不打折、不受压,湿化器内及时添加无菌蒸馏水,定时查看湿化效果。

5. 确定加湿器内已经加有纯净水或蒸馏水,且不能超过规定位置。

6. 定期检查更换氧电池、活瓣、皮垫、细菌过滤器及过滤网等,呼吸机每工作 1000 小时,应由工程师进行保养及检修,并将每一次更换的消耗品名称及时间进行详细登记,建立档案,以备检查。

二、呼吸机的维护及常见故障排除

(一)呼吸机的维护

1. 呼吸机维护保养的意义

(1)避免交叉感染:随着医疗水平的发展和医疗设备的更新,接受呼吸机治疗的患者越来越多。

由于这类患者病情较重,机体抵抗力差,多伴有呼吸道感染。气管插管者易继发气道感染,所以应对呼吸机进行消毒,避免交叉感染。

(2)延长呼吸机的使用寿命,降低故障发生率:先进的呼吸机价格昂贵,维护保养可延长其使用寿命,及时消除呼吸机隐患,减少故障发生率,提高经济效益。

(3)为成功抢救提供基础:每次使用后,将呼吸机消毒保养完好,确保呼吸机处于正常工作状态或完好的备用状态,不仅能节约时间,还能提高抢救成功率。

2. 呼吸机的清洁 需要清洁的呼吸机部件主要包括以下几种:

(1)主机外壳和压缩泵外壳:用中性清洁剂的湿布擦净即可,切勿让液体渗入呼吸机(包括触摸屏、键盘和万向臂架),每日 1 次或隔日 1 次。

(2)空气过滤网(包括空气压缩泵和有些呼吸机主机中可清洗的空气滤网):具体清洁方法,将过滤器从机器中取出,用清水洗净表面灰尘,再用力甩干或烘干;或用吸尘器吸尽灰尘,然后放回原位。一般 2~3 天清洁一次,无需常规消毒。

3. 呼吸机的消毒 呼吸机的消毒主要是对呼吸机气道管路系统进行消毒,能使用一次性管道最好。消毒的原则是:同一患者使用每 48 小时,进行常规消毒;不同患者使用同一台呼吸机,呼吸机内外都应彻底消毒或灭菌;对消毒后备用的呼吸机,如果备用时间超过六天,也应重新对外部和管路进行常规消毒。消毒方法如下:

(1)呼吸回路管道。分解拆卸呼吸回路管道并清洗,用高压蒸汽消毒法、巴氏消毒法或化学法消毒。有的呼吸机使用硅胶呼吸管路,故禁止使用含有甲醛及苯的消毒剂消毒,否则会缩短管路的使用寿命。若浸泡在液体中,使用前检查呼吸管有无裂痕和缺口。

(2)积水器,集液瓶及连接器。分解拆卸清洗后用高压蒸汽消毒法或巴氏消毒法或化学法消毒。

(3)呼出和吸入细菌过滤器。重复使用的细菌过滤器,采用高压消毒(只能重复使用 100 次或一年),每更换一个患者或同一患者连续使用超过 15 天时,也需要采用高压消毒法进行消毒;一次性的细菌过滤器在丢弃前需杀菌或消毒。勿用化学法或浸泡或环氧乙烷熏蒸。高压消毒要求温度为132℃(270℉),消毒 20 分钟。

(4)呼吸机内部传感器、压缩机、电路板是特殊电子零件,不能用水冲洗也不能用消毒液浸泡,以免损坏其性能,需在厂家售后人员指导下用 70% 的酒精棉球十分小心地轻轻擦干净。

(5)凡是连接于患者与呼吸机之间的各螺纹管、连接管、接头、湿化器、呼气瓣和鼻罩等均应每天彻底清洁消毒。

4. 呼吸机常规检查 呼吸机在使用过程中需进行日常检查和定期检查。

(1)日常检查:一般检查呼吸管路是否紧密连接;检查湿化器的温度和水罐,及时补充蒸馏水;及时清理呼吸管道中积水杯中的积水、空气压缩机进气口的滤水瓶中的积水等;

(2)定期检查:检查氧电池、呼吸活瓣、皮垫、细菌过滤器及过滤网等易耗品是否需更换;定期对仪器内部进行除尘,并检查内部易老化的管道和过滤器;定期通电综合检查呼吸机功能;如果氧气源为高压氧气瓶,则需定期检测氧气瓶及减压阀的安全性,以防意外。

5. 呼吸机的安全测试 为了尽可能避免呼吸机在使用过程中发生故障,造成对患者的伤害,定期对呼吸机进行安全性能检查显得尤为重要。虽然目前在临床中使用的呼吸机种类繁多,但其主要安全性能的检查大同小异,通常都应包括以下几方面。

(1)气源测试:将包括模拟肺的呼吸机管路与呼吸机连接好,选择控制吸气模式,潮气量设为7.5L以上,分别将氧浓度设定为100%或21%,分别观察氧气气源和空气气源的压力是否下降严重,机器是否出现气源低压报警。

(2)漏气测试:检查呼吸机的气路系统,各管道、湿化罐、接水瓶接口有无漏气。方法:用手将Y型接头堵住,观察机器气道压力表的摆动,正常只可以有些许变动;否则为呼吸管道气密性不好,有漏气情况发生,可用逐步分离的方法对呼吸管路和机器作进一步的详细检查。

(3)报警系统测试:当患者的呼吸参数指标变化超出报警范围,机器应立即发生声光报警,提醒临床工作人员进行处理。可用简单方法试验呼吸机的报警系统是否正常。

1)气道压力上限报警测试:在吸气时用手捏压模拟肺,使回路压力高于设定上限,机器报警,松开手后报警消失,机器恢复正常。

2)潮气量报警测试:逐渐调大"分钟潮气量下限"数值,等待若干次呼吸,直至声光报警,调小"分钟潮气量下限"值至原值,报警消失,一切恢复原状,说明该报警功能正常。同样方法可以检测到呼吸机"分钟潮气量上限报警"是否正常。然后可在通气管道Y型接头部分接上潮气量校正表,观察该表的测定值是否与设定值一致,若误差超过10%,必须按机器操作介绍进行校正。

(4)患者呼吸暂停报警测试:取下模拟肺15秒后,观察机器会否发出患者呼吸暂停报警(通常会先有潮气量下限报警)。再接上模拟肺,呼吸回路恢复,机器正常呼吸几次后报警消失,机器恢复正常。

(5)触发灵敏度测试:把呼吸机改为辅助吸气模式,把触发灵敏度设定为 $-0.2cmH_2O$,然后手动挤压并慢慢释放模拟肺,产生一个吸气负压值,当该值达到触发灵敏度设定值,呼吸机应能被触发,提供一次辅助吸气,再依次改变触发灵敏度设定值,若都能被触发,提供辅助吸气,则说明机器的灵敏度触发功能正常。

(6)PEEP测试:将PEEP值设定为 $5cmH_2O$,待机器工作稳定后,观察机器呼气末气道压力显示值是否与设定值一致,若相差太大,则必须进行压力校正。可分别设定不同的PEEP值进行多次测试。

(7)氧浓度测试:在通气管道中接入氧浓度测定仪,观察氧浓度测定仪的测量值是否与呼吸机氧浓度设定值一致,正常时误差不应超过5%,若校正后氧浓度值始终偏低或校正后又很快降低,则应考虑更换氧电池。

(8)断电检查:当外界意外断电时,机器应立即报警,这是机器一个很重要的安全保护措施。关掉外部电源,机器开关保持开启状态,观察机器会否发出声光报警。完成上述检查后,继续让呼吸机运行一段时间,观察机器参数是否发生变化,若一切正常,则可投入临床使用。

（二）常见报警处理与常见故障排除

1. 常见报警原因及处理方法 虽然呼吸机类型及操作面板不同,但处理呼吸机报警的一般原则是一致的。最基本的原则是当呼吸机出现报警时首先要排除患者的原因。最重要的原则是如果不能立即明确报警的原因或虽已明确报警的原因却一时难以排除,应立即使患者脱离呼吸机,进行人工捏气囊给100%纯氧,然后再进行报警原因的检查及进一步处理。

呼吸机报警处理时应考虑的相关因素为:①患者原因。如患者病情变化,自主呼吸功能发生改变、患者分泌物的堵塞、呼吸模式不合适造成的人机对抗,或患者机体功能出现一些异常等。②呼吸回路、气道或管道的原因。呼吸回路是气体的流通通道,若出现气管打折、扭曲、堵塞或漏气等现象,会造成气道压力、流量等报警。③操作者原因。不正确的操作方式、报警上下限设置不当、参数设置不当或针对不同患者选用的呼吸模式不合适,都会造成呼吸机报警。④呼吸机自身的机械或电子故障。呼吸机上的各类传感器失灵或定标失败、电路板出现故障也会导致呼吸机不能正常工作,导致报警。常见的报警原因及处理方法见表4-2。

表4-2 常见呼吸机报警原因及处理方法

报警项目	常见原因	处理方法
气道压下限报警	①气源不足;②气道、导管、套囊漏气;③呼吸管路脱落、漏气;④参数设置不当;⑤压力传感器故障	迅速接好脱落的管道;套囊适量充气或更换导管;做漏气检查,检查呼气阀,调整报警下限
气道压上限报警	①呼吸道分泌物增加或气道阻塞;②通气回路、气管导管曲折;③胸肺顺应性降低;④人机对抗;⑤叹息通气时;⑥患者呛咳;⑦参数设置不当;⑧压力传感器故障	检查病情、通气模式、无菌吸痰;检查管路系统;调整报警上限;药物对症处理
气源报警	①高压氧气或空气压缩机供气压力不足;②空氧混合器故障或吸气阀脱开;③空气压缩机电源未接好或开关未开;④空气压缩机进气口过滤海绵被灰尘阻塞等	检查空气压缩机压力和氧气瓶或中心供气压力,保证供气压力在 3.0~5.5kg/cm²,检查空氧混合器,调整好吸气阀,检查空气压缩机,清洗空气进气口过滤海绵
电源报警	停电或电源插头脱落,电源掉闸	检查供电和电源连接;将呼吸机与患者断开并行人工通气支持,同时修复电源
TV 或 MV 低限报警	①气道漏气;②机械辅助通气不足;③自主呼吸减弱;④流量传感器故障	检查病情;增加机械通气量;调整报警限;检查是否漏气;检查流量传感器是否损坏
TV 或 MV 高限报警	①自主呼吸增强;②报警限调节不适当;③流量传感器故障	检查病情;适当降低机械通气量;调整报警限
气道温度过高报警	①湿化器内液体过少;②因环境温度或体温过高使吸入气体温度超过 40℃	适当加蒸馏水;调低湿化器温度
氧浓度过高或过低报警	①气源故障(压缩泵或氧气);②氧浓度设置不当;③氧电池耗尽,检测不准确;④空氧混合器故障;⑤空气压缩机为打开或出现故障	检查气源;根据病情设置正确的氧浓度参数;更换氧电池,检查空氧混合器和空气压缩机
窒息报警	①自主呼吸变慢或停止,在设置的窒息时间内未检测到自主呼吸信号;②呼吸回路大量漏气;③窒息报警的时间阈设置不正确;④所用氧浓度不够或空氧混合器工作失灵	查看患者情况,调节触发压力或采用控制呼吸模式

2. 常见故障排除

（1）呼吸机不能正常启动

故障原因：首先检查是否是电源的问题，检查电源电缆是否连接，电源插头和插座是否接触不良，稳压器和保险丝有无烧坏；其次检查两种气源是否正常供气，气源入口处的压力是否在正常范围之内；最后检查主机电路。

排除方法：连接电源，更换保险丝，确保电源通电；检查氧气和空气气源是否正常供气，若气压不足及时更换氧气瓶；逐级检查电源电路、主机电路，判断电路的故障点。

（2）呼吸机自检失败

故障原因：新型的呼吸机几乎都有强大的自检功能。呼吸机自检一般有三种类型：一是无需操作人员干预的开机自检。开机时自动进行的内部功能检测，如软件、RAM、ROM、报警音和 LED 等；二是用户的自检。通常自检的内容有报警音、呼出阀、呼出过滤器、管道顺应性、回路压力、安全阀、流量传感器的标定、氧电池等；三是用于故障诊断的工程师自检。大部分机器需要密码或按住特殊的功能键才能进入。该测试的内容较为全面，可对照故障代码手册对机器故障进行维修诊断。

排除方法：呼吸机出现的大部分故障可通过用户自检判断，根据自检失败信息提示来解决。常用的检测项目为内部漏气测试、患者回路泄露及顺应性测试和氧电池校准。有些故障可通过自检解决。

（3）触摸屏按键失灵

故障原因：现代的呼吸机几乎都采用了电子触摸屏和一键功能键，并配有显示屏以利于医护人员实时观察各种曲线、趋势图及 24 小时的事件报警存储等信息。显示屏也被厂家称为"用户界面"。用户界面由 TFT 液晶屏和一些固定功能键组成，一般液晶屏上再覆盖薄膜层而构成触摸液晶屏。固定功能键采用两块薄金属片构成，当按下某一功能键时，两金属片连接导通，选中相应功能。面板按键失灵的故障多出现在功能键上，很多情况是两金属片由于上面那块小金属片失去原有的弹性而与下面的那块一直处于导通状态，造成的故障有多种表现形式，有的为死机，按任何键均没有反应；有的是屏幕处于不稳定状态，从一个界面跳到另一个界面；也有少数故障是触摸屏的非正常导通而致。呼吸机大多采用电阻技术的触摸屏，其采用一块与显示器表面相匹配的多层复合薄膜层，由一层表面涂有透明导电层的玻璃作为基层，上面盖一层塑料层，它的内表面也涂一层导电层，在两层导电层之间有许多细小的透明隔离点将其绝缘。当手指触摸屏幕时，两层导电层在触摸点的位置就有了接触，从而激活相应的功能。

排除方法：小心地将薄膜揭开，断开（或接通）非正常状态的连接点，处理该失灵按键的金属薄片或与其他不用的功能键薄片替换过来。若问题不容易解决则更换整个显示屏。

（4）显示屏黑屏

故障原因：液晶显示屏采用背光高压板和背光灯管产生 2kV 高压来点亮屏幕。背光高压板上的高压线圈和背光灯管都是易损部件，背光灯管市场有售，只要购买相近尺寸即可。而高压线圈在高电压环境下工作，线径很细，很多时候故障出现在焊接头处。

排除方法:若是背光灯故障,则更换相近尺寸的背光灯;若是高压线圈故障,首先检查故障是否出现在焊接头处,若不是焊接头处故障,则联系厂家更换同型号的高压线圈。

(5)各参数显示混乱或无显示,且各按键不能调节并有声光报警即死机状态

故障原因:若有参数和按键均出现问题,则一般是主机板故障。

排除方法:开机重启,自检后问题仍存在,则检查主板电路。

(6)吸呼比、呼吸频率混乱

故障原因:仅吸呼比和呼吸频率出现故障,则可排除主机板、电源板及气源的故障,因吸呼比和呼吸频率都与时间有关,则故障可能出现在定时板。

排除方法:更换或调试定时板。

(7)呼气活瓣故障

故障原因:若呼气活瓣出现故障,通常会出现漏气,出现压力下限报警、患者感觉吸不进气或潮气量偏低并伴有漏气声音等现象。

排除方法:检查呼气活瓣内膜片有无破损,更换呼气活瓣。

(8)呼吸机有气体输出但患者吸气不足

故障原因:吸气不足可能是呼吸回路有漏气现象,检查螺纹管有无破损漏气,湿化器上单向阀是否插反,呼气膜片是否安装好或有无破损,湿化器水罐是否安装好或密封圈有无老化,或检查呼吸机内安全阀压力是否过低,压力采样管有无连接好,压力传感器是否失灵等。

排除方法:更换或连接好漏气部位;提升安全阀压力下限值;更换压力传感器。

(9)在机器工作时,调节 PEEP 阀,但 PEEP 值达不到要求

故障原因:呼气活瓣内的绿色膜片异常,安装时膜片没安装正确或运输震动导致膜移位,从而影响了 PEEP 阀的正常运作导致数值达不到要求。也有可能是气路漏气所致,出现这种情况需要检查气路内的减压阀至射流阀的气路与连接手动皮囊的外气路有无漏气的现象。

排除方法:正确安装呼气活瓣,检查气路有无漏气。

(10)湿化器温度不显示或时有时无

故障原因:有可能是湿化器温度显示数码管损坏,也可能是湿化器控制板的问题,或温度传感器导联线开路或插头接触不良。

排除方法:更换 LED 数码管,更换导联线,更换温度控制板。

(11)空气压缩机故障

故障原因:有些呼吸机由空气压缩机来产生空气,并作为气源动力源,空压机常出现的故障是不能开机工作,这时检查电源是否接通或有无过热保护;若出现压力不够,则可能是空气进入口的过滤器堵塞或内部管道漏气、压力调节过低、泵膜或活塞环损坏;若出现噪音过大,则可能是减震垫损坏或弹簧变形。

排除方法:检查电源,及时清洗或更换过滤器,调节好压力,更换损坏部件。

案例分析

案例1：

气源不足，机器气源低压报警。

分析：

观察空压机和氧气压力（有条件的可使用气压表或测量仪）。低于0.2MPa判断故障可能在空压机和供氧系统，如果供氧压力正常，故障可能在空压机上。空压机故障主要为个别器件损坏或老化引起漏气，气泵不启动。空压机滤水不好，使压缩空气水汽过高，产生凝集，造成压缩空气堵塞使气流量和气压不足；也可能是空压机的接口、管道、滤水瓶、压力调节器及气泵的金属膜片老化或损坏。这些都属于易耗品，容易老化，应定期更换。气泵不启动或工作一段时间停机应检查供电电压是否正常、排气扇是否停转。如果排气扇不工作，故障可能是因排气扇停转而引起箱内温度上升，气泵处于过热保护状态。如排气扇工作正常，气泵不工作，可能为气泵的轴承和线圈损坏。

排除方法：应定期检查空压机滤水部分的电磁阀、滤水瓶，定期更换滤水膜，否则会造成压缩空气水汽过高，容易使连接的管道或器件有水凝集，不仅引起堵塞，而且缩短主机部分器件的使用寿命，如空氧混合器、传感器等。特别是国产的空压机，滤水部分不过关，常出现此故障，建议加一个滤水瓶。

案例2：

空氧混合器无漏气无卡住现象，但输出气量小。

分析：

造成这种故障可能有两个原因：一是压缩气泵内积水器排水不畅，使水分随气体送至空氧混合器高压气源入口，水垢堵住了入气口中的过滤器，影响了进气；二是空氧混合器中的比例调节阀上的小孔被灰尘堵住，使得输出气量不足。

排除方法：第一种情况把气泵积水器中的积水排空，然后取出进气口中的过滤器，放入弱酸性溶液中浸泡数小时，再用清水冲净并安放好，问题即可解决；第二种情况需拆开空氧混合器的比例调节阀，清除孔内积尘。由于它的装配精度要求非常高，拆开时既不能损坏调节阀下面的垫圈，又要保证安装位置的正确。安装完成后，要反复用氧浓度测定仪校验。检测时先将氧浓度测定仪的零点调整为20.9%（即空气中的氧浓度含量值），然后用一个三通接口将氧浓度仪的测试头连接到气路上，空氧混合器氧浓度调节钮选在21%，将呼吸机数字显示器拨到氧浓度监控位置，调整机器工作压等于6kPa，这时显示器读数应该是20.9%。如有误差，调整氧浓度放大器增益电位器9，直到显示值为20.9%，完成定标设定。然后旋转空氧混合器浓度调节钮，分别从40%、60%、80%、100%等4个不同氧浓度值进行对照。每10分钟改变一次校验值，保证氧浓度测定仪的显示值和通过呼吸机氧电池测量到的氧浓度值与空氧混合器设定值之间的误差不超过±5%。如果差值大，需要重新装配空氧混合器，直到检测合格后，才能交付使用。

点滴积累 ∨

1. 呼吸机的操作步骤　①连接电源；②连接气源；③连接附件；④开机自检；⑤参数设置。

2. 呼吸机的清洁和消毒方法　①外壳清洁；②过滤网清洁；③管路消毒；④积水器消毒；⑤过滤器消毒；⑥附件消毒。

3. 呼吸机的安全测试 ①气源测试；②漏气测试；③报警系统测试；④患者呼吸暂停报警测试；⑤触发灵敏度测试；⑥PEEP 测试；⑦氧浓度测试；⑧断电测试。

4. 呼吸机常见报警及处理方法 ①气道压下限报警；②气道压上限报警；③气源报警；④电源报警；⑤TV 或 MV 低限报警；⑥TV 或 MV 高限报警；⑦气道温度过高报警；⑧氧浓度过高或过低报警；⑨窒息报警。

目标检测

一、单项选择题

1. 某患者潮气量为 500ml,呼吸频率 12 次/分,吸呼比为 1∶2,那么吸气时间应为多少？每分通气量为多少( )

   A. 1.15s,8L　　　B. 1.28s,6L　　　C. 1.58s,8L　　　D. 1.67s,6L

2. 人类的自然呼吸是( )呼吸,临床上常用的呼吸机是( )呼吸

   A. 正压,负压　　　B. 正压,正压　　　C. 负压,负压　　　D. 负压,正压

3. 健康成年人在平静时每分钟呼吸次数为( )

   A. 120　　　　　　B. 60　　　　　　C. 30　　　　　　D. 16~20

4. 湿化器的作用是( )

   A. 加热湿化　　　B. 加压　　　　　C. 提高呼吸次数　　D. 调整吸呼比

5. 空氧混合器的作用是( )

   A. 使气体产生化学反应　　　　　　B. 存储气体

   C. 空气氧气混合　　　　　　　　　D. 冷却气体

6. 下列叙述哪一种是 PEEP 的特点( )

   A. 吸气末期气道压不为 0,保持一定气道内正压

   B. 吸气末期气道压不为 0,保持一定气道内负压

   C. 呼气末期气道压不为 0,保持一定气道内正压

   D. 呼气末期气道压不为 0,保持一定气道内负压

7. 某患者使用呼吸治疗通气机,现调定呼吸频率为 12 次/分,吸呼比为 1∶2,氧流率为 360ml/s,则潮气量为( )

   A. 500ml　　　　B. 550ml　　　　C. 600ml　　　　D. 650ml

8. 某肺大泡患者使用呼吸治疗通气机,潮气量为 400ml,呼吸频率为 15 次/分,吸呼比为 1∶1.5,则吸气时间为( )

   A. 1.35s　　　　B. 1.8s　　　　　C. 1.60s　　　　D. 1.67s

9. 呼吸机按驱动方式分类,下面哪项不属于( )

   A. 气动气控型　　B. 电动气控型　　C. 气动电控型　　D. 电动电控型

10. 手控呼吸用在什么场合( )

A. 呼吸机工作正常　　B. 断电　　　　　　C. 需要快速通气　　D. 缺氧

二、问答题

1. 呼吸机的主要部件及作用?

2. 根据呼吸机的动力来源可将呼吸机分成哪几类? 各自的使用场合有哪些?

3. 呼吸机常用的通气方式由哪些?

4. 呼吸机的工作原理是什么?

三、实例分析

1. 如果呼吸机出现气道压力过高报警,试分析可能原因及处理方法?

2. 若每分通气量高限报警,试分析可能原因及处理方法?

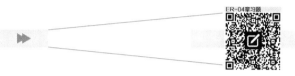

ER-04章习题

第五章

麻醉机

麻醉机图片

导学情景 ∨

情景描述:

2012 年,原国家质检总局发布过一项"警示通报",某知名跨国企业旗下公司的两款麻醉机在检验监管时发现存在安全质量隐患,主要是设备未提供连接备用供氧的办法,氧气与笑气的色标互相混淆。笑气即氧化亚氮,麻醉机上一般有笑气截断阀,当氧气浓度过低时,笑气会被关闭。如果二者标注不清,就可能截断的是氧气,进而危及生命。因此,该公司对已销售的该型号麻醉机进行召回。

学前导语:

麻醉机是进行全身吸入麻醉时必备的仪器。麻醉机工作正常与否,直接关系到麻醉的安全和质量,若出现麻醉气体泄漏,麻醉过浅或过量,或通气不足等,都会对患者造成一定的伤害,甚至危及生命。因此,医务人员在使用麻醉机前,一定要熟悉麻醉机的操作与基本维护,同时,还要有专业的技术人员进行维护、保养和维修。本章我们将学习麻醉的基础知识及麻醉机的组成结构、工作原理,基本操作与常见的故障排除方法。

在手术中对患者进行麻醉,减轻患者痛苦的历史源远流长。麻醉的方法有很多,如针刺麻醉、注射麻醉和吸入麻醉等。吸入麻醉药是经患者呼吸道进入肺内,经肺泡进入体内循环,产生抑制中枢神经的全身麻醉作用。近代,随着生物医学工程的不断发展和临床工作的实际需要,利用麻醉机作为吸入全身麻醉的重要器械已在临床广泛应用。临床上,麻醉机不仅用于实施全身麻醉,还要在全身麻醉期间向患者提供氧气并进行呼吸管理。现代麻醉机不仅要求提供的氧及吸入麻醉药浓度应精确、稳定和容易控制,同时要求在呼吸管理和呼吸过程中的患者各项生理指标的检测水平较高。高水平的麻醉医师和多功能现代麻醉机相结合,是当今麻醉的发展趋势,这一结合必将大大减少机械故障所致的意外事故的发生。

本章介绍麻醉机的用途、基本结构、工作原理,并进行麻醉机使用操作、故障排除方法的训练。

第一节 麻醉机概述

扫一扫
知重点

一、麻醉基础知识

1. 麻醉的作用麻醉 是用一定的方法使患者全身或局部暂时失去知觉及反射,能顺利接受手术治疗,并在手术完成以后能迅速恢复原来的知觉及反射。现代麻醉学不仅包括麻醉镇痛,还需在麻醉期间对患者的生命功能进行监测和调控,并维护患者在手术前、中、后各阶段的安全及防止并发症。此外,还包括危重患者的复苏急救、呼吸治疗、休克治疗、疼痛机制的研究和临床诊治等功能。

2. 麻醉的方法 根据麻醉的部位和范围,可分为局部麻醉、椎管内麻醉和全身麻醉。前两种都是在手术部位或局部进行麻醉,使局部暂时失去知觉和反射,使手术能够顺利进行。全身麻醉是使麻醉药物进入体内作用于中枢神经,使大脑受到抑制,患者意识消失,完全失去知觉,达到无痛、神经反射及肌肉活动有不同程度抑制的方法。

全身麻醉的方法有静脉麻醉、吸入麻醉和复合麻醉三种。

(1)静脉麻醉是将液态麻醉药从静脉直接注入人体,经过血液进入体循环,到达中枢神经系统发挥全身麻醉的作用。

(2)吸入麻醉是将挥发性麻醉药蒸气或气体麻醉药吸入肺内,经肺泡进入体循环,再到达中枢神经系统发挥全身麻醉作用。

(3)复合麻醉是将吸入麻醉与静脉麻醉两者结合起来,吸取两者的优点,相辅相成,是现在最为常用的一种麻醉方法。吸入麻醉与复合麻醉都离不开麻醉机。

3. 常用的吸入麻醉药物和气体 在手术中,通过麻醉系统输送到患者肺里的气体称为麻醉混合气体。麻醉混合气体通常是由氧气、笑气(氧化亚氮)及液态的麻醉药物挥发而成的麻醉气体按比例混合而成。

氧气(O_2)的作用是为了连续地保证供氧,在麻醉期间氧气浓度至少要达到30%,安全标准要求设备应有防止低于25%的保护装置。

氧化亚氮(N_2O)又称笑气,是麻醉机应用最早的一种麻醉药,有一定的镇痛效果。由于氧化亚氮是一种惰性气体,其化学结构稳定,对机体心血管的影响很小,通过钠石灰时极难分解,不与麻醉回路中的金属和橡胶起反应,不易燃爆,患者容易接受。但单独使用于全麻手术效能差,无肌松作用,故通常将它作为一种载体气体与其他吸入麻醉药混用,以达到满意的麻醉效果。

空气(Air)是用于空氧混合和麻醉呼吸机的驱动气源。

麻醉气体由液态麻醉药物蒸发而来。麻醉气体的作用是使患者在手术中不感到疼痛、感知减少和阻滞反射。常见的麻醉药物有氟烷、安氟醚、异氟醚、七氟醚、地氟醚等。

知识链接

William Thomas Green Morton——现代麻醉的鼻祖

1846 年，美国牙科医生 William Thomas Green Morton 在麻省总医院进行乙醚麻醉下外科手术演示的成功，标志着现代麻醉学的开端。

18 世纪前，由于没有麻醉剂，外科手术是一件非常可怕的事情。19 世纪 30 年代，美国青年人之间流行一种名为"EtherFrolics"的聚会，参加的人群会吸入乙醚或氧化亚氮以活跃气氛。Morton 发现与会的朋友吸入这些气体后，即使摔倒，甚至鼻青脸肿、头破血流都不会喊疼。于是他就有了在手术中使用这种气体的想法。

氧化亚氮虽有麻醉作用，但效力较小，于是 Morton 决定采用乙醚来进行麻醉，并且成功地进行了近代世界史上第一例麻醉状态下的手术。乙醚麻醉剂的发明是医学外科史上的一项重大成果。吸入麻醉药在过去的一百多年历史中发展迅速，现已拥有五大类吸入麻醉药（气体、烃类及烯类、醚类、氯代烷类、氟代醚类等），达百余种之多。乙醚已不再是主要的麻醉药物。

二、麻醉机的用途、特点与种类

（一）麻醉机的用途与特点

麻醉机是一种可以对多种气体和挥发性麻醉药进行输送、控制和辅助患者呼吸，同时在手术过程中对患者意识、痛觉水平进行调节的高级医疗设备。其功能主要有以下几种：

1. 精确提供氧气、麻醉气体　为实施全身麻醉，将麻醉气体（安氟醚、异氟醚、七氟醚或氧化亚氮等）与氧气混合后输入气体循环系统，以完成麻醉。

2. 为患者提供呼吸管理　由于患者采用全身麻醉，在麻醉过程中无意识，无知觉和反射，因此不仅利用麻醉机给药，还用机械通气来替代危重患者的自主呼吸。

3. 提供安全保障　通过基本的监护，如患者的各项生理指标的监护、患者通气情况的监护及吸入麻醉药浓度的监护等，对患者提供安全保障。

由于大多数麻醉药本身都具有不同程度的呼吸抑制和升降血压等作用，再加上在麻醉过程中易出现麻醉并发症和意外。因此，即使不用麻醉机向患者供药，也常用麻醉机的呼吸器来辅助和控制患者的呼吸，并监护患者的生理参数。

性能优良的麻醉机对减少装置故障所造成的麻醉意外和患者的安全，起着十分重要的作用。麻醉机应具备以下特点：①供氧充足，排出二氧化碳完全；②能提供浓度精确、稳定、容易控制的吸入麻醉药；③配有适合麻醉中进行呼吸管理的呼吸机；④有可靠的安全装置及报警系统；⑤有麻醉废气（残余气）清除装置。随着临床工程技术的发展，以及几十年来人们对麻醉机的不断研究和改进，现代麻醉机除了具有气路部分的基础构件外，还配备了电子、电脑控制和监测等仪器，已发展成为一种高度集成化、高度智能型的麻醉装置——麻醉工作站。麻醉工作站为麻醉医师提供了更好的工作环境和先进的操作界面,同时进一步提高了麻醉的安全性。

(二)麻醉工作站的特点

1. 一体化的麻醉机和操作界面 整个麻醉机具有一体化的气体、电源和通讯供应,无拖曳的管线及电缆。具有电子控制的完善、精确的气体输送系统,并带有所有的安全装置。所有的操作功能和参数通过一个用户界面就可以直观地进行观察、选择、调整和确认。单个主机开关能迅速启动并进行全自动的整机自检和泄漏测试,所有传感器自动定标。

2. 高质量的蒸发器 具有良好的温度、流量、压力自动补偿功能,可以精确控制麻醉药浓度。具有吸入麻醉药自动识别系统,使吸入麻醉药的选择和调换更安全、更方便。在一些机器上常可同时选配两到三种麻醉药的蒸发罐,选择更换方便,并带有连锁装置,防止误操作。

3. 集成化的呼吸回路 集压力、流量传感器、活瓣于一体,拆装方便,易于清洗和消毒。密闭性好,顺应性低,适合于低流量、微流量及小儿麻醉。具有一体化的加热装置,能优化加温湿化,使患者更舒适。呼吸回路中有新鲜气流隔离阀,保证潮气量不受新鲜气体流量的影响。

4. 功能齐全的麻醉呼吸机 大多采用气动、电控或计算机电动、电控型呼吸机,潮气量精准,最小潮气量可达 10~20ml,适用于成人、小儿及新生儿等各种患者,无需更换皮囊。具有 IPPV、PCV、SIMV 和手动/自主等多种呼吸模式,适合不同患者需求。具有自动的泄漏和顺应性补偿功能。压力限制通气可限制过高气道压力,防止压力伤。

5. 完善的监测、报警及信息管理系统 一体化的监测系统能监测所有与麻醉有关的参数及指标,并配有各种波型。监护参数包括:①呼吸系统参数,气道压力,潮气量,每分通气量,频率,顺应性,吸入和呼出 O_2、CO_2、N_2O 及麻醉气体浓度等。②生理参数,ECG,SpO_2,NIBP,IBP 及体温等。具有智能的分级报警系统,警报菜单自动显示。所有监测的数据、清单和趋势均自动记录,并可储存或通过网络进行联网或传送。可以检测机器状态,患者的呼吸和麻醉过程中的生理参数。机械监护中包括氧气比例检测,能在氧气供应中对由压力跌落引起的氧气供应的比例降低时发出报警和自动控制。

6. 增加了排污功能 由于患者和手术室内工作人员同处于一个环境,如果不注意将会造成不同程度的麻醉污染,长期接触麻醉药将会对人体有不同程度的影响,所以应尽量减少麻醉药对工作人员的影响和对手术室的污染。

(三)麻醉机的分类

1. 按功能多少、结构繁简 ①全能型:结构复杂、功能齐全,具有电子或电脑控制的呼吸管理系统、监测仪器、报警系统,有的还有自动记录系统;②普及型:结构及功能较前项简单,但仍具备基本的和重要的结构和部件,如氧化亚氮自动截断装置等安全系统,以及装备结构和功能简单的麻醉呼吸机;③轻便型:具备麻醉机的基本功能,但结构更简单、轻便、搬动灵活或携带方便。

2. 按流量高低 ①高流量麻醉机:氧气及氧化亚氮最低流量大多在 0.5L/min 以上,故只能进行较高流量麻醉;②低流量麻醉机:氧及氧化亚氮的最低流量可达 0.02~0.03L/min,既可用于低流量麻醉,也可施行高流量麻醉。

3. 按患者年龄 ①成人用麻醉机;②小儿用麻醉机;③兼用型麻醉机。成人麻醉机附有小儿呼吸回路和小儿呼吸机风箱。

4. 按呼吸机驱动方式 ①气动气控型;②气动电控型;③电动电控型。

点滴积累 V

1. 麻醉的基础知识 吸入挥发性麻醉药蒸气或气体麻醉药进行全身麻醉的方法称为吸入麻醉。吸入麻醉和复合麻醉(吸入麻醉和静脉麻醉兼用)需要用到麻醉机。
2. 麻醉机的用途 向患者提供氧、吸入麻醉气体和进行呼吸管理。
3. 麻醉机的种类 ①按功能分全能型、普及型、轻便型;②按流量高低分高流量和低流量型;③按使用对象年龄分成人用、儿童用、兼用型;④按驱动方式分为气动气控型、气动电控性、电动电控型。

第二节 麻醉机的结构与工作原理

学习目标 V

1. 掌握麻醉机的工作过程与工作原理。
2. 熟悉麻醉机的组成结构与各部件作用。

ER-5-2

扫一扫
知重点

一、麻醉机的结构与各部件作用

(一)基本结构

麻醉机一般是由基本装置、安全装置、监测报警装置和自动记录系统等组成,其外观和主要部件如图5-1所示。

麻醉机的基本装置包括:麻醉机主架、供气装置、流量计、麻醉蒸发罐、麻醉呼吸机、呼吸回路、残余气清除装置及各种附件与接头等。

安全装置包括:压缩气筒颜色标志(储气筒气源)、口径安全系统(中心供气)、逸气阀、低氧压安全装置等。

监测报警装置:主要监测的参数有吸入氧浓度、潮气量/每分通气量、气道压力、呼气末CO_2分压以及吸入麻醉药浓度等,经数据处理后显示动态的数值或波形,并通过附设的报警装置及时反映异常。

(二)各部件作用

1. 气源 现代麻醉机一般有氧气、氧化亚氮以及空气的管道进气接口。氧气和氧化亚氮采用高压气瓶或中心供气系统,高压气瓶使用时需用压力调节阀进行减压至0.4~0.6MPa后才可使用,以保证管路内压力在0.4MPa左右;空气来源一般为空气压缩机或中心供气。

(1)高压气瓶:也叫压缩气筒或压缩气瓶,是贮存压缩氧气、压缩空气和氧化亚氮等气体的密闭容器。压缩气瓶均由能抗物理因素和化学因素影响、耐高温的全钢制成。压缩气瓶上带有压力表和

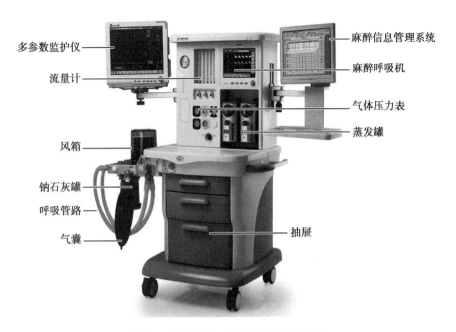

图 5-1　麻醉机的外观与主要组成部件

多参数监护仪——流量计——多参数监护仪、流量计、风箱、钠石灰罐、呼吸管路、气囊（左侧标注）

麻醉信息管理系统——麻醉呼吸机——气体压力表——蒸发罐——抽屉（右侧标注）

压力调节器,压力表连接在气筒阀和减压阀之间,用以指示压缩气筒内的气体压力,实际上压力表常与压力调节器制成一体,如图 5-2 所示。有些压力调节器上装有两个压力表,一个是高压表,用于指示压缩气筒内气体的压强;另一个是低压表,用于测量减压后气体的压强。压力调节器又称减压阀。压力调节器利用调节螺杆可以调节输出气的压力,把高压气源内高而变化的压力降为低而稳定的压力,供麻醉机安全使用。

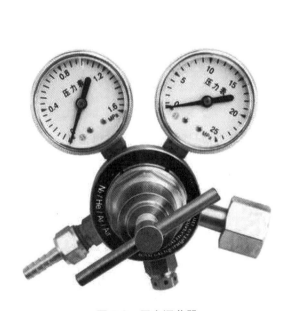

图 5-2　压力调节器

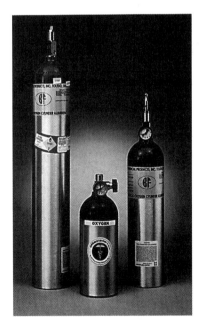

图 5-3　压缩气瓶

高压气瓶的容积有多种,为便于识别各种气体种类,避免错用,一般不同的气体钢瓶会漆成不同的颜色,如图 5-3 所示。在国内,高压氧气瓶一般涂成浅蓝色,氧化亚氮为银灰色,空气为黑色等。

每一种气体有它固定的轴针和轴孔,只有轴孔和轴针完全吻合的情况下,储气筒和麻醉机才能相互连接,这种系统叫轴针安全系统。

知识链接

麻醉用高压缩气瓶的颜色标记

为了便于识别,避免错用,国际上规定在筒体肩部必须刻有颜色标记,内容包括:管理机构代号、气体化学名称和符号、钢筒自重、耐受压力、出厂日期、复检日期及制造厂家等(表5-1)。

表 5-1 麻醉用压缩气瓶颜色标记

气体类型	国际标准组织 ISOR32	美国 CGAC-9	中国 尚未统一
氧气	白	绿	浅蓝
氧化亚氮	浅蓝	浅蓝	银灰
二氧化碳	灰	灰	铝白
空气	黑白相间	黄	黑

---

(2)中心供气系统:有的中心供气系统只供氧气,也有的供给多种气体(如 O_2、N_2O、空气等)。中心供气系统一般由医院供气中心统一供气,经压力调节阀减压后,通过输送管道送至各个病房,在病房的墙上都留有气体接口,使用时直接连接墙体上的接口即可。为防止麻醉机的管道气源接口接错气源,不同气源的接口采用不同的口径,这种系统叫做口径安全系统。

(3)低氧压安全装置:麻醉机应确保新鲜混合气体中氧浓度的比例不低于25%,因此,一般都设有低氧压安全装置,目的是防止麻醉机输出低氧性气体,确保安全的吸入氧浓度。目前常用的有笑氧联动装置和氧化亚氮截断装置。此外,在气路中还有气源压力表、流量表、气体压力报警装置及氧浓度监控仪等来监控氧气浓度以防气路中氧气浓度过低,导致患者缺氧。

笑氧联动装置如图5-4所示,该装置通过齿轮联动的力学原理起作用,流量计上氧气和氧化亚氮均有各自对应的调节旋钮,逆时针方向转动可增加流量,顺时针方向可降低流量,旋钮上装各载有两个大小不同的齿轮,两个齿轮之间用链条相连,控制开关为联动装置,即笑氧联动装置。当氧化亚氮增加时,氧气按照一定的比例增加,氧化亚氮和氧气的比例保持在 3∶2~2∶1 之间,如减少氧气流量,则氧化亚氮也按比例减少。该装置可在开启氧化亚氮或关闭氧气时防止混合气体中氧气浓度过低。

氧化亚氮截断阀:在使用氧气和氧化亚氮混合气时,一旦氧气供应不足,气路能自动截断氧化亚氮的输出,使氧化亚氮不能进入麻醉机气路,当氧气压力恢复达 0.03MPa 时,氧化亚氮方可开通,使氧化亚氮进入流量计。这是防止患者缺氧的一种安全装置。

2. 流量计 流量计是测定流动气体流量的工具,目前麻醉

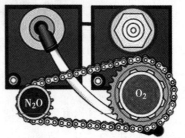

图 5-4 笑氧联动装置

机上有两种流量计,一种是电子流量计,如图5-5所示,由信号采样单元和LED显示单元组成;另一种是机械式流量计,如图5-6所示。常用的机械式流量计为进气口可变的悬浮转子式流量计,其原理如图5-7所示。在没有气体流动时,浮子静止于管子底部;当流量控制阀打开时,气体从入口进入管子底部并向上流动,推动浮子升高。因浮标与玻璃管的间隙越往上越大,所以气体流量也随之增大或流速更快,根据浮子停留位置的高度,可读出与浮子顶面平齐的刻度数,即为气流量值。

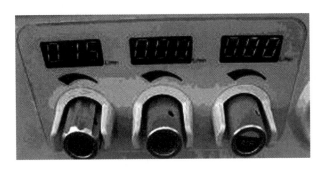

图5-5 电子流量计

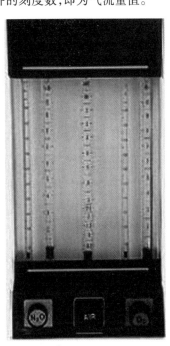

图5-6 机械式流量计

为了测定出更精确的流量值,近年来设计出各种"宽范围的流量计",常用的有三种:①串联型流量计如图5-8所示,由两个浮标重量不同的流量计串联,轻浮标测低气流量,重浮标测高气流量。②单管双刻度流量计,刻度玻璃管下段直径细、圆锥度小,供测低气流量用;玻璃管的上段直径粗、圆锥度大,供测高气流量用。③并立型流量计,同时设置高低两个流量计和针型阀,一个为10~100ml/min,另一个为1~15L/min,根据需要选择。

使用机械式流量计时须注意防止灰尘、油脂或水分进入流量计或堵塞进气口,否则可能妨碍浮标活动而影响读数的正确性;微调部件旋转时不能用力过猛,若针形阀旋拧过紧会使阀针变形,以致关闭不全而漏气,读数将不准确。

3. 蒸发器 蒸发器又叫挥发罐,是一种能将液态的挥发性吸入麻醉药转变成蒸气并按一定量输入麻醉回路的装置,是麻醉机提供给患者吸入麻醉药蒸气的重要组成部分。麻醉蒸发器的质量不但标志着麻醉机的水平,也关系到吸入麻醉的成败,直接涉及患者的安危。现代的蒸发器采用了一些专门的结构,以排除温度、流量、压力等因素的影响,并可精确地控制麻醉药的输出浓度。

(1)基本原理:蒸发罐可分为简易蒸发罐和高精度蒸发罐,如图5-9所示。蒸发罐由铜作为底座或壳体,利用铜具有高比热和良好的蓄热能力来吸收周围环境的热量,并利用这些热量蒸发里面的麻醉药。简易蒸发罐根据温度和麻醉药的不同,分别调节和稀释载气的流量,从而改变输出气的麻

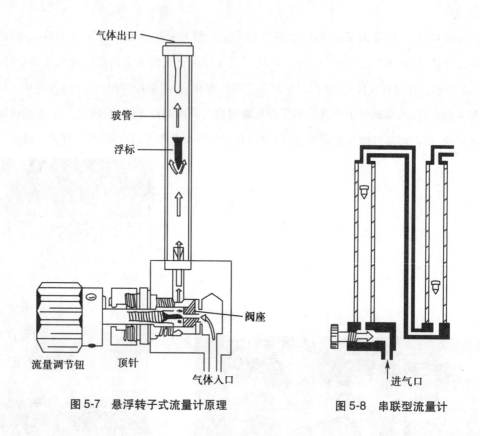

气体出口

玻管

浮标

流量调节钮　　顶针

阀座

气体入口

进气口

图 5-7　悬浮转子式流量计原理　　　　图 5-8　串联型流量计

醉药浓度,可用于各种麻醉药,称为定流量型蒸发器,临床上已很少使用。高精度蒸发罐具有浓度输出恒定,受环境温度、气流和压力的影响小,气流阻力低,麻醉药用量少的特点。其工作原理如图 5-10所示,气流(O_2 和 N_2O)到达蒸发器时分成两部分,一部分小于 20%的气流经过蒸发器带出饱和麻醉蒸气,另一部分大于80%的气流从旁路直接通过蒸发器,两者于出口处汇合,其间比例根据两者的不同阻力而定。浓度控制位于旁路通道或蒸发室出口处。转动浓度转盘后可引起其间阻力的改变,从而使两者汇合的比例发生变化。为了保持比较恒定的麻醉药浓度,麻醉蒸发器具有完善的温度补偿、压力补偿和流量控制等装置,这类蒸发器都是为特定的麻醉药设计的,不能混用,称为可变旁路蒸发器。

（2）影响蒸发器输出浓度的因素:理想的蒸发器应能在诸如流量、温度、逆压和载气等因素变动时保持恒定的输出麻醉药浓度。当前的蒸发器已接近理想的要求,但尚有下列常见的几种影响因素:①大气压。大气压高则蒸发器输出浓度降低。反之,大气压低输出浓度升高。如在 1 个大气压下时输出 3%蒸气,而在 3 个大气压的高压舱内只输出 1%蒸气。②流量。在流经蒸发器的流量极低或极高时,蒸发器的输出浓度可能会发生一定程度地降低。可变旁路型蒸发器在流量低于250ml/min 时,因挥发性麻醉药蒸气的比重较大,进入蒸发室的气流压力较低,不足以向上推动麻醉药蒸气,使输出浓度低于调节盘的刻度值。相反,当流量高于 15L/min 时,蒸发室内麻醉药不能完全饱和及混合,而使输出浓度低于调节盘的刻度值。此外,在较高流量时,旁路室与蒸发室的阻力特性可能发生改变,导致输出浓度下降。③温度。温度的变化可直接影响蒸发作用。除室温外,麻醉药在蒸发过程中消耗热能使液温下降是影响蒸发器输出浓度的主要原因。现代蒸发器除了采用大块青铜

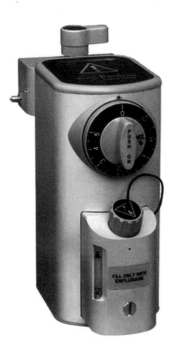

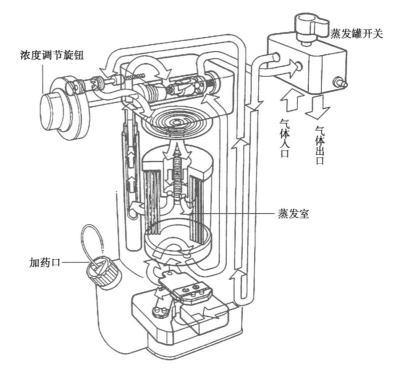

图 5-9　高精度蒸发罐　　　　　　　　　　图 5-10　蒸发罐的工作原理

作为热源外,一般采取自动调节载气与稀释气流的配比关系的方式补偿温度。可采用双金属片或膨胀性材料,当蒸发室温度下降时,旁路的阻力增加,而蒸发室的阻力减少,使流经蒸发室的吸气流增加,从而保持输出浓度的恒定。一般温度在 20~35℃之间可保持输出浓度恒定。④间歇逆压和泵吸作用。间歇正压通气和快速充氧可使蒸发室受到间歇逆压,其现象表现为蒸发器的输出浓度高于刻度数值,这种现象称为"泵吸作用"。泵吸作用在低流量、低浓度设定及蒸发室内液体麻醉药较少时更加明显。此外,呼吸机频率越快、吸气量峰高越高或呼气期压力下降越快时,泵吸作用越明显。⑤载气成分。流经蒸发器的载气成分可影响蒸发器的输出浓度,N_2O 增高时蒸发器输出浓度下降,以后略有回升。这是由于 N_2O 的液态挥发性麻醉药的溶解度大于 O_2,因此使离开蒸发室的气体量有所减少,输出浓度下降。以后 N_2O 的溶解趋于饱和,输出浓度得以回升。反之,停用 N_2O 改为纯 O_2 时,蒸发器输出浓度会升高。

　　(3)蒸发器的连锁装置:现代麻醉机多装置 2~3 种不同药物的专用蒸发器,一般以串联形式相连,使用十分方便。专用蒸发器是指每一个蒸发器只供某种药物使用,即根据某一种吸入麻醉药的蒸发特性标定出只供该种药物使用的蒸发器,如安氟醚蒸发器、七氟醚蒸发器、异氟醚蒸发器等。这些蒸发器的设计和制造工艺完全相同,只是标定时专门处理。有些厂家还在蒸发器上附以醒目的彩色标签,如安氟醚为橘黄色,异氟醚为淡紫色,七氟醚为淡绿色等。需要注意的是,不同的麻醉药挥发特性不同,因此,不能在同一挥发罐中混用麻醉药,否则不能保证输出浓度的准确性。另外,也不能同时打开两个挥发罐,否则上游挥发罐中的药物会混入下游挥发罐,影响输出药物的浓度。为防止同时开启两种蒸发器,麻醉机上多装有连锁装置,如图 5-11 所示。连锁装置是指打开一个蒸发器的同时会关闭其他蒸发器,任何时间只能由一种麻药罐挥发工作,确保输出气体的浓度精确。

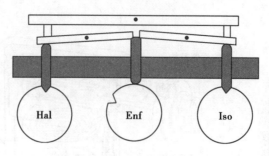

图 5-11 蒸发器连锁装置

4. 快速供氧开关 位于麻醉机前面,输出的是 100% 的氧气,任何时候按下快速供氧开关均可向呼吸回路快速输氧,松开后自动关闭。所供气体不经过流量计和蒸发器,直接送到共同气体出口,供氧速度为 35~75L/min。

5. 呼吸回路系统

(1)呼吸回路系统的分类

呼吸回路系统又叫麻醉通气系统,是在全身麻醉期间利用不同的通气系统来管理呼吸、调节吸入麻醉药浓度和剂量,并将麻醉混合气体送给患者的气路装置。根据呼吸气体与大气相通的程度及有无 CO_2 吸收装置等,可将通气系统分为全开放式、半开放式、半紧闭式和全紧闭式四种类型,如图 5-12 所示。

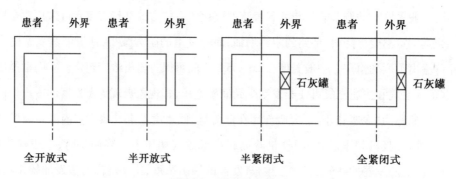

图 5-12 呼吸回路类型

1)开放式回路:患者吸入氧气和麻醉气体的混合气体,呼出气体完全不被重新吸入,直接呼出到大气。全开放式回路无储气囊和 CO_2 吸收罐,呼出的气体完全不被重复吸入,是结构最简单、价格最低廉的装置,系统与患者呼吸道之间无机械连接,因此,并不增加呼吸阻力。由于大量麻醉药弥散在手术室内,不能控制通气,麻醉深度不易稳定,现已淘汰不用。

2)半开放回路:有部分呼出气体被重复吸入,但无 CO_2 吸收装置,因此重复吸入的混合气体内 CO_2 浓度较高。

3)半紧闭回路:呼出和吸入的气体部分受麻醉机控制,呼出气体大部分被重复吸入。有 CO_2 吸收装置,可吸收混合气体内的 CO_2,降低重复利用的混合气体中的 CO_2 浓度。

4)全紧闭回路:也叫循环呼吸回路系统,是临床上最为常用的麻醉通气系统。该系统呼出和吸入的气体完全受麻醉机控制,由 CO_2 吸收器将 CO_2 吸收,剩余的氧气和麻醉气体全部重新供给患者吸入。为防止过量的重复吸入,回路中设有两个单向活瓣,使回路中气流量单向流动。每次呼出气

体均经过 CO_2 吸收装置。四种类型的区别可以总结为表5-2。

表5-2 四种呼吸回路区别

类型	CO_2 吸收装置	重复呼吸
全开放	无	无
半开放	无	部分
半紧闭	有	部分
全紧闭	有	全部

为了防止回路内呼出 CO_2 被重复吸收,各部件的排列顺序要遵循三条原则:①单向活瓣要安装在患者与储气囊之间,吸气管和呼气管上各放置一个;②新鲜气流不能在呼气活瓣与患者之间进入回路;③呼气活瓣不能置于患者与吸气活瓣之间。

总之,循环呼吸回路系统的主要特点是:允许呼出气重复吸入,这样能减少呼吸道水分和热量丢失,同时能减轻手术室污染,减少麻醉气体燃烧、爆炸的危险性,吸入全麻药的浓度相对较稳定。不足之处为:这种回路可增加呼吸阻力,不便于清洗、消毒,相对笨重。呼出气中的水分易凝集在活瓣叶片上,一旦瓣膜启闭不灵,不仅影响整个回路的顺应性,也可使呼吸阻力增加,甚至回路内气体不能单向循环,引起 CO_2 复吸入。除非加大新鲜气流量,否则吸入气中麻药的浓度变化缓慢。

(2)循环呼吸回路系统的组成部件

循环回路主要组成部件如图 5-13 所示,包括:螺纹管、储气囊和面罩、呼吸活瓣、CO_2 吸收装置、风箱、单向阀、压力限制阀等部件。

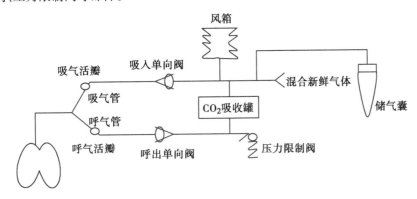

图 5-13 呼吸回路结构图

1)螺纹管:是麻醉机与患者呼吸道之间的连接管。在麻醉机吸入和呼出活瓣两端各接一根螺纹管,分别称为吸气管和呼气管,通过 Y 型管与面罩或气管导管相连,一般长 100cm,口径至少为 2cm,否则会增加呼吸阻力。螺纹管要求气密性良好,质地柔软、坚韧、有弹性,可任意盘曲,但不会扭折梗阻,顺应性小,透明、易清洗。

2)储气囊:用于贮存气体,成人为5L(等于肺活量)。储气囊的主要作用有:①断电等紧急情况时,可捏储气囊进行手动呼吸,进行辅助或控制呼吸,提供足够的气量;②上机时可先采用手动呼吸,缓冲和防止高压气流对肺的损伤;③便于观察患者的呼吸频率、幅度和呼吸道阻力;④便于麻醉气体和氧的均匀混合;⑤可使萎缩的肺膨胀。

3)面罩:由富有弹性的橡胶、硅胶等材料制成。中央为透明塑料或有机玻璃罩,周围套上可充气的橡胶圈,使外形和边缘更贴合口鼻的形状,面罩大小须适合,无效腔要小,要做到紧贴、不漏气和防止面部损伤。

螺纹管、储气囊和面罩均为橡胶或塑料制品,要求柔韧度适中、弹性强,易弯而不易折断或压瘪、有抗静电性能,内壁光滑平整,易清洗和消毒。现常用塑料制成的一次性产品,可以免除清洗,并能彻底防止交叉感染。此外,要注意的是,12岁及以下儿童使用麻醉机时,应更换相应的小儿用面罩、螺纹管及储气囊。

4)呼吸活瓣:呼吸活瓣是单向活瓣,是循环式麻醉机的主要部件之一,用来控制呼吸气流动的方向。安置在CO_2吸收器的邻近,由两个方向完全相反的活瓣成对组成。一个在吸气时开启、呼气时关闭,称为吸气活瓣;另一个在呼气时开启、吸气时关闭,称为呼气活瓣。在吸气相时,吸气活瓣打开,呼气活瓣关闭,如图5-14所示;呼气时相反,由此引导气流在麻醉机内呈单方向运行。活瓣一般是由轻质金属、塑料或云母制成圆形平片,放在透明有机玻璃罩内使用,以便于观察。罩内面有几个延伸的小柱,以使活瓣及时均匀启闭。活瓣质地要求结实、轻巧、四周光滑、表面平整、不会变形,以保证阻力小、不积水和不受潮。使用过程中必须保持活瓣开启灵活,关闭严密,否则可导致每分通气量降低、呼吸阻力增高,或是引起高浓度CO_2复吸和肺泡过度膨胀等危险的发生。

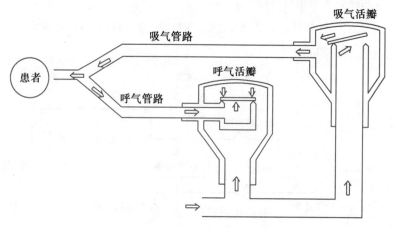

图5-14 吸气相时呼吸活瓣工作状态

5)二氧化碳(CO_2)吸收装置:作用是利用吸收器里的吸收剂来吸收患者呼出的CO_2,是循环紧闭式麻醉机的必备装置。吸收器的结构外形似一圆罐,因麻醉机常用的CO_2吸收剂有两种:钠石灰(碱石灰)或钡石灰,因此也叫石灰罐,如图5-15所示。石灰罐上下各有气路接口,用有机玻璃或其他透明硬质材料制成,可分为上下两罐串联使用,中间有分割,当上罐石灰指示剂变色后,可上下罐交替后继续使用,以提高钠石灰的利用率。石灰罐的容积大小应不小于成人潮气量或约2L大容积吸收器,否则易致CO_2吸收不全。容积增大,吸收效能更有效,钠石灰的利用率可显著增高。

吸收剂与CO_2起化学反应,有效地吸收循环回路里患者呼出的CO_2。钠石灰吸收剂的成分为5%的氢氧化钠+95%的氢氧化钙,以总量的15%~19%的水和0.2%的二氧化硅作为融合剂制成颗粒。其中$Ca(OH)_2$为主要活性成分,有良好的CO_2吸收效能,但易致粉末和潮解。

钠石灰保持活性的条件是水分存在和有效成分充足。钠石灰的吸收效能在含水量(湿度)为 14% ~ 19% 时最完全且恒定,低于 14% 或高于 19% 均将削弱吸收效能。因此,应予密闭保存以防干燥。在钠石灰中加有指示剂,可判断其吸收 CO_2 的效能。钠石灰是强碱,吸收 CO_2 后,pH 下降至 12 以下,指示剂就会变色。判断钠石灰是否失效的方法是观察颗粒是否变硬、变干燥或指示剂变色或吸入 CO_2 浓度升高。国产钠石灰的原始状态是粉红色,吸收 CO_2 后变黄色。观察颜色的变化可以了解钠石灰的消耗程度,但钠石灰颜色的变化并非判断钠石灰消耗程度的可靠指标,最可靠的依据是临床观察有无 CO_2 蓄积征象出现,所以,一般在钠石灰 3/4 变色时即作更换。

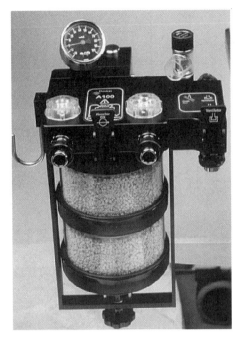

图 5-15　钠石灰罐

6)风箱:其作用是驱动气体作用于折叠囊,将麻醉气体和氧气的混合气体压入患者肺内。并不是所有的麻醉机都有风箱,大部分麻醉机是气动电控型麻醉机,以气体为动力来源,此类麻醉机需要驱动气推动风箱实现给患者送气。电动电控型麻醉机以电力为动力来源,无外置风箱,它由电机驱动活塞往返运动实现给患者送气。

折叠囊通过呼吸管道与患者的呼吸道相通,随吸气相和呼气相而上下移动。根据折叠囊在呼气相的移动方向,可将折叠囊分为两种类型:①上升型(或称直立型)折叠囊,指折叠囊在呼气相向上移动。上升型风箱工作过程如图 5-16 所示,吸气时,气体推动折叠囊下降,将气体压入患者肺内;呼气时,呼出气体推动折叠囊上升,将气体排出。②下移型(或称悬挂型)折叠囊,指折叠囊于呼气相时向下移动。从安全性能方面考虑,现在多数的麻醉呼吸器已采用上升型折叠囊(FDA 禁用下降式)。呼吸器在运行过程中的最大危险之一是折叠囊脱开或破裂漏气,致使折叠囊内、外气体混流,可诱发严重并发症。下降式折叠囊由于地心引力作用可使折叠囊继续上下移动,可能会诱发并发症。而上升式折叠囊如脱开或破裂漏气,则无法上移,容易及时发现并避免意外发生。

7)单向阀:位于气路箱内,作用是防止气体回流。

8)压力限制阀(adjustable pressure limiting valve,APL 阀):由弹簧控制,平时处于关闭状态,只有当回路内气流压力超过预设压力值时才开启,排出多余气体。

6. 麻醉残气清除系统　麻醉残气清除系统的作用是收集麻醉机内多余的残气和患者呼出的废气,并通过管道将其排出手术室外,以免造成手术室内空气污染。该系统主要包括:①残气收集装置,由麻醉机的排气阀、通气机的呼气阀及其附带装置收集残气;②输送管道;③排除装置,可由专用管道通向室外或化学吸附(如活性炭)及真空泵吸引等方式。

残气清除系统的设计和选择应根据简单、有效、自动、方便、经济和安全的原则,力求实效。残气清除系统减少了手术室内污染,但也增加了麻醉机的复杂性和一定的特殊性,处理不当可造成患者

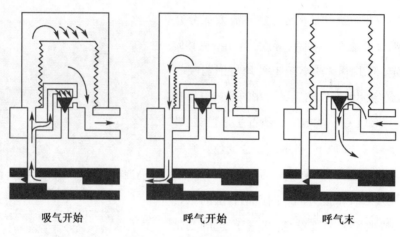

吸气开始　　　　　　呼气开始　　　　　　呼气末

图 5-16　上升型风箱工作过程

的危险。主要问题是残气清除系统的管道堵塞引起正压或负压传到患者呼吸回路。若排气管道堵塞，会使呼吸回路压力过高，若未及时处理，可能会导致患者肺部气压伤。导致压力过高的原因有：①麻醉机轮子压住了排气管；②管道扭曲打折；③异物堵塞；④管道接错等。若负压过度，可造成患者呼吸回路内气体被大量抽出，影响麻醉机的正常工作。常见负压过度的原因有：负压释放阀或开口因尘埃积聚或胶布、塑料袋等异物阻塞或真空泵负压过大。

7. 报警监测装置　现代麻醉机都有报警监测系统。不同的麻醉机配置不同，其监测的参数也有一定的差别，但大都包括呼吸系统、常见生理参数、麻醉药浓度及患者麻醉深度、肌肉松弛程度的监护。常见的监护内容包括：氧浓度、气道压力、潮气量、每分通气量、呼吸频率、CO_2 及吸入麻醉气体浓度监测。由于氧监护、每分通气量监护以及压力监护为麻醉的基本监护，所以现在很多厂家将这些监护集成于一体，并生产了专用的监护仪来监护检测这些参数。麻醉机上选配的其他监护仪器可以单独购买，再加到麻醉机系统中去。各项数据经电路处理并显示在屏幕上，若超出设定范围，电脑会报警提示。

（1）氧浓度监测：通常由氧电池来监测，氧电池采用电化学原理，测量范围为 0~100%，在恒定工作压力和恒定温度条件下，氧电池产生的电压值与氧浓度成正比，每个氧电池的输出电压在整个寿命期内基本是稳定的，当测量的氧浓度误差较大时，机器会发出报警提示，这时可以对其进行定标校准，若仍然偏差较大，一般是氧电池耗尽，需要更换氧电池。

（2）气体流量监测：检测气体流量时通常分为电子监护和机械原理测量两种，电子监测利用铂金丝制成感应器置于气道中进行测量，铂金丝感应器能在气体流动时，在两条铂金丝上产生不同的效应，将此效应进行放大并和标准信号比较，得出实际值。机械原理检测是利用气体能推动风轮运动，风轮带动指针转动测量的，由于在该装置中气道为标注量，因此风轮的转动数与气流量相对应。

（3）压力监测：主要是检测气道压力，包括平均气道压、吸气峰压、吸气平台压和 PEEP 等。气道压力不能过高和过低，压力过高则造成患者不耐受，可能是气道堵塞造成的；压力过低则通气量不足，可能是管道脱落或漏气造成的。该装置也分为机械式和电子测量两种。电子检测是利用压敏元件制成的传感器将压力信号转换成电信号，通过电子电路将信号处理放大进行指示，由于气道中存在着峰值压力、平均压力、呼吸末压力，所以某些装置上还能指示其压力变化值，并能通过电路算出其平均值。由于压力随呼吸变化,通过电路在某些装置上能自动计算并指示其呼吸频率。

(4)二氧化碳监护:检测呼吸回路中CO_2含量的装置,它利用CO_2能吸收红外线的原理制得其感应器,利用电路将感应器的信号放大处理进行指示。由于肺泡与血管之间的CO_2扩散迅速,因此,血液里的CO_2含量与呼气末的CO_2含量相等。通过电路可将呼吸中呼气末CO_2的含量计算出来,通过CO_2含量的范围能及时发现患者过度换气、CO_2淤积等现象,并能通过监护仪随时了解患者的新陈代谢情况。

(5)吸入麻醉药浓度监护:通过光谱吸收法来测定不同的麻醉药浓度。在一个特质的传感器中,由红外线发射源、光谱过滤片组(共有三组过滤片于三个不同的频谱内同时进行样本测定)、高灵敏度红外线探头和一组反射镜片组成。红外线光束通过气室时,光密度将根据气道中麻醉药的浓度衰减,经镜片使光束反射10次,经滤光片由红外线探头接收,将该信号进行放大处理,由计算机进行控制,在生理监护仪中是依靠电极或其他感应器来测量其信号的。

二、麻醉机的工作原理(图5-17)

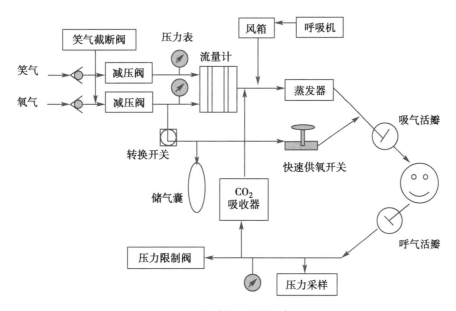

图5-17　麻醉机工作原理框图

(一)麻醉机的气路系统

麻醉机的气路系统是指将氧气、氧化亚氮及各种吸入性麻醉气体按比例混合后输送给患者的持续气流麻醉系统。来源于高压储气瓶或中心供气的氧气和氧化亚氮,经减压阀减压至0.4MPa,然后经高压输送管道送入麻醉机。氧气和笑气经过机器内的压力表进入流量计,通过流量计上的流量控制阀调节氧气和笑气流量。为保证气体混合后氧浓度不低于25%,麻醉机上氧气、笑气流量阀设计成笑氧联动装置,使氧气和笑气按一定的比例进入,并装有笑气截断阀,一旦氧气供应不足,立即切断笑气供气,以免氧浓度过低,造成患者缺氧。氧气、笑气在流量计内混合后,经过麻醉药蒸发器,带走蒸发器内由液态的可挥发性麻醉药(如恩氟烷、异氟烷等)蒸发而成的麻醉气体,氧气、笑气、麻醉气体三者按比例混合成新鲜混合气体,由蒸发器来精确控制麻醉药浓度。新鲜混合气体经单向阀由共同气体出口输送到患者吸收回路。若按下快速供氧开关,则输出的氧气不经过流量计和蒸发罐,直接经共同气体出口输送给患者。气体的动力可由呼吸机系统控制风箱驱动气体作用于折叠囊,将混合气体压入患者肺内,也可以手动捏皮囊来维持患者呼吸,选择呼吸机模式还是手动模式可由转换开关来控制,使用时只需扳下转换开关即可。

麻醉机最普遍的呼吸回路是全紧闭式循环回路系统。在呼吸回路上有呼吸活瓣来控制气体的方向:吸气时,吸气活瓣打开,呼气活瓣关闭,气体进入患者肺内;呼气时,呼气活瓣打开,吸气活瓣关闭,肺内气体排出。患者呼出的气体经 CO_2 吸收器(钠石灰罐或钡石灰罐)吸收后,剩余气体重新进入呼吸回路被重复利用。若呼吸回路中气道压力过高,超过设定的值(一般为 6kPa),则压力安全阀打开,排出多余的气体以减压。排出过多气体用的压力安全阀(APL 阀)通常是一个弹簧负载阀。弹簧张力是控制回路压力的,如果患者自发呼吸,APL 阀就处于打开的位置,呼吸以最小阻力吸入和呼出气流。如果患者被深度麻醉以及深度麻痹,麻醉师就可以部分或全部关上 APL 阀,以挤压储气囊使气体充满肺部,帮助和控制患者呼吸。从 APL 阀排出的废气应通过排气管引导到手术室外或进入残气清除系统,以避免微量麻醉气体对手术室工作人员造成危害。

▶▶ **课堂活动**

    1. APL 阀的作用是什么?

    2. 快速供氧开关如何实现快速供氧?

（二）麻醉机的电路系统

在上述过程中,控制气体流向的是呼吸活瓣,属于电磁阀,受主机板的控制,吸气时电磁阀打开,呼气时关闭。显示板用于吸呼比、呼吸频率、潮气量、氧浓度、压力波形等屏幕显示。主机板是呼吸机电路部分的中心处理单元,它不仅控制电磁阀的开闭,而且还接收和处理压力信号、流量信号和氧浓度信号。接收面板的输入并将要输出显示的信号送往显示板,稳压电源提供电路所需的电压。各分系统的功能都是通过面板上的按键来设定和调节的。

点滴积累 ∨

    1. 麻醉机的主要结构　供气装置、流量计、蒸发器、麻醉呼吸回路、安全装置、监测报警装置。

    2. 麻醉机的工作原理　氧气、笑气经过滤减压到达流量计,按比例混合后流经蒸发器带走麻醉气体,到达共同气体出口,由呼吸机带动风箱来推动气体进出患者肺内,呼吸活瓣控制气体流向,呼出的气体经 CO_2 吸收器吸收后被重复利用,形成循环紧闭型回路。

第三节　麻醉机的使用操作与维护

学习目标 ∨

    1. 熟练掌握麻醉机的使用操作技能与管路连接。

    2. 能够对常见报警与故障进行分析并处理。

ER-5-3

扫一扫
知重点

一、麻醉机的使用操作

1. 准备工作 连接麻醉机的管路和电源,必要时连接笑气输气管,向钠石灰罐内装好钠石灰,向麻醉蒸发器内装入相应的麻醉药。

2. 操作程序 打开氧气减压阀或笑气减压阀,将减压器的输出压力调为 0.4MPa 左右,或直接连接中心供气,然后打开机器。根据患者实际情况,用模拟肺调节麻醉呼吸机的通气模式和参数。

(1)通气模式选择:根据患者实际情况选择呼吸模式,如:VCV、PCV、SIMV、手动模式等。

(2)调节机器参数:调节潮气量、呼吸频率、吸呼比、触发灵敏度等。使用手动模式,先将呼吸机调至手控状态,再将手动扳手扳下。手动模式转换为机控时,先将扳手扳回,再选择所需的机控通气模式。

(3)观察麻醉机工作是否正常:患者呼吸稳定后,观察显示屏监测区的数值变化。根据呼吸机显示的检测参数,设置报警范围(如每分通气量上下限报警、气道压力上下限报警、呼吸频率上下限报警、氧浓度上下限报警等)。根据临床需要可通过菜单键内的系统设置,选择检测波形、压力-时间波形、流速-时间波形、容量-时间波形、动态顺应性。

3. 注意事项

(1)开机前首先连接好管路,并将气源打开,调到 0.4MPa,关机后再关闭气源。

(2)使用麻醉呼吸机时一定要将地线接地,地线的作用是为了防止干扰,排除机器在工作中所产生的静电。用电器连接麻醉机背部的电源插板时,需查看清楚该用电器的额定电流和额定电压,避免将大功率用电器的电源与麻醉机连接,以免影响麻醉机的正常使用。

(3)蒸发罐每次使用前必须按要求加注与蒸发罐相同的麻醉药,并使麻醉药液面在指示窗范围内。不允许在一种蒸发罐内使用两种或多种麻醉药,也不允许在有连锁装置的麻醉机上强行打开两个蒸发罐同时使用。因为不同的麻醉药有不同的物理和化学性质,其蒸发温度、蒸发压力、蒸发量不相同,每个蒸发罐都是依据不同参数设计的,一种蒸发罐内只能加入对应的一种麻醉药,否则会影响蒸发罐的精度。给罐内加入药物时,一定要使药物在两个刻度线之间,避免达不到理想的麻醉蒸发效果。不允许将装有麻醉药的蒸发罐搬运或倾斜,更不允许打开精密蒸发罐。

(4)蒸发罐内设有温度补偿装置,随着温度的改变,温度补偿装置也随着改变,稀释率也随着改变,起到补偿的目的,以保证输出浓度的稳定。温度补偿在整个使用温度范围内都起作用,对于室内温度改变,温度补偿相对缓慢,当蒸发器的温度与使用环境温度不一致时,应置于使用环境下适当的时间后再使用。

(5)风箱是用来驱动气体和观察机器是否漏气时使用,风箱上边的刻度是潮气量大小的参考值,不能作为潮气量的实际值,潮气量的实际值以显示屏上的数值为准。

(6)及时清理压力采样管内的积水,避免水珠长时间凝聚导致进入压力采样管,影响麻醉呼吸机的各项检测。

（7）在更换钠石灰时,注意不要将钠石灰装的太满,否则会影响钠石灰罐的气密性,导致轻微漏气。

（8）每次使用完机器后,需打开钠石灰罐下的排水开关,清除积水,然后将排水开关关闭,否则会产生漏气。及时清理钠石灰的托盘,避免钠石灰粉末腐蚀托盘,防止长时间钠石灰粉末蓄积,阻塞托盘底部的换气孔。

（9）及时查看呼吸回路呼气活瓣内是否有积水,如有积水,需将活瓣打开晾干,或用棉球将其擦干,安装活瓣时拧紧即可,不要太用力,以保证不漏气为度。

4. 麻醉机的常规检查　在使用麻醉机之前,对麻醉机进行全面的检查,确定麻醉机各组成部分性能及状态良好,可以减少因麻醉器械而引起的麻醉意外,从而提高麻醉安全性。这些必检项目包括以下内容：

（1）气源检查：①氧气检查。医用钢瓶氧气源在满载时,瓶内压强应为 $10\sim15MPa$,低于 $2MPa$ 时,应更换新氧气源。②笑气检查。压强应稳定在 $5.2MPa$,低于 $4.2MPa$ 说明瓶内液化氧化亚氮已近耗尽；低于 $1.0MPa$ 时,应及时更换。检查中央管道供气系统是否正确连接,压力应在 $4kg/cm^2$ 左右。关闭氧气,氧化亚氮无流量输出。关闭氧气源,氧化亚氮流量应在氧气流量为零前自动关闭。氧气流量大于 $300ml/min$ 时,氧化亚氮才有输出。具有氧气/一氧化亚氮配比功能的流量计在不同的氧化亚氮流量下,相应的氧流量应接近产品说明书规定的 $1:2$ 或 $1:3$ 的比例。氧气压低于 $0.3MPa$ 时,应有声光报警。

（2）气密性检查：检查系统是否有漏气,密封是否良好,可逐段排除。常用方法有：①负压法。系统入口封闭,出口接吸球。吸球压瘪产生负压,系统无漏气则吸球不膨胀复位。②正压法。封闭出口,系统充压后封闭入口,无漏气时系统压力不下降。③流量计法。系统入口与出口各接一流量计,系统无漏气则二者流量一致。此法受流量计精度的影响,不能检出少量的漏气。④皂膜法。发泡剂为 10% 苯磺酸钠或中性洗涤剂溶液。封闭出口,在气源正常供气条件下,用毛笔蘸发泡液涂抹在各个气道及连接部位,有气泡生成则表明该处漏气。此法可以定位检出极其微小的漏气。

（3）蒸发器检查：蒸发器可以顺利装填和排放麻醉药液,无药液渗漏现象。蒸发器内麻醉药液量可以在外部正确观察。当氧流量为 $5L/min$ 时,调节麻醉蒸发器由零到全开,氧流率改变不大于 $1L/min$,否则应检查麻醉蒸发器。在蒸发器完全关闭状态下,氧流量为 $5L/min$,共同气体出口处无麻醉药气味。蒸发器打开,应很快出现浓郁的麻醉药气味。在具有麻醉气体监测仪的条件下,蒸发器输出精度应每 $1\sim2$ 年进行校准,输出浓度值与刻度指示值误差应在 $\pm10\%$ 以内。当一台麻醉机安装有两个以上的蒸发器时,打开一个蒸发器后,其他蒸发器应被闭锁。

（4）快速充氧阀流量控制功能检查：封闭呼吸回路的患者接口,排空储气囊后,关闭回路排气阀。快速充氧,$3L$ 储气囊应在 $2.5\sim6s$ 充满,说明快速供氧阀输出流率符合 $30\sim75L/min$ 的标准。

（5）麻醉排污系统功能检查：排污系统工作时不得影响回路排气阀的排气功能。在回路排气阀开放时,麻醉呼吸回路内不得出现明显的气道负压。

(6)氧浓度监测:是评估麻醉机低压系统功能是否完好的最佳装置,用于监测流量阀。若氧浓度检测不准确,应及时更换氧电池。

(7)循环回路系统试验:用于患者呼吸回路系统的完整性的测试,其测试范围是由共同气体出口至 Y 型接管之间。检查部位包括:Y 型接口、螺纹管、储气囊、细菌过滤器、CO_2 吸收罐、积水器、采样管。测试内容分为泄漏试验和活瓣功能试验两部分,均需在麻醉前完成。

低压系统泄漏可引起缺氧或麻醉手术中知晓。低压系统泄漏试验:主要检查流量控制阀至共同气体出口之间的完整性。流量表的玻璃管和蒸发器及其连接处是泄漏常见部位。回路系统泄漏试验:①关闭所有气流及 APL 阀,堵住 Y 接头;②快速充氧,回路内压力加至 $30cmH_2O$;③证实压力维持 10 秒以上,打开 APL 阀,压力随之下降。

麻醉回路呼吸活瓣功能检查:呼吸回路中患者接口连接模拟肺,充盈储气囊,手工挤压储气囊,随着模拟肺的充气和排气,呼吸活瓣应为一闭一开相反动作。

(8)各种监测系统的检查和标定:设定报警的上下限,包括:呼出气 CO_2、脉率氧饱和度、氧浓度分析、呼吸机容量监测(潮气量表)、气道压力监测。

(9)检查后麻醉机的状态:①蒸发器置于关闭状态;②APL 阀开放;③转向开关置于手控位;④所有流量计置于零(或达最小);⑤患者吸引器的负压置于适当水平;⑥患者回路系统准备妥当,立即可用。

二、麻醉机的维护及常见故障排除

抢救患者成功的前提是麻醉机具有可靠的性能,能满足患者的需要。做好麻醉机维护保养、消毒是为抢救成功提供基础。每次使用后将麻醉机进行必要的维护保养、消毒,以便下次随时可用,可节约时间,利于患者抢救,同时可延长麻醉机的使用寿命,为医院节约使用成本,增加麻醉机的完好率、使用率,减少故障率,能创造更好的社会效益和经济效益,同时对于患者接触的设备进行日常消毒可避免交叉感染。一次性医疗用品的兴起,在避免麻醉临床交叉感染方面,发挥了很大作用。但由于种种原因,麻醉大型设备及其有关器械在医院感染中的潜在隐患目前还无法都用一次性技术解决。

(一)麻醉机的清洁消毒

麻醉设备用后一定要清洁和消毒。麻醉呼吸机的消毒,是指对回路部分消毒,多是对呼吸管路的消毒,每次用完机器后,应对所有管路进行消毒,同时换上干净的管路,避免交叉感染。目前也可通过消毒气体对整个呼吸回路进行消毒,这种方法是将消毒气体连接呼吸回路,并将消毒气体输送到麻醉机的内外循环回路中进行消毒。

1. 外表面清洁 将布用标准洗涤剂浸湿,清除麻醉机外表面及面板的灰尘,然后用干布擦干麻醉机,不准将水和其他液体倒在麻醉机上,一旦进入内部,将损坏机器,甚至造成漏电的危险。

2. 与患者气体接触部件(如呼吸管、呼吸囊等)的清洗消毒 可拆下放在水中清洗,消毒浸泡,然后晾干待用。拆开吸气和呼气活瓣装置,擦干水迹,然后复原。呼吸管道、面罩及其附属连接管经冲洗或超声波清洁,戊二醛或乙醇浸泡消毒,无菌蒸馏水冲洗晾干后,清洁保存。气管导管经刷洗清洁导管内外管壁,乙醇或戊二醛溶液浸泡消毒 30 分钟,无菌蒸馏水冲净后,无菌保存备用。流量传感器应脱开后清洗消毒(75%酒精浸泡)并立即吹干。需要注意的是电子传感器不得拆卸消毒,不得有液体浸入电路。电器部分不可清洗。

3. 整机消毒 整机消毒应在室温下采用气体消毒,如环氧乙烷等。

4. 空气过滤网清洁 刷洗清洁空气混合器的空气过滤网。具有微孔滤菌膜的通气机应按照说明书定期更换微孔滤菌膜。

5. 传染病患者接触的物品消毒 结核、炭疽、肝炎、艾滋病以及其他恶性传染病患者接触的麻醉物品,必须进行预先消毒。常用的方法有苯酚或戊二醛溶液浸泡消毒,然后再进行相应的清洁消毒处理。

(二)麻醉机的日常保养

1. 麻醉蒸发器的维护 使用时应注意不要用手提拉浓度调节旋钮,在调节麻醉药浓度时,首先压下锁定钮,再缓慢旋转浓度调节钮的刻度盘,旋到极限位置时,再勿用力转动。麻醉药蒸发器在拆装和搬运过程中,要轻拿轻放,不得受冲击和振动。

2. 流量计的维护 流量计是麻醉机上的重要部件,其上的玻璃管易碎,在搬运机器过程中,一定要避免流量计受到冲击和振动,在旋转流量控制旋钮时,一定要缓慢转动,当流量计显示最大和最小流量时,勿用力旋转控制阀旋钮,以免控制阀受损,控制失灵。

3. 易污染物的消毒、清洗、干燥和正确安装 机器与患者连接的管路系统易受污染,需要消毒。经过消毒的气路管道连接件,呼吸回路部件等要正确安装到位,不要造成漏气,安装后要试运行,机器工作正常后方可接上供患者使用。

安装后,一定要进行气密性检查,钠石灰罐上的边缘撒落的石灰要抹去以免造成漏气。

4. 吸、呼气活瓣的维护 吸、呼气活瓣上的盖片勿压弯,在清洗消毒剂拆装时要十分小心,如遇损坏须及时更换,以免影响使用。

5. 易耗品更换 麻醉机常见的易耗品如螺纹管、氧电池、流量传感器、钠石灰等,要经常检查是否需要更换。另外要定期清洁麻醉机上的过滤网。

(三)麻醉机常见故障排除

麻醉机在使用过程中,呼吸回路、折叠囊及控制系统三个部位出现故障较多,并导致严重危害。麻醉机常见的故障部位有麻醉药物蒸发罐、连接管道及阀门等。

麻醉机的维修方法主要是更换零部件,清洗疏通管路,调整阀门、管路的气密情况及阀门开启程度等。麻醉机因构造以通气管路为主,所以故障多集中在管路。控制电路故障根据机器性能确定维修方法,高档麻醉机配有自检功能,维修工作可在自检程序引导下进行,中低档麻醉机可根据控制电路原理图分析查找故障部位,进行维修。

麻醉机故障检测可采用分段的方法,尤其是气路部分,将中间堵塞,分段检查漏气部位,电路可移除部分元件或模块,观察机器反应,逐步判断故障所在部位。

1. 呼吸回路的故障

(1)回路脱开或有漏气现象

故障原因:①若麻醉机内部及外部的高压气路部分漏气会产生巨大的气流声,比较容易查找故障部位,应及时加固或更换,注意更换气路需确保耐受气体高压。②手控时 APL 阀未关闭、钠石灰罐安装不严密或密封胶圈有污物、风箱皮囊破损、螺纹管损坏或接头松动、活瓣罩未拧紧、手动/自动转换开关失灵等均会造成漏气。③呼吸回路以 Y 型接口部位完全脱开或部分不连接最为常见,需重视监测,做到及时发现。有三项监测指标可作为参考,即气道压力、每分通气量及呼气末 CO_2 浓度,尤其是气道压力可直接反映呼吸回路的问题。呼气末 CO_2 监测是发现回路连接故障的最佳监测手段,常用的方法是在 Y 型接口部位安装 CO_2 红外线传感器,或通过采集呼出气体样品,测定其中的 CO_2 浓度。如果出现呼气末 CO_2 浓度大幅度降低,或测不出 CO_2 浓度,即提示故障发生。

排除方法:手动检测漏气(手动模式下将皮囊充满气体,握住皮囊,压力不能保持 10s 以上);关闭半紧闭 APL 阀,重新安装半紧闭 APL 阀,更换新管或重新安装管路,重新拧紧活瓣罩等。

(2)呼吸回路阻力增高

故障原因:常见于气管导管折屈、螺纹管受压阻断、患者分泌物增多等情况。

排除方法:给患者排痰;整理打折、受阻部位。

2. 折叠囊故障

(1)折叠囊老化、漏气

故障原因:折叠囊外的透明密封罩与垫圈(多为橡胶制品)之间,较易发生漏气现象。由于部分驱动气逸入大气,密封罩内无法形成驱动力,呼吸机无法正常运转,甚至完全停止工作。折叠囊为橡胶制品,会因老化而出现细小裂纹,此时容易引起严重危险:高压的驱动气经过裂纹口直接进入患者肺脏,诱发肺泡过胀性气压伤。

排除方法:更换老化的折叠囊。

(2)呼气末折叠囊不能伸展至顶

故障原因:较大潮气量时所选呼吸频率过快;患者呼吸回路漏气;流量控制开关未打开;逸气活瓣压力值调节不正确等。

解决方法:重新设置合适的呼吸频率,按上例所述方法检查漏气点,打开流量控制开关。

(3)送气时折叠囊不压缩或压缩范围不够

故障原因:麻醉机工作方式转换开关仍处于手动位置;快速供氧开关失灵漏气;风箱玻璃罩损坏或密封圈漏气;气道阻塞。

排除方法:将工作方式转换开关调至机控位置;更换风箱玻璃罩或密封圈;排除气道阻塞物。

3. 控制系统故障

故障原因:呼吸机内设置的呼吸活瓣及逸气阀也会因破裂、水汽凝结等原因发生某些故障。而压力、流量传感器等部件也会因为老化或意外损坏而发生故障。

排除方法:使用前的检查以及定期的维护保养,发现传感器失灵或老化须及时更换并校准。

4. 蒸发器故障

故障原因:蒸发器常见的故障有漏药、输出气体浓度不准等。

排除方法:检查蒸发器注药口和排药口的密封圈,密封垫有无损坏,损坏则可能造成漏药或漏气,若浓度不准,则检查蒸发罐内部。

5. 使用中停止送气

故障原因:气源用尽、电源电路故障或风箱皮囊不工作。

排除方法:此故障需紧急处理,一般有相应的报警帮助判断,部分可通过重启机器恢复正常,若蓄电池老化,蓄电能力下降,当输入交流电源脱落或接触不良,可造成屏幕正常显示而停止送气,需接好交流电,适时更换蓄电池;若风箱不工作,应立即切换到手动呼吸状态,维持患者供气,再检查原因。

6. 检测数据异常

(1)潮气量不准或无潮气量数值显示

故障原因:检查流量传感器,传感器电缆或传感器是否完好、接好,检查流量传感器是否需要进行校准或更换,传感器内积水过多会造成测量数据不准甚至损坏传感器,需及时取出,自然风干;呼出气体压力采样管堵塞也会造成潮气量数值不准确。

解决方法:更换流量传感器;对流量传感器进行检查和重新标定;更换呼出气体压力采样管。

(2)无压力波形或压力波形异常

故障原因:检查气体采样管是否脱落或破裂;检查给呼吸回路输送新鲜气体的管道等是否有积水。

排除方法:若压力采样管脱落或破裂,及时接好或更换。若管道有积水,及时清理。

(3)呼气末 CO_2 浓度或分压过高

故障原因:检查给呼吸回路输送新鲜气体的管道是否有积水;检查吸入单向阀是否能完全关闭,否则患者呼出气体进入回路,会造成 CO_2 浓度升高。

排除方法:及时清理管道中的积水;及时清理或更换单向阀膜片。

7. 开机异常

故障原因:不能正常开机,一般会有报警提示,如报警声、报警指示灯、故障描述、错误代码等。若开机失败和蓄电池故障同时发生,有可能是蓄电池蓄电能力不足,电压过低,将主板供电电压拉低,造成开机失败。

排除方法:若判断是否是蓄电池故障,可暂时将蓄电池从电路中移除,仅以交流电源供电,重启机器。

案例分析

案例1:

患者麻醉手术中,风箱内皮囊下塌,不能通气,出现漏气报警。

分析:

一般情况下,机器在开机时都有自检漏气程序,如果开机漏气自检通过,对患者使用时出现风箱向下塌陷,基本可以排除回路本身和配套管路的问题,判断问题出在患者插管的密封和呼吸机工作模式的选择上。后者问题因牵涉到使用习惯和麻醉质控要求,所以需作重点分析:选中容量控制模式(CMV)

为患者通气，必须满足患者没有对抗的条件。 在麻醉手术状态下，对抗主要来源：①自主呼吸出现；②肌松药不足，出现肌肉收缩；③手术中压迫到肺部。 容控模式下这3种情况的任何一种存在，都会使患者肺泡收到挤压，如果不能在对抗的瞬间采取及时排气，都会直接或间接地导致患者术后身体恢复差或并发症。 对回路部分仔细观察，发现在其风箱皮囊底部有一 POP-OFF 阀。 当出现上述3中异常情况时，此阀会自动瞬间开启，及时泄压，这样在保护肺泡免受损伤的同时，患者密封回路内的新鲜气体也将漏出，造成风箱下塌，出现漏气现象。 为避免出现上述3种情况，尤其有些特殊患者和手术应选择 SIMV+PSC 呼吸模式。

案例 2：

钠石灰罐中可看到很多水，患者回路中 CO_2 偏高。

分析：

麻醉机中的水分一部分是由患者呼吸带出的体内水分；另一部分是患者呼出的潮气量。 气体被重吸入前经过钠石灰罐，其中的 CO_2 与钠石灰发生化学反应产生水，同时释放能量，再伴随患者呼出的热量，这样回路中水以水汽的形式存在，当水汽在回路中碰到较低温度的回路部分，就会凝结成水雾。 理论上，100g 吸收器大约可吸收 $10LCO_2$，同时会产生大约 25ml 水汽。 积水罐内的水分量因回路设计不同略有差异，如果积水罐内水少，说明水积存在回路死腔中。 总之，每天维护是解决这一问题的根本方法。

目前大部分麻醉机都采用集成整体、可拆卸、整体高温高压消毒的模具成型回路。 其回路死腔量非常小，不易积水，所以在对患者使用时所产生的水在回路中无法积存。 这样几乎所有的水量都会随着呼吸气流流向汇集到吸收罐底部的积水罐中，便于医生维护和清洗。

点滴积累 ∨

1. 麻醉机的操作步骤　①通气模式选择；②调整机器参数；③观察工作状态。

2. 麻醉机的清洁和消毒方法　①外表面清洁；②与患者接触的部件清洗消毒；③整机消毒；④清洁过滤；⑤接触过传染病患者的消毒。

3. 麻醉机日常保养　①麻醉蒸发器的维护；②流量计的维护；③易污染件的消毒、清洗、干燥和正确安装；④呼吸活瓣的维护；⑤消耗品的更换。

目标检测

一、单项选择题

1. 麻醉机蒸发罐的作用是（　　　）

   A. 蒸发麻醉药液　　　　　　　　　B. 使气体混合

   C. 保持药液纯度　　　　　　　　　D. 提高供氧量

2. 钠石灰罐的作用是（　　　）

A. 湿化作用 　　　　　　　　　　　B. 提高浓度

C. 增加呼吸次数 　　　　　　　　　D. 吸收二氧化碳

3. 流量计的作用(　　)

A. 控制流量 　　　　　　　　　　　B. 使空气氧气混合

C. 加快药液蒸发 　　　　　　　　　D. 调节浓度

4. 手动皮囊的作用是(　　)

A. 加快呼气 　　　　　　　　　　　B. 选择通气方式

C. 保证患者呼吸 　　　　　　　　　D. 吸气

5. 下面哪个不是麻醉机为保证新鲜气中的氧浓度不小于25%采取的装置(　　)

A. 氧化亚氮截断阀 　　　　　　　　B. 笑氧联动装置

C. 氧浓度监控仪 　　　　　　　　　D. 连锁装置

6. 下列哪一项不是麻醉机气密性的基本检查法(　　)

A. 负压法 　　　　　　　　　　　　B. 手测法

C. 流量计法 　　　　　　　　　　　D. 皂膜法

7. 把贮气阀内高而变化的压力降为低而稳定的压力,供麻醉机安全使用的部件是(　　)

A. 压力表 　　　　　　　　　　　　B. 流量计

C. 报警阀 　　　　　　　　　　　　D. 减压阀

8. 关于专用蒸发器,下列叙述不正确的是(　　)

A. 现代麻醉蒸发器一般为专用蒸发器

B. 蒸气压相近的挥发性吸入麻醉药使用同一个蒸发器,输出浓度变化不大

C. 现代麻醉蒸发器一般不能混用

D. 现代麻醉机上为了能使用不同的麻醉药,一般可安装多个专用蒸发器

9. 我国医用压缩贮气筒的颜色标记法中,医用氧气对应的颜色应为(　　)

A. 绿 　　　　　　B. 浅蓝 　　　　　　C. 灰 　　　　　　D. 白

10. 下列哪项不会影响蒸发器输出浓度(　　)

A. 温度 　　　　　　　　　B. 大气压

C. 载气与药液接触面积 　　D. 新鲜气流量

二、问答题

1. 麻醉机的组成结构有哪些? 各部分结构的作用是什么?

2. 简述麻醉机气路系统工作过程。

3. 流量计联动装置的目的是什么?

4. 简述麻醉蒸发器的结构及与其输出浓度有关的因素。

5. 简述麻醉通气系统的分类。

三、实例分析

1. 麻醉机在使用过程中,出现潮气量显示异常现象,试分析原因及排除方法。

2. 麻醉机在使用过程中,风箱折叠囊不压缩或压缩范围不够,试分析原因及排除方法。

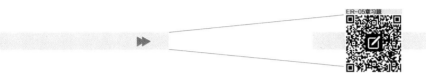

ER-05章习题

第六章

ER-06章PPT

血液透析机

ER-06章配图

血液透析机图片

导学情景 ∨

情景描述：

　　张大伯患糖尿病20多年，三年前被诊断为糖尿病肾病，肾功能逐步恶化。 近两个月，出现小腿浮肿、恶心、纳差，爬两层楼就会觉得心慌、气急。 到医院检查，医生告诉张大伯已经进入慢性尿毒症期了，必须开始接受肾脏替代治疗。

学前导语：

　　当患者的肾脏功能障碍时，体内的代谢产物无法排除、水、电解质以及酸碱平衡紊乱。常见的治疗方法有：腹膜透析、血液透析和肾脏移植。 本章主要带领同学们学习透析的机制，血液透析机的结构及工作原理，以及血液透析机常见故障的排除方法。

第一节　血液透析机概述

学习目标 ∨

1. 掌握血液透析的基本原理。

2. 熟悉血液透析的基本概念。

3. 了解血液透析的临床应用。

　　血液透析(hemodialysis, HD, 简称血透)是一种血液净化疗法, 是通过生物物理机制, 替代肾功能障碍所丧失的部分功能, 以清除体内代谢废物, 同时调节水、电解质和酸碱平衡, 使机体内环境恢复正常水平为目的的救治手段。

　　现代的透析机基本具有醋酸盐和碳酸盐透析功能, 较先进的血液透析机还具有血液滤过、血液透析滤过、online 血液透析滤过和血浆置换等功能。

ER-6-1

扫一扫
知重点

一、透析的基本概念

1. **扩散(diffusion)**　当溶质在溶剂中分布不均衡,即存在浓度梯度时,溶质分子从浓度高的区域分散到浓度低的区域,这种现象称为扩散或弥散。

血液透析机就是利用扩散原理清除血液中的低分子溶质。扩散对清除分子量小于5000的小分子效果最佳。溶质的分子有大小之分,溶液可分为高分子溶液和低分子溶液。溶质分子直径在1~100nm所组成的溶液称为高分子溶液,溶质分子直径小于1nm所组成的溶液称为低分子溶液。影响扩散的因素主要有三方面:溶质的浓度梯度、溶质分子质量和分子大小、透析膜的理化特性。浓度梯度是指同一种溶质浓度高与低的差值。

2. **渗透(osmosis)**　水从水分子浓度高的区域(溶质浓度低)通过半透膜流入水分子浓度低的区域(溶质浓度高)的过程称为渗透。半透膜分隔的两种不同浓度的溶液,其中一种溶液的溶质太大,不能通过薄膜;另一种则是纯净水。由于大分子溶质不能通过半透膜,所以水分子必须移动,才可以平衡溶液。

> **知识链接**
>
> ### 反　渗　透
>
> 　　反渗透(reverse osmosis)是将渗透过程逆转,是净化水质的方法。在水净化过程中,一块孔径很小的薄膜把未经净化的水与已净化的水分隔成两部分。在未净化的水那边加压,使压力高于渗透压,在压力作用下迫使水从水分子浓度低的区域流至浓度高的区域,产生纯净的水。在血液透析中通常用该方法制作反渗水。

3. **吸附(adsorption)**　由于半透膜材料表面带有不同的基团,在正负电荷的相互作用下,透析膜具有选择性吸附某些蛋白质、毒物及药物的作用。膜吸附蛋白质后可使溶质的扩散清除率降低。

4. **对流(convection)**　一种溶液带动另外一种溶质通过半透膜的过程称为对流。对流利用的是压力差和溶剂牵拉,而不是浓度差,对流与扩散对溶质的转运速度明显不同。

半透膜上具有小孔,孔的大小可以直接影响溶质通过膜的程度。水分子小,能够通过所有半透膜。当水分子在静水压驱动下通过半透膜时,小溶质分子与水分子一起通过半透膜,其浓度近似于原始浓度。大分子溶质,尤其是大于膜孔的分子无法通过半透膜,半透膜对这些大分子溶质起到了筛滤作用,血液滤过即利用此原理。

5. **超滤(ultrafiltration)**　超滤是指在压力梯度作用下,液体通过薄膜的物理过程。压力梯度是指高压侧的压力与低压侧的压力差值。超滤中,液体流过半透膜,而推动力就是薄膜两边的压力差。在血液透析过程中,正压侧的血液层与负压侧的透析液层形成薄膜之间的压力梯度,这个压力梯度也称为跨膜压。超滤的目的是消除血液中多余的水分。超滤的关键是膜,超滤可以与透析同时进行,也可以单独进行。

二、透析的临床应用

透析是治疗急慢性肾衰竭和其他一些严重疾病的有效方法。肾病常用的保守疗法、透析疗法、肾移植三种治疗方法中,透析疗法是当前最有效的方法。

1. 正常肾脏的功能　肾脏是人体中不可缺少的重要器官之一,肾脏为成对的实质性器官,分别位于脊柱两侧,左右各一。它与输尿管、膀胱和尿道共同构成泌尿系统。肾脏有三大基本功能:①生成尿液,排泄代谢产物;②维持人体内体液平衡、酸碱平衡和电解质平衡;③内分泌功能,分泌活性物质。

2. 血液透析在临床中的应用　肾脏的疾患可使肾功能损坏,当肾功能不足以维持血液生化的正常值时,即出现肾衰竭症状,患者血液中的水分、各种电解质的含量等不能达到正常水平。当患者的病情发展到常规药物无法治疗,且尿毒症的并发症即将出现或已出现时,才给予透析治疗。常见的临床应用有:急性肾衰竭、慢性肾衰竭、急性药物获毒物中毒、其他疾病。

(1)急性肾衰竭:目前对急性肾衰竭患者在有透析指征的情况下,透析的时间越早,其治疗效果就越好。

(2)慢性肾衰竭:慢性肾衰竭是临床常见病,并发症多,病理生理紊乱机制复杂。血液透析疗法是继肾移植后尿毒症患者长期生存最有效的办法。

(3)急性药物或毒物中毒:毒物大量进入体内呈高血浓度,症状危重。经一般解毒疗法治疗无效或已经损伤肾脏导致急性肾衰竭,即可考虑血液灌流或透析。

(4)其他疾病:①对于肝硬化导致的肝性脑病、肝肾综合征,用血液透析仪可以清除血液中氨、顽固性腹水;②对于类风湿关节炎、系统性红斑狼疮、高黏稠综合征、巨球蛋白血症、高胆红素血症,采用血浆置换可以清除自身抗体,排除免疫复合物或改变抗原和抗体比例,清除过多异常的血清成分;③对于急性肺水肿、水电紊乱、顽固性心力衰竭浮肿,采用单纯超滤在短时间内排除体内多余水分,可迅速缓解心功能不全。

▶▶ **课堂活动**

你认为家庭透析实施的可能性如何?　实施家庭透析的主要困难是什么,如何解决?

三、血液透析的基本原理

血液透析就是借助扩散、对流、吸附和超滤等机制,将患者的血液引入透析器进行体外循环。

在透析器中,血液和透析液分隔在透析膜的两侧。在治疗过程中,血液透析机不断配制透析液,始终保证透析器中是新鲜的透析液,由于透析液中没有废物,因此能在薄膜的两侧形成浓度差,这个浓度差使血液中的废物随着扩散运动穿过薄膜而进入透析液,从而将患者血液中无用的溶质排出体外,并补充患者血液中必需的电解质。同时借助透析膜两侧的压力梯度,促使血液中多余水分通过超滤过程离开血液,进入透析液。血液透析原理如图 6-1 所示。

血液中需要保留的所有溶质,都必须按血液正常浓度保留在透析液中。如果透析液中未包含某些养分如葡萄糖等,养分会在血液透析期间流失。透析液的作用是纠正尿毒症血液的化学成分。为

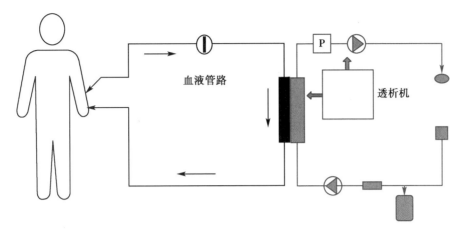

图 6-1　血液透析原理图

达到这个目的,透析液必须与正常血浆的成分相近。通过整个治疗过程,使患者的血容量得到调整,血液得以净化。治疗过程主要包括清除代谢产物、溶质置换、脱水等。

1. **溶质置换**　在血液透析过程中,溶质置换是利用扩散原理来完成的,如图 6-2 所示。血液流入透析器内,与透析膜另一侧的流动透析液形成浓度差,通常血液的流动方向与透析液的流动方向相反,形成逆流,从而有效地保证在整个透析过程中膜两侧的浓度差。通常浓度差值越大,代谢产物清除得越快。通过调整透析液的成分来决定扩散置换的方向:是从血液中清除溶质,还是把溶质添加到血液中。

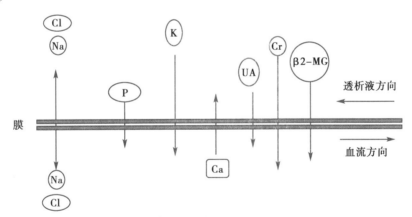

图 6-2　透析膜两侧的溶质置换

(1)清除代谢产物:新陈代谢所产生的废物,如尿素及肌酸酐等,会累积在尿毒症患者体内,必须把这些废物清除。为了达到最佳清除效果,透析液中不能含有这些溶质成分。

(2)调节电解质水平:对生物体来说,电解质,如钠、钾、钙、磷等,是极其重要的物质,其浓度水平也必须保持在一个很小的范围内。肾功能障碍时,电解质的平衡受到破坏,电解质在体内聚积(如钾、磷)或缺乏(如钙、钠),所以必须将其浓度调配至正常水平。因此通过血液和透析液中所含的电解质浓度差来进行相应调节,当患者体内电解质水平达到正常水平后,置换过程便可终止。

(3)补充缓冲剂:尿毒症患者不能把蛋白代谢后所产生的酸类排出体外,因此他们血液中的缓冲剂浓度一般都较低,常见的症状有代谢性酸中毒。为恢复酸碱平衡,必须在血液中补充适量缓冲剂。

(4)以对流的原理清除溶质:在血液透析过程中,扩散是溶质置换的主要原理。除此之外,溶质也可随着超滤出来的液体进行置换,这种现象称为对流。能通过薄膜的所有溶质都是随着液体流动的,因此,对流主要取决于超滤出来的容量和膜对溶质分子的通透性。

在溶质置换过程中,小分子溶质的清除主要取决于流量和流速。由于小分子溶质较小,受到膜的阻力很小,可以轻易通过透析膜,因此血流速度越快,带到薄膜表面的溶质就越多;透析液流速越快,带走溶质的速度就越快。而大分子溶质不能轻易通过透析膜,即使增加流速、流量,也不会有多大的效果,因此大分子溶质的清除,主要取决于薄膜的特性。

2. 脱水　血液中多余的液体通常利用超滤原理进行消除,即利用透析膜两侧的压力差。在透析器的血液侧,用血泵来制造一个正压,而在透析液侧,通常利用血液透析机的吸力泵来制造一个负压,液体由血液侧经半透膜流至透析液侧。血液侧压力与透析液侧压力的差值称为跨膜压。在跨膜压的作用下薄膜两侧进行液体置换,此过程就是超滤。超滤的目的主要是清除患者血液中多余的水分及小分子溶质。超滤的效果用超滤率来评价,即单位时间内所清除出来的液体容量。超滤率通常由两个因素决定:跨膜压和透析膜的通透能力。

> **点滴积累** ∨
>
> 1. 透析的几个概念　扩散、渗透、对流、吸附、超滤。
> 2. 透析的临床应用　急性肾衰竭、慢性肾衰竭、急性药物或毒物中毒、其他疾病。
> 3. 血液透析的基本原理　溶质置换(清除代谢产物、调节电解质水平、补充缓冲剂、以对流的原理清除溶质)、脱水。

第二节　血液透析机的结构与透析系统的工作原理

> **学习目标** ∨
>
> 1. 掌握血液透析机的工作原理。
> 2. 熟悉血液透析的结构及透析系统的组成。
> 3. 了解血液透析机的基本参数。

ER-6-2

扫一扫
知重点

一、血液透析机的结构

血液透析机是在血液透析过程中,按操作人员的透析指令完成血液透析治疗的机电一体化设备。血液透析机品牌很多,功能复杂,但结构基本相同,都是由血液环路、透析器、透析液环路及控制监测单元组成。血液透析机的模型如图6-3所示。

二、血液透析系统的组成与工作原理

(一) 血液环路

在血液透析机中,血液环路是指患者血液在体外循环的管路。血液环路由两部分组成:①血液

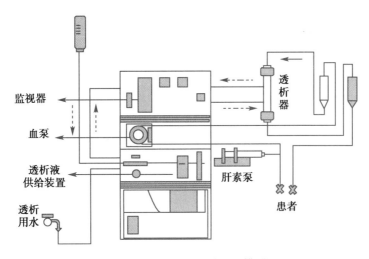

图 6-3 血液透析机的工作模型

由患者引出至透析器的管路,称为动脉血液管路;②血液经透析器透析滤过后返回到患者体内的管路,称为静脉血液管路。动脉血路中装有血泵、肝素泵、动脉壶和动脉压监测器;静脉血路中装有静脉壶、静脉压监测器、气泡探测器和静脉夹,如图 6-4 所示。

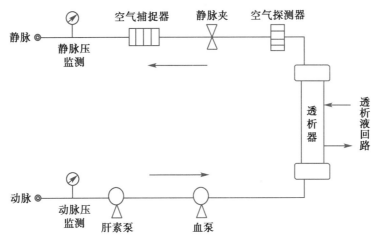

图 6-4 血液环路各装置示意图

1. **血泵** 血泵的作用是推动血液由透析器返回患者体内,并且保持适当的血流量。常用的血泵为蠕动式血泵,即通过挤压管路以驱动内部血液的流动,血泵的速率范围在 50~500ml/min 之间,精确度为±10%,通常在血液透析时的速率为 150~300ml/min。血泵应该经常校正。测量血流速度最准确的方法是气泡法:将空气泡注入血液环路,然后测量气泡经过某一特定管路的时间。血泵中的管路轻度堵塞会使血流速降低,严重者可导致血红细胞损伤。

2. **肝素泵** 注射肝素的目的是防止血液在体外循环的过程中凝固。肝素泵一般接在血泵和透析器之间的动脉血路中,肝素泵实际上是一推进栓连接 20ml 或 30ml 的注射器,推进栓可使肝素连续或定量输注。先进的肝素泵有自动预充肝素功能,可以直接读出累积输注量。与人工间断推注相比,肝素泵的持续推注,用量准确,便于精细调节,避免肝素在血液中的浓度出现峰谷波动。

3. **空气收集室** 也称为动、静脉壶,一般安装在血液环路中测定压力的装置内。其主要作用是收集和排除不慎进入血液环路的空气,同时测量血液环路内的压力。空气收集室通常配有 1～3 个接头,作用是:①排除聚集在壶内的空气,调节液面;②提供压力测定的部位,避免探头与血液直接接触;③动脉壶也是各种输液、输血的接口,静脉壶也作为空气探测的部位。

4. 血液环路监测报警系统　主要包括压力监测和空气监测。

(1)压力监测:当血液回路中情况发生变化时,如透析器内有凝血、管路接头有脱落、血液管路折叠或管路有堵塞造成血管通路不畅时,会引起通路内压力的异常。可以借助压力监测器来监测压力,同时发出警报,并采取措施来保证透析的安全。血液环路的压力监测分动脉血液环路压力监测和静脉血液环路压力监测两种。

动脉血液环路的压力监测范围一般为 $-47.99～-31.99kPa$,压力值的大小可以反映穿刺针的阻力和内瘘所提供的血流情况。若动脉血液环路内持续的负压未被检测出来,会引起溶血及空气进入血液环路。动脉血压监测器大多位于血泵前,测定动脉负压,起监测动脉血流的作用。动脉接头松脱或输液等原因,使空气进入血路,动脉负压减小;血流量不足时,动脉负压增大。

静脉血液环路的压力监测范围一般为 $-6.5～33.33kPa$,精确度小于 1.5%。它可以反映透析针及瘘管对血流量的阻力。如果透析针使用时间相对较长,静脉血液环路的压力增加时,表明瘘管内静脉狭窄。当血液环路内的压力超过所规定的限制时,机器将报警并自动关闭血泵。静脉压监测器位于透析器后,测定静脉回流的阻力。静脉压高说明血液回流受阻,静脉压低提示静脉血路接头有松脱。

(2)空气监测:空气栓塞是血液透析操作中最严重的并发症,发生率为 $1/2000$。空气栓塞一般是由于血液中有气泡造成,但不是大量的空气。临床上常用的气泡探测器是应用超声探测的原理,将静脉壶或静脉管路置于超声发射和接收两个探头之间,当血液液面下降或有气泡进入静脉血流时,接收器接收到的超声波强度降低,输出信号发生变化,并传输给计算机,机器发出空气报警,同时血泵停转,静脉夹关闭,防止空气或气泡进入患者体内。气泡探测器一般置于静脉血液回路,对气泡十分敏感,一旦发现,即自动夹闭管路,切断血泵。

(二)透析器

透析器作为血液、透析液进行溶质交换的容器,是血液透析设备中最重要的部分。基本结构都是由透析膜和外部的支撑结构将其分成两个腔室,一个为血液间隙,另一个为透析液间隙。其基本原理是建立平行接触的流体通路,保证血液及透析液之间的接触面积最大。

1. 透析膜　最早的透析膜是 19 世纪化学家 Thomas Graham 在羊皮纸上涂上鸡蛋清制作成的。1923 年 Georg Haas 用火棉胶作为透析膜,制成透析器。20 世纪 30 年代出现了纤维素膜。通过改善膜的化学结构或合成新的聚合物,研制出理想的膜材料。

(1)透析膜的分类及特性

目前常见的透析膜材料有:天然高分子材料(以纤维素为主)和合成高分子材料。

1)纤维膜:纤维膜通常分为两类:一类是再生型纤维素膜,由天然的纤维双糖制成,膜表面有自由羟基;另一类为改良型或替代型纤维素膜,是在膜的制作过程中,借助改良工艺,替代纤维素上的羟基。常见的再生型纤维素膜有铜仿膜(cuprophan)、铜铵膜(cuprammonium)、皂化纤维素酯膜(由具有热塑性、可溶解于许多有机溶剂中的纤维素醚和酯的衍生物如硝酸纤维素、醋酸纤维素等按相分离法制作多孔膜,然后用氢氧化钠水溶液进行皂化反应,使酯基水解为羟基,把纤维素衍生物转变为纤维素)等,其中铜仿膜占有的市场最广。但是,由于再生纤维素膜存在对中等分子量尿毒素的通透性差和生物的相容性差等缺陷,必须对再生纤维素膜进行改良,改良后的膜可以大大提高膜的生物相容性。常见的改良型纤维素膜有血仿膜(hemophan)和醋酸纤维素膜(cellulose acetate,CA)等。醋酸纤维素膜表面的环状结构中存在三个羟基,若有两个被置换称为二醋酸纤维素膜(CDA),若三个都被置换则称为三醋酸纤维素膜(CTA)。CTA 膜表面没有游离羟基,具有较好的生物相容性和机械强度,目前有 700nm 的大孔径膜,通透性更高。

2)合成高分子聚合膜:合成膜通常具有更好的生物相容性、较好的超滤性能和特殊的吸附性,是近年来应用越来越多的膜材料。常见的有聚丙烯腈膜(polyacrylonitrile,PAN)、聚砜膜(polysulfone,PS)、聚甲基丙烯酸甲酯膜(polymethylmethacrylate,PMMA)、聚碳酸酯膜(polycarbonate,PC)和聚胺膜(poly-amide)等。聚丙烯腈膜的内表面非常薄且致密,由内向外呈大的斜坡形,多孔;膜的外孔径为 450nm,对小分子蛋白(β2-MG)到低分子蛋白质有较好的清除效果;该膜还带有负电荷,具有高度促凝血功能,尤其对于服用 ACEI 类药物的患者,有导致低血压休克的危险。聚砜膜表面也有致密层,膜孔径为 300~500nm,是开孔率容易调整的膜,该膜对 β2-MG 及化学介质等低分子量物质有较好的清除能力;同时借助膜材料的疏水性与亲水性材料配合,具有良好的生物相容性。聚甲基丙烯酸甲酯膜是由不同立体结构的聚甲基丙烯酸甲酯混合物溶解而制成,根据不同的混合制备条件,可制造出不同孔径的膜;常用的膜孔径为 600nm,但该膜对 β2-MG 和细胞因子具有吸附作用而不能直接滤过和透析,通常借助吸附法来清除此类物质;该膜也具有较好的生物相容性。

3)其他:除上述透析膜外,还有一些透析膜结合维生素 E 或结合肝素,用于无肝素透析,防止凝血。还有的透析膜具有吸附中分子物质等功能,均为前述的膜改良而成。

(2)理想透析膜的性能要求

1)扩散对流特性:对低、中分子溶质有高度扩散性。特别是对磷酸盐、选择性透析的中分子物质或微球蛋白等分子量较大的特殊毒性物质。

2)血液相容性:理想的透析膜材料应具有优异的血液相容性,不会促进凝血,有核血细胞及其释放的单核因子不与酶发生反应,对血细胞没有损害作用。

3)黏附特性:在常规透析中,透析膜黏附蛋白质和药物应视为一个缺点。因为黏附会改变血浆成分、减少血液中药物浓度,影响膜的扩散能力。然而有时膜对蛋白质有选择性黏附是临床所需要的,如微球蛋白等有害物质,若透析膜能黏附这种异常蛋白质,则可以弥补透析对微球蛋白的清除不足。

4)物理性质:保持在使用中膜的物理性能稳定,不易破裂,没有颗粒释放,在不同压力梯度下物质运转稳定等。在经过灭菌处理后,膜的性能不发生变化。

▶ **课堂活动**

何为亲水性?　何为疏水性?　请同学们说一说生活中常见的亲水性和疏水性物质有哪些?

(3)透析膜性能参数

1)清除率:清除率为透析器最有价值和最重要的参数,常用小分子物质(分子量<300),如尿素和肌酐;中分子物质(分子量在300~5000),如维生素B_{12};小分子蛋白[分子量$(8~25)×10^3$],如β2-MG,作为评价清除率的指标。清除率还是设定透析处方的重要参考指标。

2)超滤系数:超滤率是指每mmHg的跨膜压下每小时所超滤的毫升数,是评价透析器质量的关键指标,其大小决定了脱水量。某些合成膜对水的通透性较高,超滤系数为10~60mmHg,较小的跨膜压误差也会造成超滤量的大的误差,因此超滤系数大于6.0mmHg的透析器只能用于有容量控制的超滤模式的透析机上。透析器商标上标称的超滤系数一般为体外实验结果,而实际使用中体内超滤系数往往要偏低,也有些透析器同时标注体外超滤系数和预期的体内超滤系数。对于使用漂白剂的复用透析器,超滤系数会有所增高;而没有使用漂白剂的透析器超滤系数一般不变甚至会出现降低。

3)破膜率:透析膜可以耐受一定的压力,一般为500mmHg(约66.5kPa)。在实际使用中,透析机具有安全保护功能,透析中不会超过这个压力值。在临床中发生的破膜现象主要是由于压力控制不当或使用了对透析膜有较大腐蚀作用的溶液(如氢氧化钠或次氯酸钠)。

4)生物相容性:透析膜的生物相容性非常重要,所谓生物相容性是指人体各组织器官以及人体内的某些成分与透析膜接触后发生的特异性和非特异性反应。若反应轻微,患者可以耐受,称为生物相容性好;反之则相容性差。合成膜的生物相容性要优于纤维素膜。

5)抗凝性:由于透析器与肝素或其他抗凝剂的结合导致透析过程中循环肝素的量减少,从而增加了凝血的机会。因此在使用这类透析器前,一定要用肝素盐水先进行预冲。有的透析器可以不使用肝素或用少量的肝素,如聚乙基乙烯基甲醇膜透析器。

2. **透析器** 常见透析器类型有盘管型、平板型和中空纤维型。

(1)盘管型透析器:最早应用的透析器。基本构造为管状的透析膜夹在两层平行的网状隔板之间,外表为固定的容器。盘管型透析器的缺点很多,如血流阻力高、透析效率低、透析时间长、超滤不易控制、预充量多、残余血量多、易破膜等。该类透析器已被淘汰。

(2)平板型透析器:由透析膜和支撑板相隔而重叠组成。基本结构如图6-5所示。血液和透析液被逐层分开,血液流入两膜之间,透析液流入膜与分隔板之间,与血流方向相反。平板型透析器的组装消毒操作较为复杂,现已很少应用。与盘管型透析器相比,平板型透析器膜内部血流阻力小,破膜率低,溶液清除率和超滤能力比盘管型高,透析器内残留血量少。与中空纤维透析器比较,平板型透析器膜的压力耐受性差,预充量多,破膜率高,清除率和超滤率低。

(3)中空纤维型透析器:又称为毛细管透析器。是目前使用最为广泛的透析器。基本结构如图6-6所示。血液由上部入口处进入,壳内为数千条薄壁空心纤维,经过纤维管从下部出口处流出。空心纤维内径通常为200μm,壁厚10μm左右,纤维束两端与透析器外壳固定,能耐受500mmHg的跨膜压,而透析液在管内与血液呈逆方向平行流动。中空纤维透析器的优点:容积小、预冲量小、体外循环量小、耐压力强、破损率低,消除率和超滤率高,残余血量少,并可以重复使用。但也存在一定的缺点,如由于凝血而造成残余血量增大,消毒残留清除困难等;空气进入纤维内不易排出,影响透析效率。

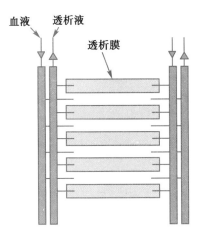

图 6-5　平板型透析器结构示意图

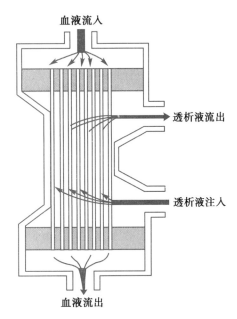

图 6-6　中空纤维透析器结构示意图

(4)高流量透析器:采用高分子合成膜,具有比常规透析器更高的渗透性和超滤率,超滤率为标准透析器的 2~3 倍甚至更高。有中空纤维型和积层型两种类型,高流量透析器需要配合容量控制准确的透析机。通常血流量可以达到 300ml/min,透析液流量为 500~1000ml/min。高流量透析器具有较好的生物相容性,与去铁胺配合使用,可以治疗铁、铝蓄积引起的骨病,但高流量透析仍不能解决高磷血症。临床应用证明,患者如果可以较好地耐受高流量透析,可以减少透析时间。

知识链接

透析器复用

透析器的复用一直是一个有争议的话题。 透析器重复使用的优点是降低透析器首次使用综合征发生率,改善生物相容性,降低使用透析器的使用成本;缺点是消毒不彻底所带给患者的不良反应、引发传染性疾病,多次重复使用会降低对中等分子的清除率等。

(三)透析液供给系统

透析液供给系统如图 6-7 所示,分为中心供给和单机供给系统,目前以单机供给为主。该系统从反渗水进入透析机开始,到透析液进入透析器前的旁路阀为止,可分为反渗水预处理、透析液配比和超滤控制系统三部分。

1. 反渗水预处理　反渗水预处理是通过加热器将水加热至 35~37.5℃,然后采用负压抽吸方法,将热水中挥发出来的气体排除,以免在测定透析液电导度时产生假漏血报警,影响超滤系统的准确性。如果气体通过透析膜,进入患者血液中还会形成空气栓塞。

2. 透析液的配比　透析液成分与人体的血液成分相似,主要由钠、钾、钙、镁四种阳离子与氯、碱基两种阴离子及葡萄糖等组成。常用的透析液有两种:醋酸盐透析液和碳酸氢盐透析液。传统透

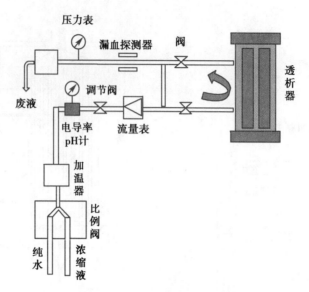

图 6-7 透析液供给系统流程

析液由使用人员人工预先配制,现代血透机都有自动配比装置,经过预处理后的水与浓缩透析液在混合室内按一定比例混合成所需浓度的透析液,并可立即用于透析。现代血透机具有同时配制醋酸盐和碳酸氢盐两种透析液的功能,需要两个浓缩液泵,分别为酸性浓缩液泵和碳酸氢盐浓缩液泵。一般先将反渗水与含有钾、钠、氯、钙和镁的酸性浓缩液混合,pH 可在 2.7 以下,再与碳酸氢盐浓缩液混合,pH 达 7.4 左右,这样可减少钙、镁离子析出沉淀的机会。透析液都是以浓缩或粉末的形式由厂家供给,使用前通过比例配制系统稀释成所需的透析液,一般为 1 份浓缩液与 34 份水混合,制成 1∶35 的透析液。目前常用的配比系统为电路反馈比例稀释系统。浓缩液由泵推动均匀不断地与水混合稀释,电导计持续监测稀释完毕的透析液的电解质浓度,经电路反馈调整泵的转速,控制稀释比例。电导度增加,泵转速减慢;电导度下降,泵转速加快,从而保证浓缩透析液按比例混合。在很多机器中,水和浓缩透析液分别有各自的泵,水泵的转速常常是恒定的,固定于 500ml/min;浓缩液泵的运转仅通过电路反馈机制调控。

3. 超滤控制系统 超滤控制系统位于透析液进入透析器之前和出透析器之后的一段透析液管路上,超滤准确性是衡量透析机性能优劣的一项重要指标。现代的血透机都具备先进的超滤控制系统,操作者只需输入透析时间、总超滤量,自动控制系统就会自动调整超滤的速度,保证在指定的时间内完成超滤总量。常用的超滤方式有定压超滤、定容超滤和程序化超滤三种。

(1)定压超滤:通过控制透析液的负压来改变跨膜压的大小,从而产生相应的超滤量,这种超滤控制方式不够精确,易引起低血压。

(2)定容超滤:通过独立的超滤泵,直接从透析液路中恒速地抽取所需的超滤量,而跨膜压的大小则随透析负压的改变而变化。定容超滤一般比较准确。容量超滤系统一般有两种,一种是平衡腔控制系统,一种是流量计控制系统。

1)平衡腔控制系统:有很多血液透析机的容量超滤系统是通过容量平衡腔控制装置来实现的。容量平衡腔装置是由两个平衡室及 8 个开关瓣膜组成,如图 6-8 所示,每个平衡室又被弹力膜分为新鲜透析液室及用后透析液室两个腔室,每个腔室有两个开关瓣膜。在第一期,新鲜透析液泵入左面的腔室后,液体压力作用于弹力膜,迫使右面腔室的开关瓣膜开放,使等量的用后透析液排出,新鲜透析液可以充满整个平衡腔;在第二期,用后透析液进入平衡腔的右侧,压力作用于弹力膜,将等量的新鲜透析液排入透析器。两个容量平衡腔交替工作,保证新鲜透析液流入透析器以及废液流出。由于流入或流出容量平衡腔的透析液的量相同,超滤泵所超滤出来的液体实际上即为透析器内的超滤量。

2)流量计控制系统:如图6-9所示,流量计控制系统采用双通道电磁流量超滤控制系统,对两个流量通道进行高精度扫描和采样。计算机将两个通道采集的数据与设定的参数进行比较,反馈控制跨膜压以达到预期的超流量。机器每30分钟进行一次自动校准,以保证超滤的准确性。

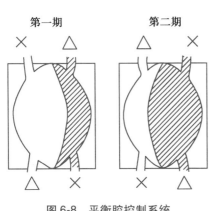
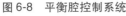

图 6-8 平衡腔控制系统

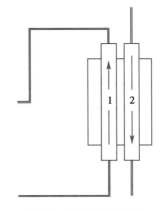

图 6-9 流量计控制系统

(3)程序化超滤:是指从透析开始到透析结束,将不同超滤程序录入计算机,根据患者的需要,采用不同的超滤程序,达到超滤目的。持续恒速超滤不一定是清除水分的最好方法,部分患者用持续恒速超滤甚至会发生低血压。程序化超滤在临床应用上是在透析开始时尽可能多地清除水分,然后逐渐减少超滤量,达到理想的超滤目标。

4. 透析液环路监测报警系统 主要包括电导度、温度、气体、透析液压力及漏血的监测。

(1)电导度监测:透析液制备完成之后,电导度的监测十分重要。透析液正常电导度范围为13.5~14.5mΩ,通常为14mΩ。电导度的大小由透析液中的钠、钾、钙、氯和镁等各种离子电导度决定,主要为钠离子电导度。若患者接触了高渗或低渗的透析液,有导致脑损伤或严重溶血的可能。常用电导计来监测电导度,监测的数值为透析液中总的电解质。电导计一般安装在透析液进入透析器之前,如果透析液的电导率不符合要求,透析机将自动打开旁路阀门,使透析液流出透析液管路。电导计的精确度容易受到透析液温度和气泡的影响,因此应经常对电导计进行校正。

(2)温度监测:透析液的温度正常为36.5~37.5℃,一般设为37℃,最低可达35℃。当温度超过42℃,患者会出现溶血现象;温度过低会出现寒战现象。透析液环路中用温度指示计和热敏元件来监测透析液的温度,维持温度在一个恒定的范围内。温度监测的精确度一般小于0.5℃,当监测到透析液温度超出异常时,机器会出现警报,并打开旁路阀,将透析液排至透析液输出系统。

(3)pH 监测:透析液 pH 受透析液成分及浓度的影响,常因为电导度异常而产生报警,pH 监测的临床意义与电导度监测相似。有些血液透析机不安装 pH 监测探头。

(4)压力监测:空心纤维型透析器依靠透析液负压超滤,需要用负压敏感元件来监测和调整透析液的负压。负压过大可导致因超滤量过多而引起低血压,甚至出现破膜漏血;负压过小会引起透析液中溶解的气体释放。当透析液的正压超过 1333Pa、负压超过 −59.98Pa 时,机器将会出现报警。

(5)透析液流量的监测:透析液流量与透析治疗的效果关系密切。一般应用电子流量计监测透析液的流量,精确率小于 3%。最常用的透析液流速为 500ml/min,波动范围为 50ml/min,超出此范围机器将会出现报警。

(6)漏血检测器:漏血检测器是应用透析液的透光强度来监测透析液中可能存在的血红蛋白。工作原理为:用单光束穿过透析液管路,照射到光电管上,若透析液中混有血液,则透析液透光减弱,光电管接受的管线强度发生变化,机器发出报警,并自动关闭血泵,以防止血液进一步流失。用光电管检测漏血量的敏感度为 0.4~0.5mg/L,与此相当的血红蛋白的浓度为 70mg/L。透析液中的空气或其他一些物质会引起假漏血报警现象。

(7)气泡探测器:当透析液中含气量超过允许水平时,气体监测系统会发出报警信号,并自动打开旁路阀门,使透析液排出。

(四)微电脑处理系统

血液透析机还配备微电脑处理系统,可以自动检测并调控透析机超滤的过程,其液晶显示器可显示出操作程序,自行判断报警的原因及解除信号等,使血液透析机系统更为完善和精确。

(五)患者监测系统

现代透析机增加了患者监测系统,即血透机根据透析患者的状况,及时调整透析方案,给予适当处理,避免低血压等并发症的发生。常见的监测项目有:血压监测、体温监测、心电图监测及血容量监测。

(六)清洗消毒系统

透析结束后或开始前,血液透析机可自动进行清洗消毒。电脑控制的清洗消毒有多种程序可以选择。清洗消毒的方法一般有三种:①热水冲洗,热水可选范围为 85~100℃,一般选择 85℃,冲洗时间一般为 20 分钟;②化学制剂消毒,一般用 5% 的次氯酸钠;③射线消毒。

(七)附属设备

透析机用水一般取自城市自来水或其他水源的水,需要经过水处理系统(图 6-10),除去离子、微粒、病毒、内毒素等物质,使水达到透析机用水的要求。该系统由前处理部分、反渗透装置和后处理部分组成。

1. 前处理部分　前处理部分主要是除去水中的大颗粒、离子(如铁离子、镁离子)及部分有机物,达到反渗透机进水水质要求,从而可以保证反渗透装备的长期安全运行,延长反渗透膜的使用寿命。前处理部分主要包括:前级加压泵、介质过程装置(砂滤或滤芯)、除铁及软化装置、活性炭吸附装置和连接管路等。

(1)前级加压泵:作用是提高进水压力,保障反渗透机的进水压力和流量。通常将水压控制在 0.3~0.5MPa,若该医院的正常水压高于 0.3MPa,则不需要安装前级加压泵。

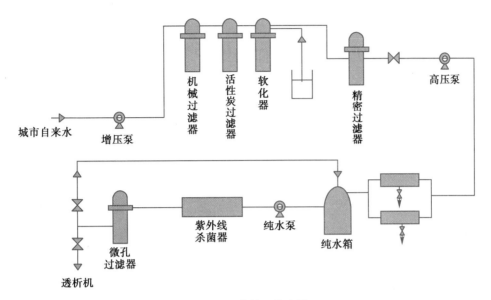

图 6-10　水处理的步骤

（2）介质过滤装置：可以除去胶体和悬浮物，当悬浮物较少可以选择滤芯过滤；当悬浮物较多则选用砂滤，常用的砂滤介质有石英砂，有效直径为 0.5~1.2mm。

（3）常用的除铁方法：混凝法、化学沉积法和锰砂过滤法，透析用水常用锰砂过滤法。

（4）软化装置：通常借助离子交换作用来完成，通过离子剂在溶液中交换同种符号的离子而达到除去水中离子态物质的目的，从而软化水质。

（5）活性炭吸附装置：水中的残余氯和有机物主要借助活性炭滤过作用来清除，医用水处理一般选用优质果核壳类的活性炭，既有较好的机械强度，又可以保证快的吸附速度和大的吸附容量。

2. 反渗透装置　前处理部分处理后的水，需再次借助反渗透机进行进一步的脱盐，除去细小的悬浮固体、细菌和内毒素等。反渗透装置一般由反渗透膜组件、压力容器外壳、装置框架、压力管路、调节和控制阀门、高压泵、系统控制器、监测报警装置、消毒设备等组成。在实际应用中，一般根据医院水源的水质情况及透析用水标准，选择膜的类型及数量，测算膜组件，确定高压水泵的类型及分级，合理选择连接管道、阀门等。

3. 后处理部分　主要包括由卫生级管件、储水容器、单向阀、透析机接口、支架等组成的输送管路，保证将反渗透后的水输送到各级用水部门及设备。应每天对水处理设备进行维护与保养，包括冲洗、还原和消毒，消毒后还需测定消毒剂的残余浓度，确保安全范围，保证透析供水。

点滴积累 ∨

1. 血液透析机的结构　血液环路、透析器、透析液环路及控制监测单元。

2. 血液环路的组成　血泵、肝素泵、空气收集室、血液环路监测报警系统。

3. 透析器的分类　盘管型、平板型和中空纤维型。

4. 透析膜的性能参数　清除率、超滤系数、破膜率、生物相容性、抗凝性。

5. 常用的超滤方式　定压超滤、定容超滤和程序化超滤。

第三节　血液透析机的使用操作与维护

学习目标 ∨

1. 掌握血液透析系统故障排除方法。
2. 熟悉血液透析机的实用操作技能。
3. 了解血液透析机的日常维护。

扫一扫
知重点

一、透析机的使用操作

透析机的品牌很多,不同品牌的透析机功能不同,操作方法也不完全相同,下面以血液透析机的血液透析过程为例说明操作方法,如图 6-11 所示。

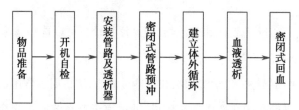

图 6-11　血液透析机的操作流程

1. **物品准备**　准备血液透析器、透析管路、透析液等,核对 A、B 浓缩液的浓度、有效期,检查 A、B 透析液的连接。

2. **开机自检**　开机之后,透析机启动自检程序。一般透析机有三项开机自检:①程序自检(rom test)即进行软件自检校验;②显示自检(display test),如自检通过,按确认键,报警音响 2s;③空载自检(empty load cell test),如果空载,数值在 −60 和 +60 之间,则按确认键。如果透析机关机时间较短,将不会出现显示自检和空载自检。开机自检完成后,机器自动进入工作状态。首先选择治疗类型,一般选择连续治疗模式(continuous),然后选择治疗项目,机器进入准备工作状态(preparation)。

3. **安装管路**　首先安装透析器,将静脉端朝上,然后分别安装动脉管路(通常为红色标记),连接盐水袋,静脉端管路(通常为蓝色标记),补液管路(通常为绿色标记),超滤管路(通常为黄色标记)。

4. **预冲/自检**　管路安装好后,打开所有管路的夹子,开始预冲/自检。打开机器上的预冲按钮,按机器的提示打开血泵,机器自动执行预冲/自检。自检结束后,机器自动冲洗管路,冲洗完成,机器会提示"可以进入治疗操作"。

5. **设置参数**　触摸准备窗口内的参数设置图标,进入参数设置界面。现代的血液透析机一般都已自动设置好默认值,操作中可以根据患者的情况进行修改。常用的参数设置有置换液流量、超滤率和治疗时间等。一般在机器预冲/自检的同时进行参数的设置。

6. **进入治疗**　参数设置好后,退出参数设置界面,机器进入工作状态。在连接患者之前,机器要进行漏血零点定标,启动血液泵,管路系统里将会充注进生理盐水溶液,如果漏血监测器未检测到血液和空气,按确认键进入治疗。关闭血泵,连接患者动脉血路,打开血泵,以 50~60ml/min 的血流量引血,监测动脉血压。当静脉管路可以与患者连接时,关闭血泵,连接患者静脉血路。打开血泵,根据患者情况调整血量,监测动静脉血压。持续 2~3min,若机器未发出报警提示,则进入治疗计时。

7. 治疗结束　治疗结束后,机器进入结束治疗工作状态。关闭血泵,断开患者的动脉管路并接上生理盐水;再次打开血泵,等吸进足够盐水时,去掉盐水袋;待静脉管路中的血液或盐水正好回到患者血管时,血泵停止,拆除患者的静脉管路及机器上的所有管路,治疗过程结束。

8. 透析机消毒　每次透析结束后,若没有肉眼可见的污染,应采用500mg/L 的含氯消毒剂对透析机外部进行初步擦拭消毒。如果血液污染到透析机,应立即用一次性布蘸取浓度为1500mg/L 的含氯消毒剂擦拭去掉血迹,再用500mg/L 的含氯消毒剂擦拭机器外部。每日透析结束时应对机器内部管路进行消毒。具体消毒方法可以参考不同透析机厂家的出厂说明。透析过程中如发生破膜、传感器渗漏,在透析结束时应立即对机器进行消毒,消毒后的机器方可再次使用。

二、透析机的维护与常见故障排除

（一）清洗与维护

1. 外部清洗　每次治疗结束都应对机器表面进行清洗并消毒,但要确保无液体进入机器内部。压力传感器一旦被血液污染,必须及时清洁并消毒。常用酒精（最大浓度70%）或异丙醇（最大浓度60%）清洗机器外壳部分和监测器。操作时擦拭监测器:触摸图标,使触摸片失效,并对其进行清洗,但不可用太湿的抹布擦拭液晶屏。用柔软的抹布擦拭机箱外部表面和机座。不要用消毒剂清洗血泵泵头,否则会损坏泵头内的单向轴承。

2. 维修与技术安全检查　推荐定期维修的间隔时间最长为 12 个月,这类维修包括检查透析机的功能、更换消耗部件,以确保透析机无故障运行。

（二）常见故障排除

1. 不能开机　首先应该检查保险丝。若保险丝完好,则考虑其他因素:①机器无规律停电报警现象。每次出现停电报警时,将机器重启,有时可恢复正常,若仍无法开机,可能是机器内部接触不良,观察机器后面板的交流插口,测量是否有电压,检查 220V 电源插座是否正常,保险丝是否完好。打开机器后面板,若发现有烧焦塑料气味,判断为漏电保护器故障。②变压器前段有石棉套管连接导线,拆开检测发现里面的保护电阻是否已经开路,更换后,机器可正常运行。

2. 血泵不转,其他正常　若已进入透析状态,电导度、温度均正常,但是血泵不转,很有可能血泵控制驱动电路发生故障。首先用万用表测量电路板的测试点,按下旁路指令观察血泵通道逻辑信号测试点是否有变化,如有变化说明该电路板正常,这时检查电路板的血泵驱动电路。由于血泵的启动电流大,后级驱动大功率三极管易损坏,如损坏用原型号三极管更换即可。血泵不转也可能是由齿轮变速箱内的黄油变硬卡住齿轮、步进电机与 PCB 接线松脱、轴承生锈等原因引起。

3. 静脉管路经常被卡死　通常在透析过程中,会发生管路被卡死现象,无法进行正常透析。一般是由于空气探测器中有空气或泡沫,产生报警信号。若在几次被卡死静脉管路的过程中并没有发现静脉壶中有空气泡沫,则故障可能发生在气泡探测器电路中,若通过检测发现泡沫检测旁路开关不灵活,则可能是接触不良,拆开旁路开关发现触点锈渍,更换新开关后,可恢复正常。由于泡沫检测器旁路开关在前面板处,透析机运行过程中,会有液体浸入开关内,使开关接触不良,造成故障。

4. 静脉管路中有气泡　如果静脉管路中的气泡已经触发了警报,必须按照如下方法去除气泡:夹住静脉气泡段与透析器之间的管路,这样可防止血液从透析器上吸出;用注射器在静脉壶生成至少-75mmHg 的真空,见静脉血压显示;当空气聚集在患者入口区域时,必须通过前面的真空操作将空气推回静脉壶;按透析机上的 Enter 键,静脉夹暂时打开;血液由患者入口流回,空气被推回到静脉壶;去除静脉壶与透析器之间的夹子。如果空气已经被去除,按监测器上的复位报警,如果需要可重复以上步骤。当所有空气从空气探测器中去除,警报被解除。如果在该区域仍有部分空气,必须重复以上过程。

5. 血液回流故障　如果透析过程中电源失灵,在没有应急电源的情况下,必须手动使血液回流到患者体内。手动血液回流过程中,透析机空气灌输监测功能不处于工作状态,操作者必须同时监测患者和透析机。手动血液回流要始终由两名工作人员一起完成,并且要最大限度地小心。取下透析机器后面的摇柄,打开(左)血液泵盖子,将摇柄插入滚动转子;断开患者动脉一侧,从 SAKV 中取出静脉管路;使摇柄平稳地操控血液泵,按照适宜的速度,保证在静脉壶中有充足的血量;持续监测静脉患者入口,这里不得有任何空气;当生理盐水流到静脉管夹时,关闭管夹;断开患者静脉一侧的连接。

6. 电导度不稳,上下漂移　首先检查电源电压是否稳定;检查透析液流速是否稳定,常因透析液流速不稳造成电导度的漂移;检查 A/B 泵是否正常,若 A 泵故障漂移较慢,B 泵故障则漂移较快,A/B 泵异常可能会由电源插头接触不良引起;平衡腔内膜破裂或小气泡的存在,也会造成电导度不稳定。

7. 低电导度报警故障　在透析过程中,经常出现低电导率报警。用透析液检测仪检测电导度,发现检测指针在0~5之间来回摆动,在指针摆动超出5后出现低电导度报警,透析机停止透析。血透机出现低电导度报警故障,首先检查透析液浓度配制比例是否正常,其次检查浓缩液管路及过滤器处有无堵塞和漏气现象,经检查透析浓缩液配比在正常范围内,且管路无堵塞和漏气现象。后发现随比例泵左右滑动,电导率表指针也来回摆动,可能是比例泵内有故障,拆开比例泵检查发现,泵内配比滑块上方有微槽状磨损痕迹,将配比滑块用细纱布磨平,装机后故障消失,工作正常。透析液中难免有微粒杂质浸入,将滑块平面磨损,因软质水压力高于浓缩透析液,软质水从磨损处浸入浓缩液槽,造成透析配比浓度降低,发生低电导度报警故障。

8. 脱水不够,负压低　对于通过控制透析液的负压来控制脱水量的透析机,负压低必然导致脱水量减小。可能原因:①负压控制器损坏或漏气;②左侧泵定子老化;③负压系统有漏气的地方。检查负压时用电导率表的气压接管接在模拟透析器上,测量在-200mmHg 的位置时实际负压只有

–130mmHg，如果负压值不太大的话，可以将负压调整旋钮提高到–300mmHg，看负压是否也按比例增高。如果也按比例增高说明负压系统不漏气，可能是定子老化所致，更换输送泵左侧定子然后重新校正负压调整即可。

案例分析

案例：

血液透析系统透析液有时流量低，有时流量不稳定。

分析：

流量低：①水过滤器出现堵塞。水源质量差，含钙镁离子高。反渗水处理系统比较简陋，未能定期清理过滤器的堵塞。取出压力变换器的过滤屏障，在干净的软化水喷头下面进行加压冲洗然后恢复工作。②流量阀与流量泵之间的流量节流口堵塞；过滤器破损；过滤器位置颠倒；维修检查过程中不慎有微小颗粒进入透析管道堵塞节流口。首先检查过滤器，然后卸掉节流三通，用软化水高压冲洗，注意在冲洗过程中不要让小节流口顺水流入自来水管道，节流口与三通并非一体。③流量泵内齿轮系统出现打滑，即齿轮与泵的电机退耦。这种情况就必须更换齿轮组泵的磁石。在更换过程中应注意，要用固定扭力螺丝刀、定位器和小型的内六角扳手，否则会出现更严重现象。④流量泵马达速度不稳，时有停机现象。该种现象可能是流量泵马达的碳刷耗损。排除方法是更换马达或者碳刷。

流量不稳定：①除气泵效率低，导致新鲜透析液压力下降，平衡腔系统填充不足，一般机器故障表现为高流量报警，同时透析液电导度升高。②流量泵效率降低，导致废液压力降低，感应脉冲幅度太小，透析液流量低于设定值，有时会出现透析液低流量报警。在低 kV 时，机器能正常工作，说明电路通路工作正常，点火触发脉冲正常。从激发的声音较为清脆，可以判断扁平线圈 B 和金属薄膜 E 是好的。在较高的 kV 时，电容的电压指示是正常的，说明充电电路工作正常，而激发时出现连续激发，可能是一个触发脉冲作用出现两次点火，重点怀疑放电管，更换一支新的放电管，故障消失。

点滴积累 ∨

1. 血液透析机的操作步骤 ①物品准备；②开机自检；③安装管路；④预冲/自检；⑤设置参数；⑥进入治疗；⑦治疗结束；⑧透析机消毒。

2. 血液透析机的常见故障 ①不能开机；②血泵不转，其他正常；③静脉管路经常被卡死；④静脉管路中有气泡；⑤血液回流故障；⑥电导度不稳，上下漂移；⑦低电导度报警故障；⑧脱水不够，负压低；⑨血液透析系统透析液流量低；⑩透析液流量不稳定。

3. 血液透析机的维护 ①外部清洗；②维修与技术安全检查。

目标检测

一、单项选择题

1. 在溶液某一区域中某种溶质的浓度特别高,这种溶质就会分散到浓度低的区域,均匀地分布在一个限定区域,这种现象称为(　　)

   A. 扩散　　　　　　　B. 渗透　　　　　　　C. 超滤　　　　　　　D. 对流

2. 在压力梯度作用下,液体通过薄膜的物理过程称为(　　)

   A. 扩散　　　　　　　B. 渗透　　　　　　　C. 超滤　　　　　　　D. 对流

3. 水从浓度高的区域通过半透膜流进浓度低的区域这一个物理过程称为(　　)

   A. 扩散　　　　　　　B. 渗透　　　　　　　C. 超滤　　　　　　　D. 对流

4. 透析的目的是透析机取代肾脏的排泄功能,通过人工方法,把患者(　　)中多余的液体和无用的溶质排出体外

   A. 尿液　　　　　　　B. 汗液　　　　　　　C. 血液　　　　　　　D. 唾液

5. 当透析液中钠的浓度与血浆中钠的浓度一样时,便需通过(　　)原理来把钠消除

   A. 对流　　　　　　　B. 渗透　　　　　　　C. 超滤　　　　　　　D. 扩散

6. 透析液中含有的电解质是(　　)

   A. 钠、钾、钙、镁、氯化物　　　　　　　　B. 钠、钾

   C. 钾、钙、镁、氯化物　　　　　　　　　　D. 钠

7. 在血透过程中,患者的血液通过透析器在体外循环。透析器是由一块薄膜分隔开的两室,其中一个室注入血液,另一个注入的是(　　)

   A. 水　　　　　　　　　　　　　　　　　B. 血液

   C. 透析液　　　　　　　　　　　　　　　D. 水与血液的混合物

8. 血液透析室应当根据设备要求定期对水处理系统进行冲洗消毒,并定期进行水质检测,每次冲洗消毒后均应(　　)确保安全

   A. 监测水中细菌量　　　　　　　　　　　B. 测定管路中消毒液残留量

   C. 测定管路压力　　　　　　　　　　　　D. 不需要测定任何项目

9. 水处理系统复用应采用(　　)

   A. 自来水　　　　　　B. 蒸馏水　　　　　　C. 软水　　　　　　　D. 反渗水

10. 为防止交叉感染(　　)对透析单元内所有的物品表面及地面进行擦洗消毒

    A. 每次透析结束　　　　　　　　　　　　B. 每日透析结束

    C. 每周透析结束　　　　　　　　　　　　D. 每月透析结束

二、问答题

1. 血液透析机的基本结构?

2. 透析器的种类及工作原理?

3. 超滤控制系统有哪几种？

4. 血液透析机有哪些监测报警系统？

5. 漏血监测系统的工作原理？

三、实例分析

1. 使用干粉袋后导致电导度过低，无法通过自检，如何处理？

2. 如果静脉血液管路中的气泡已经触发了警报应该怎样处理？

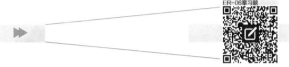

ER-06章习题

ER-07章PPT
▲

第七章

体外冲击波碎石机

ER-07章配图

体外冲击波碎石机图片

导学情景 ∨

情景描述：

王阿姨出现单侧腰痛，呈阵发性绞痛，疼痛沿输尿管走行向下至大腿内侧或外阴部放射，出现寒战等不适症状，苦不堪言。经检查确诊为泌尿系统结石。如何治疗尿路结石呢？在体外冲击碎石术诞生之前尿路结石的有效治疗方法是手术取石或用接触式超声波碎石，给患者带来较大的创伤和痛苦。

学前导语：

体外冲击波碎石机是一种非侵入式的碎石治疗设备，对人体损伤较小，碎石效果好，在临床上已得到广泛应用。本章主要阐述体外冲击波碎石的基本机制、体外冲击波碎石机的结构和工作原理、冲击波源的类型以及常见故障与检修等，为学生今后的实习就业打下基础。

第一节 体外冲击波碎石机概述

学习目标 ∨

1. 掌握体外碎石机的用途与种类。
2. 熟悉体外冲击波碎石机的工作机制。
3. 了解体外冲击波碎石机的主要技术参数。

ER-7-1

扫一扫
知重点

一、体外冲击波碎石机的用途与种类

（一）体外冲击波碎石机的用途

结石是泌尿系统的常见病之一，除发生在泌尿系统的肾脏、输尿管及膀胱等器官之外，还容易发生在胆道系统中。在体外冲击碎石术（extracorporeal shock wave lithotripsy，ESWL）诞生之前，尿路结石有效的治疗方法是手术取石或用接触式超声波碎石。传统的治疗胆石症的方法，大都采用开放式手术疗

法,给患者带来创伤。接触式超声碎石,在治疗时需将超声换能器通过导管经皮肤或管腔(如输尿管、胆管)与人体腔内结石直接接触,操作上不方便,技术条件要求高,且给患者带来较大的痛苦。体外冲击波碎石术是利用体外产生的巨大能量的冲击波聚焦患者体内的结石,包括泌尿系统结石、肝胆系统结石,使其粉碎排出体外。体外冲击波碎石机是一种非侵入式的碎石治疗设备,对人体损伤较小,碎石效果好,在临床上得到广泛的应用。ESWL 于 1980 年问世,在随后短短的几年里,这种革命性治疗方法几乎彻底取代了尿路结石开放式手术,成为治疗该病的"金标准"。根据统计,如今约 90% 的结石患者仅需用 ESWL 治疗,约有 6% 的患者需联用 ESWL 和体内碎石(经皮肾镜碎石或经输尿管镜碎石)治疗,约有 3% 的患者单用体内碎石治疗即可,而传统的开放式手术治疗已不到 1%。

随着临床经验的积累和碎石机性能的改进,ESWL 的适应证不断扩大,从单纯的肾结石到输尿管结石、膀胱结石,从单侧单发到双侧双发,从小结石到大结石、鹿角状结石,从泌尿系统到肝胆系统,都取得了较理想的治疗效果。据国内外多数医疗单位报告,ESWL 的成功率在 95% 以上,治疗 3 个月后随访,结石排净率达 85%,需再行开放手术者约占 1%。

(二)体外冲击波碎石机的种类

目前,对体外冲击波碎石机的分类方法较多,按冲击波发生器的原理可分为液电式、电磁式、压电式及爆炸式等;按结石定位系统可分为 X 射线体外冲击波碎石机、B 超体外冲击波碎石机以及 X 射线、B 超相结合体外冲击波碎石机;按冲击波源到人体的耦合方式可分为干式和湿式碎石机;按冲击波的聚焦方法可分为椭球面聚焦、球面聚焦、抛物面聚焦、透镜聚焦等;按治疗目的可分为肾石碎石机和胆石碎石机;按照 ESWL 系统的规模可分为体外碎石中心、大型体外碎石机及小型移动式体外碎石机等。

其外,体外冲击波碎石机按其构造和发展水平划分为三代。国外第一代碎石机是指水槽式 HM-3 型体外冲击波碎石机,如图 7-1 所示,尽管目前该机已不再生产,但其碎石效果最佳,至今仍被誉为 ESWL 的金标准。

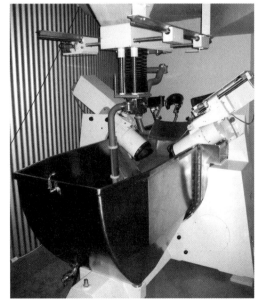

图 7-1　HM-3 体外冲击波碎石机

第二代碎石机的特点是冲击波与人体的耦合方式是水囊式,并与治疗床融为一体,这样便于患者调整体位,适合治疗尿路各个部位的结石,但因冲击波通过水囊膜时能量有所损耗,故其效能不如第一代,如图7-2所示。第三代碎石机是将发射波源与泌尿手术操作台合二为一,实现了多功能化。除ESWL外,还可用来进行泌尿系统影像诊断及各种腔内碎石和取石,该类碎石机已在欧洲普遍使用。

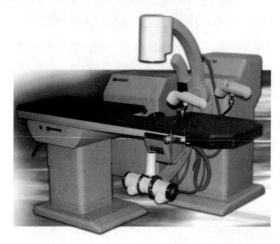

图7-2　第二代体外冲击波碎石机

二、体外冲击波碎石机的主要技术参数

体外冲击波碎石机的技术参数一般可分为冲击波参数、定位系统参数、操作系统参数、主机及治疗床参数等,其中冲击波参数、定位系统参数是两个最重要的部分。以下为一体外冲击波碎石机相关技术参数。

1. 冲击波参数　冲击波参数主要是指冲击波的能量参数,主要包括高压放电范围、冲击波收缩压峰值、膨胀压峰值等。

(1)高压放电范围:15~20kV。

(2)冲击波第二焦点收缩压峰值:32.5~50MPa。

(3)冲击波第二焦点膨胀压峰值:<9MPa。

(4)碎石焦点冲击波单一脉冲能量:72~128J。

(5)储能电容:1.0μF。

(6)冲击波第二焦点脉冲前沿:≤0.4μs。

(7)冲击波第二焦点脉宽:≤0.8μs。

(8)冲击波第二焦点聚焦范围:径向±7.5mm,轴向±4mm。

(9)冲击波第二焦点高度:≥130mm。

(10)冲击波发生器平面可在25°~45°变化。

(11)冲击波发生器可以焦心为圆心作球面运动。

知识链接

冲击波波形

冲击波波形如图 7-3 所示，脉冲前沿是指冲击波压强从零增大到收缩压强峰值所需的时间，单位为微秒，行业标准≤0.5 微秒。脉宽是指冲击波压强从收缩压峰值一半的开始上升到最大峰值再降到最大一半所需的时间，单位为微秒，行业标准≤1 微秒。冲击波第二焦点范围是指冲击波经过聚焦后的面积。峰值压强是指冲击波在焦点上能产生的最大压强。从物理现象分析，前沿越陡，脉宽越窄，获得的峰值压力越强；聚焦范围越小，获得的峰值压力越强。由此得出结论：体外碎石机不管用何种方法产生冲击波，只要能以最小的能量，获得越陡的聚点前沿，越窄的焦点脉宽和越小的聚焦范围，那它的碎石效果肯定越好。

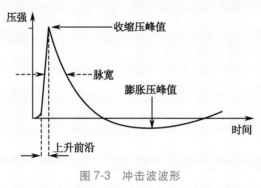

图 7-3 冲击波波形

2. 定位系统参数

（1）采用 X 射线定位系统的体外冲击波碎石机，其定位系统参数主要是指 X 射线管的性能参数以及图像分辨力参数，与 X 射线成像设备参数相同。

1）X 射线球管管电压：50~90kV；

2）X 射线球管管电流：≤5mA；

3）X 射线图像清晰度：≥12LP/mm；

4）X 射线球管焦点：1.0mm。

（2）对于采用 B 超定位的体外冲击波碎石机，其定位系统参数主要是指超声探头性能参数与图像分辨力参数，与 B 超成像设备参数一样。

1）在探头对焦点作直线运动时引起定位误差：≤±2mm；

2）在探头对焦点作环形运动时引起定位误差：≤±2mm；

3）探头表面与碎石焦点测距误差：<±2mm；

4）B 超图像分辨率：x≤2mm，y≤3mm；

5）探测深度≥20cm（CTS280 B 超）；

6）探头规格：3.5MHz 凸阵扇扫或线阵。

3. 操作系统技术参数

（1）带隔室操作及床边操作系统；

（2）碎石能量无级调节；

（3）碎石放电频率可在 0.3~2 秒/次之间自由调整。

4. 主机及治疗床

（1）治疗床电动运动幅度：x、y、z 分别为 ±120mm、±100mm、±120mm；

（2）治疗床载重：135kg；

（3）C 臂运动时引起第二焦点定位误差：≤±2mm。

▶ **课堂活动**

1. 请回忆 X 射线球管以及影像增强器有什么性能参数？

2. B 超诊断设备有什么性能参数？

三、体外冲击波碎石机的碎石机制

水中高压放电产生的冲击波，经椭球反射体反射会聚在第二焦点处，形成高达几百乃至上千个大气压的冲击波压力，它足以粉碎人体内的结石而不致明显损伤人体组织。有关冲击波的碎石机制，归纳起来大致以下两点：

（一）冲击波在结石前后界面上产生的应力作用

一般来说，结石的声阻抗不同于其周围组织的声阻抗。当冲击波传播到结石前后界面时都要发生反射。冲击波在结石前界面上作用以压力，而在结石后界面的反射时则表现为张力（因为一般结石的声阻抗都大于周围组织的声阻抗）。我们知道，结石是一种脆性物质。其抗压强度在 100 个大气压强（约为 10^7Pa）左右，而抗张强度只有抗压强度的 1/10，即约 10 个大气压强（约为 10^6Pa）。当冲击波在结石前后表面上作用的压力与张力大于结石本身的上述耐受强度极限时，冲击波的反复作用就会使结石从前后两个表面上被逐层压碎和裂解。此外，我们还知道，人体软组织能够承受更高的冲击波压力而不致损伤。这就解释了为什么冲击波能够击碎软组织中的结石而又不损伤周围组织。冲击波作用于人体结石前后界面的情况如图 7-4 所示。

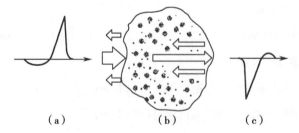

图 7-4 冲击波作用于结石结果
（a）冲击波作用于结石前界面的压力波；（b）冲击波进入结石情况；
（c）冲击波作用于结石后界面的张力波

（二）空化机制的作用

结石的内部结构常常是较为稀疏而含有许多孔隙的。在孔隙中充满液体，倘若在液体中含有空化核，则进入结石的冲击波及其界面反射波就会激活空化核，而产生空化现象。在空化过程的反复作用下,将会从破坏结石的内部基质开始并进而导致整个结石的疏松与碎裂。

冲击波碎石的机制,很可能是上述两种因素综合作用的结果。

据研究,在冲击波的能量中,对碎石起主要作用的成分为频率 1~2MHz 的超声波。高于 2MHz 的机械波在人体内的传播衰减较大,而低于 1MHz 的机械波聚焦效果欠佳。

知识链接

超声波空化效应

超声波空化效应是指存在于液体中的微气核空化泡在声波的作用下振动,当声压达到一定值时发生生长和崩溃的动力学过程。 空化效应一般包括 3 个阶段:空化泡的形成、长大和剧烈的崩溃。 当盛满液体的容器通入超声波后,由于液体振动而产生数以万计的微小气泡,即空化泡。 这些气泡在超声波纵向传播形成的负压区生长,而在正压区迅速闭合,从而在交替正负压强下受到压缩和拉伸。 在气泡被压缩直至崩溃的一瞬间,会产生巨大的瞬时压力,一般可高达几十兆帕甚至上百兆帕。

点滴积累 ∨

1. **体外冲击波碎石机**　是一种非侵入式的碎石治疗设备,对人体损伤较小,碎石效果好,在临床上得到广泛的应用。 分类方法较多,可按冲击波发生器原理、结石定位系统、冲击波源到人体的耦合方式、冲击波的聚焦方法、治疗目的、ESWL 系统的规模等分类。
2. **体外冲击波碎石机的技术参数**　最主要的参数包括冲击波参数、定位系统参数两个。
3. **体外冲击波碎石机的碎石机制**　水中高压放电产生的冲击波,经椭球反射体反射会聚在第二焦点处,形成高达几百乃至上千个大气压的冲击波压力,粉碎人体内的结石。 碎石原理包括冲击波在结石前后界面上产生的应力作用和空化机制的作用。

第二节　体外冲击波碎石机的结构与工作原理

学习目标 ∨

1. 掌握碎石机的基本构造。
2. 熟悉体外碎石机的主要部件、冲击波波源、定位系统的类型以及工作原理。

一、体外冲击波碎石机的基本构造

体外冲击波碎石机主要由体外冲击波发生源、冲击波的触发系统、冲击波与人体的耦合、结石定位系统、计算机控制操作系统和治疗床组成。

ER-7-2

扫一扫
知重点

体外冲击波碎石机按冲击波源分主要可以分为液电式、压电式及电磁式等,但产生冲击波的原理却差不多。冲击波发生的基本原理是通过高电压、大电流瞬间放电,能量突然释放的过程,在放电通道上形成一个高能量密度的高温、高压等离子区,将电能迅速转化为热能、光能、力能和声能。在放电过程中,放电通道急剧膨胀,在低反射传播介质(水)中形成压力脉冲,即冲击波。

无论是液电式还是电磁式波源都要求有一套充电和瞬间放电的电路,要求放电时间在1微秒左右,放电电流达几千毫安。简化的充放电电路如图7-5所示。

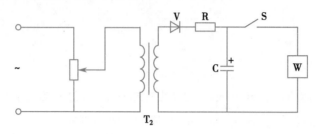

图7-5　冲击波波源充放电电路

电路中有两个状态,一个是电容C充电状态,一个是电容C放电状态。交流电经过自耦变压器T_1调压后,再经过升压变压器T_2升压,电压变为几千伏至十几千伏,再经过整流管管V整流后,电容C充电,此为充电蓄能状态。当开关S导通,电容的电荷向冲击波波源装置W瞬间放电而产生冲击波。放电的实质是将两个电极间隙的水击穿,产生一个瞬时的强大电流,实现能量转换,激发出冲击波。一次放电之后,点火开关随即断开,便完成一次放电过程。接着,充电电路又重新向电容器充电,以准备下一个放电过程。为取得良好的冲击波波形,放电时间要求在1微秒内。

产生冲击波的能量决定于电容储蓄的能量,能量为:

$$E = \frac{1}{2}CU^2 \qquad\qquad 式(7-1)$$

E为能量,单位为焦耳(J);C代表电容量,单位为法拉(F);U代表充电电压,单位为伏特(V)。由此得知,冲击波能量取决于充电电压U和电容C的值。一般碎石机的电容C取值在$0.3 \sim 1\mu F$之间,多常见$1\mu F$。从式7-1中可以看到,充电能量与电压U^2成正比,在实际中,能量的高低主要取决于电压,电压越高,能量越大,焦点处冲击波压强也越大,结石就越容易粉碎。但也不能取得太大,那样容易给患者造成损伤,因此我们希望碎石机向着低能高效低不良反应的方向发展。

HM-3型体外冲击波碎石机工作框图如图7-6所示。HM-3型体外冲击波碎石机是水槽式液电冲击波体外碎石机,采用双X射线定位。该机的液电冲击波发生源包括储能电容充电单元,高压脉冲发生器,水下火花放电电极,半椭球反射体和心电R波触发单元。冲击波能量是从电容充电单元获得的。水下电极火花放电由心电R波触发。冲击波与人体间的耦合采用水槽式。水温由热电偶控制。半椭球反射体和X射线通道位于水槽底部。冲击波发生源和水槽由支架支撑。水处理系统包括水软化器和去气装置以确保冲击波能量的最佳传递。水温由调节器调节。其核心部分是冲击波发生器、结石定位装置、心电触发器、供水系统等。

二、体外冲击波碎石机的主要部件与工作原理

(一)冲击波波源

冲击波源决定着粉碎结石效果、治疗工作的效率与对患者身体的影响。常见冲击波波源有液电

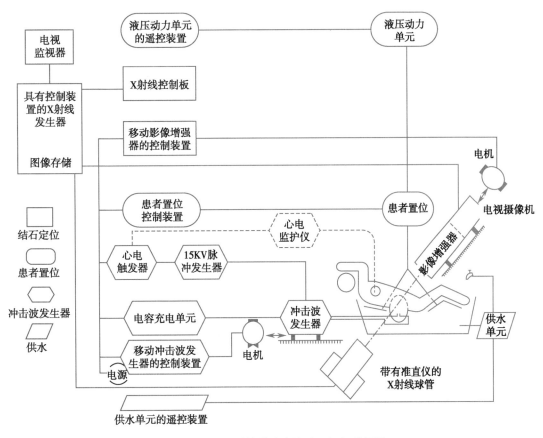

图 7-6　HM-3 型体外冲击波碎石机组成框图

式、电磁式及压电式,不常见的有爆炸式、激光式等,这里主要介绍应用相对广泛的前三种波源发生器。

1. 液电冲击波源　液电式冲击波源所产生的冲击波,是由于水下放电,电极附近的水迅速气化,压力和温度急剧升高,放电通道内液体因高温而急剧膨胀,突发推动周围液体介质而产生冲击波。高压放电是通过"液电效应"而产生冲击波的,因此放电必须要在液体中进行。一般是在水中进行(水槽或水囊),主要是因为水容易获得,冲击波在其中的传播衰减较小,而且与人体软组织在声阻抗上有良好的匹配。

(1)冲击波放电部分与整机的关系,如图 7-7 所示。

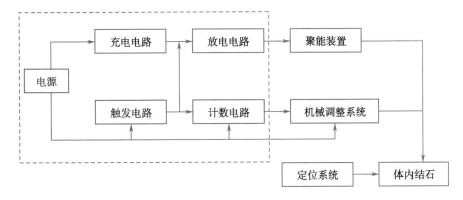

图 7-7　液电式冲击波碎石机原理框图

图中虚线内为冲击波电路部分,包括电源、充电电路、触发电路、计数电路及放电电路。电源是整个机器工作的能量来源,它向触发电路、充电电路及机械调整系统分别提供所需的电压与电流。对于充电电路所需的高压,可采用升压变压器并辅以倍压技术获得。

充电电路的作用是把来自电源的电能储存在高压储能电容内,以备通过放电电路把强大的电流从电极间释放,以激发出冲击波。高压放电电路的工作原理是用触发脉冲来触发放电电路的点火开关,使电容中的电能得以通过点火开关进入放电电路,如图7-8所示。

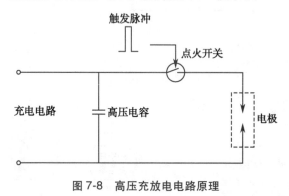

图7-8　高压充放电电路原理

图7-8中的充电放电过程和图7-5相同,属于重复脉冲功率技术,这种技术对电路中的每个元件都有较高的质量要求。如储能电容器要有很高的储能密度,可靠性要高,连续工作的寿命要长,还需有好的热稳定性。常用的点火开关有火花隙开关和闸流管开关两种。火花隙开关应用得较多,它有如下优点:①接通快,电流增长陡度高,可达 $10^3 A/s$;②电流容量大,允许电流值达 100kA;③可形成环状放电;④有较大的工作电压范围;⑤对于微秒级或较长的脉冲,损耗仅为 2%～10%。其缺点是:①寿命一般不超过 $10^7 \sim 10^8$ 次;②连续工作要求大流量风吹冷却;③重复频率小于 1kHz。

闸流管开关有较高的平均功率和较高的重复频率,绝缘电压恢复时间较短。目前,已经有厂家用固态开关和磁开关等代替。

为得到较为满意的冲击波波形(上升陡度大,半高宽窄),应尽量降低放电回路中的电感量,它包括储能电容器的自感和放电回路中的寄生电感等。

(2)聚能部分　液电式体外冲击波碎石机采用半椭球反射体作为聚能装置,如图7-9所示。

液电式冲击波源是一个半椭圆形金属反射体,内置电极,反射体内充满水(由于水与人体组织具有相似的声学性质,选用水作为冲击波与人体之间的耦合介质,冲击波经由水进入人体,不会对人体组织造成损伤)。当高压电在水中放电时,在电极极尖处产生高压高温,因液电效应而形成冲击波,冲击波向四周传播碰到反射体非常光滑的内表面产生反射。电极极尖处于椭球第一焦点处,在第一焦点(F_1)发出的冲击波反射后会聚到第二焦点(F_2)处的较小区域内,以提高冲击波的压力,在第二焦点处产生的压力将达到未经会聚压力的 200

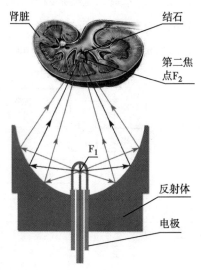

图7-9　液电式体外冲击波聚能装置

倍以上,其有效截面积大约为 $1.5 \sim 2.0 \mathrm{cm}^2$,而有待粉碎的人体内结石必须准确的定位在此范围内。

对于椭球反射体的设计与制作,应予考虑的是口径,即冲击波进入人体的通道入口。口径过小,会使输入口径内的冲击波强度过大,给接受治疗的患者造成痛感;反之,如口径过大,骨骼部分即会对冲击波进入人体形成阻碍(因骨骼与水或周围软组织之间声阻抗失配大)。因此,孔径的大小,需在权衡考虑中予以选定。

对于椭球反射体的长轴与短轴,也存在一个优化选择问题。为此应考虑以下三方面因素,①第二焦点处的聚焦能量问题:为减小冲击波在人体中的传播衰减和增大第二焦点处的聚焦能量,长轴应尽量短,使长轴接近于短轴;②患者的安全问题:为避免高压放电时产生的紫外线对人体可能造成的危害,则希望长轴越长越好;③患者身体的具体情况:不同的患者,其体态胖瘦差别较大,从而使得结石处于体内的深度也不同,相应地对长轴长度的要求也不同。

此外,在具体临床治疗中,反射体相对人体的方位调节也应尽量灵活方便。

液电冲击波发生源的优点是技术成熟,安全可靠,能量大,特别适用于大结石和肾的鹿角结石的碎石治疗。但是存在以下缺点:在治疗过程中,随着使用,电极会缓慢损耗,正极与负极间距离逐渐扩大,焦点会缓慢变大变宽。在焦点 1 处电火花隙每增加 1mm,会导致焦点 2 处的宽度增加 10mm,会对结石周边组织损伤加重。为此,在实际使用中,常常需要调节电极间距离或者更换电极。此外,由于冲击波的产生是"爆炸性"的,不但噪声大,而且高压电流会对患者心脏造成一定危险,必须采用心电 R 波触发确保患者的安全。

2. 压电式冲击波源 压电式冲击波波源是利用压电阵元的逆压电效应。根据逆压电效应原理,当压电阵元同时受到电脉冲激励时,它们就发生形变而辐射出频率一定的(决定于压电晶体厚度)的脉冲超声波。在压电晶体背面附以相匹配的重背衬,以使它具有发射窄脉冲的特性。这样,由全部压电阵元发射的窄超声脉冲波都向其前面的水媒质中辐射,且在焦点 F 处会聚,以形成高强度的脉冲超声波。如图 7-10 所示。

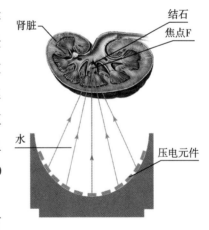

图 7-10 压电式波源示意图

压电式超声波源的优点是脉宽小、焦点范围小,可将结石粉碎成细颗粒状,便于结石排出体外。同时噪声小、痛感小,无须心电同步及监护。不足之处是压电晶体冲击波转换效率低、功率小,治疗大结石效果差。造价较为昂贵,在中国市场很少使用,目前在国内还没有厂家生产该类产品。

▶▶ **课堂活动**

什么是压电效应以及逆压电效应?

3. 电磁式冲击波源 电磁式冲击波源如图 7-11 所示,一个单层螺旋线圈 L 固定在绝缘板上,线圈与其前方的一个金属膜片之间置一绝缘层隔开,由此构成了一个电声转换系统。当充电电容通过线圈放电时,根据电磁感应原理,电流形成一个很强的脉冲磁场使线圈上覆盖的金属振膜感应产生磁场,振膜磁场与线圈磁场相互作用产生排斥力,在水介质中振膜的另一面形成冲击波。该脉冲波经声透镜聚焦后,即在透镜的焦点处会聚,从而形成一个很强的冲击波。

电磁冲击波发生源无需更换电极,其部件损耗很小,而且可以得到重复性佳又很稳定的能量,对患者心脏无危险。一般采用呼吸触发,当有特殊医疗需要时,也可采用心电 R 波触发,无噪音。

4. 液电复式脉冲波源　其原理是高压电在水中一次放电,在特定的时间产生双脉冲的冲击波(能产生空化效应的双脉冲)。液电复式脉冲源一次放电在几个微秒内产生 2 个脉冲,具有液电单式脉冲的波形性能,充分利用空化效应的作用。第一次冲击波在结石周围及内部产生大量的微细气泡,因此该气泡从产生到膨胀破裂一般只需数微秒左右,在第一次冲击波产生的气泡达最高端时,第二次冲击波到达,加剧气泡的膨胀破裂,从而增加了对结石的压力、拉力,提高了碎石效应。实验证明,复式脉冲波源能够缩短治疗时间,对人体组织的损伤比单式脉冲小。据报道,复式脉冲可以提高 40% 的碎石效果,而且损伤也相对减小。复式脉冲源是体外冲击波碎石机的发展方向。复式脉冲冲击波源除了液电式外,目前还有电磁式、压电式等。

复式脉冲常见电路如图 7-12 所示,其工作原理是,两组相互基本独立的充放电电路分别向同一冲击波发生器瞬时放电而产生复式脉冲,只要调整触发器 1 秒和 2 秒的触发时间差,也就可控制这两个复式脉冲的时间差。这种装置的优点是只用一个冲击波发生器。因此,冲击波能被充分利用,波形好,碎石效果佳,还可以把原有的单式脉冲改成复式脉冲。同时可根据需要调整复式脉冲的时间差,但其电路设计要求高、电路复杂。

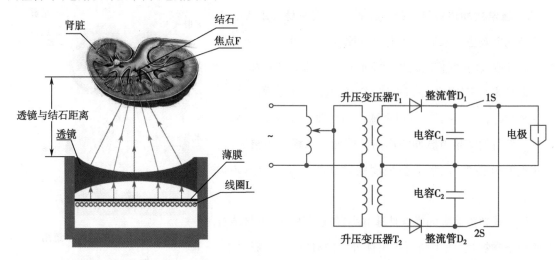

图 7-11　电磁式体外冲击波源　　　　图 7-12　复式脉冲充放电电路原理图

知识链接

液电冲击波源、电磁式冲击波源和复式脉冲波源的比较

1. 液电冲击波源优点　脉冲波形稳,冲击时间快。①第二焦点冲击波的脉宽可达 $0.1\sim0.3\mu s$;②第二焦点冲击波聚焦范围为 $7mm\times7mm\times12.5mm$;③使用能量低,电压 $3\sim9kV$;④临床效果相对优于电磁

波源。缺点：治疗一个患者就要更换电极，放电稳定性差，焦点易漂移。成本消耗包括电极、电容箱、水囊。

2. 电磁冲击波源优点　噪声小，不用更换电极，放电稳定。缺点：①冲击波时间长，第二焦点冲击波的脉宽为 0.8~1.5 微秒；②焦斑长，第二焦点冲击波聚焦范围为 6mm×6mm×60mm；③使用能量高，电压 13~20kV（按电容 0.4μF 计算，单个脉冲能量 33.8~80J）；④临床效果相对比液电冲击波源差。成本消耗，相对液电的要高，因为电磁波在使用过程中金属振膜很快疲劳，透镜、触发器、水囊都是消耗品，一般一个电磁盘治疗 80 个以内患者效果比较好，超过以后虽然还能使用，但碎石效果明显下降。

3. 复式脉冲（液电波源）　①具有液电优点；②缩短治疗时间；③碎石效果可提高 40% 左右。复式脉冲是体外冲击波碎石机真正的发展方向。

（二）冲击波与人体间的耦合方式以及冲击波的触发系统

1. 冲击波与人体的耦合方式　冲击波必须经由某种声阻抗和人体组织声阻抗相近的介质耦合无障碍地进入人体，以避免冲击波在进入人体的界面处产生反射导致应力而伤害人体。理想的耦合介质为水。冲击波和人体间的耦合方式有下列三种：

（1）水槽式：这是最早采用的冲击波和人体间的耦合方式，如图 7-1 所示。人体浸在水浴中，冲击波经由水直接进入人体。水槽式耦合的优点在于冲击波传播过程中能量损失小，缺点是治疗不方便，对水温及室温都有一定要求，现已经淘汰；

（2）水盆式：水盆式是将水槽缩小为水盆，只需将患者治疗的部分浸入水中即可；

（3）水囊式：也称干式。水密封于水囊中通过软胶薄膜和凝胶介质与人体接触耦合。其优点为患者治疗时不需浸入水浴，命中率高，但由于冲击波需经由软胶薄膜进入人体而使能量有所损失，水囊需要有气泡排除装置。第二代和第三代碎石机均采用水囊作为耦合方式。其优点是将冲击波源与治疗台融为一体，便于患者体位的变动，有利于治疗中段和下段输尿管结石，而且也便于从多个角度治疗肾结石和上段输尿管结石。

2. 冲击波的触发方式　冲击波的触发产生必须保证对患者各器官功能无损害，确保患者安全；同时又要使冲击波进行有效冲击，命中率高。冲击波的触发方式共有以下五种：

（1）心电 R 波触发：对于液电冲击波发生源，由于其为高电压、强电流、"爆炸性"地产生冲击波，有可能会影响心功能，甚至对患者造成危险，因而一定要采用心电 R 波触发；

（2）呼吸触发：由于患者呼吸时，结石位置会有一定移动（可达 2~4cm）影响冲击波碎石的命中率。采用呼吸触发产生冲击波可显著提高冲击波的命中率；

（3）呼吸与心电 R 波同步触发；

（4）自动连续触发：预先置定时间间隔和触发次数，自动连续地触发；

（5）手动触发。

（三）定位系统

为使冲击波的焦点准确对准结石，必须有精确的定位系统。倘若定位不准，冲击波的性能再好,也不能发挥作用,反而会损伤正常组织。体外冲击波碎石机的定位系统包括:单一X射线定位系统、单一B超定位系统以及X射线和B超双定位系统,其主要包括定位器及机械调整两个部分。

1.定位器　定位器是指对体内结石的显像观察设备的探头与反射体组合的整体,它们之间的相对位置固定不变。借助于定位器与显像观察设备,就可以通过机械调整反射体与人体的相对位置,使体内结石准确地置于反射体的第二焦点处,以使会聚的冲击波能量最有效地粉碎结石,而不损伤周围组织。

(1)X射线定位系统:X射线的优点是图像清晰,可迅速地找到结石和判别结石的粉碎情况,操作者容易掌握定位技术,缺点是对X射线下不显影的结石难以准确定位;操作者和患者都受X射线辐射,对人体有一定程度的损害,不能用于实时连续观察击碎结石的过程。X射线定位系统由X射线球管、影像增强器、摄像机及显示部分组成。按结构主要分为三种,如图7-13所示。

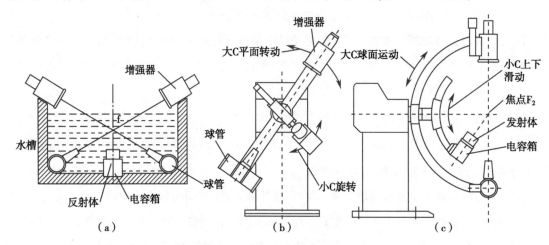

图7-13　X射线定位的三种结构
(a)双束交叉X射线定位;(b)单束X射线定位;(c)C臂X射线定位

1)双束交叉X射线定位系统:在早期的肾结石的体外碎石机系统中,几乎一律是采用两台X射线机进行交叉定位。其定位的示意图如图7-13(a)所示。

两台X射线机置于同一平面上,且两束X射线以一定角度(一般为37°、45°或90°)交叉,它们的轴线交叉点刚好落在反射体的第二焦点上。进行定位操作时,只需要通过机械调整装置调整人体位置,使体内结石与两束X射线轴线焦点重合,即使结石与反射体第二焦点在空间相重合。这可从监视器上的结石图像是否达到预置位置进行判断。这类机器配有两个X射线影像增强器使图像清晰,而且X射线球管位于治疗床下面,使工作人员所受射线辐射减少。

2)单束X射线定位系统:工作原理同双束交叉式定位一样,只是采用同一束X射线旋转一个角度来完成双束X射线的定位功能,如图7-13(b)所示。这一束X射线两个位置轴线的交点与反射体的聚焦点是相重合的,它使用两个球管与一个影像增强器,其目的是降低体外冲击波碎石机的生产成本,但在实际定位和跟踪时,等待影像增强器旋转到对侧球管的过程需要一定时间。

3)C臂X射线定位系统:近年来,国内一些厂家陆续推出了C臂X射线定位系统,如图7-13(c)所示。虽然只有一套X射线定位系统,但其巧妙地利用了C臂两端安置的球管与影像增强器,在C

臂旋转时两者相对同时转动,可以通过不同角度观察结石方位。由于其可以连续性跟踪目标,即使多枚结石相互靠近,也可被分辨开来。另外,其定位方式还可以分辨结石影像与骨骼重叠的情况。此方法图像清晰、准确、快捷,是目前理想的 X 射线定位方法。

在临床上,当碎石机用于治疗胆结石时,由于80%的胆结石是非钙化的,如仍用 X 射线机定位,效果不佳。此时需要用 B 超显像仪进行定位,它对非钙化结石也可给出清晰的图像显示。采用超声定位还有一个好处,即在进行定位操作时,只需移动治疗头,而人体可以保持不动。

(2)超声定位系统:体外冲击波碎石机超声定位系统按其定位方式分为两大类,一类称为单角度 B 超定位装置,另一种称为多角度 B 超定位装置。

1)单角度 B 超定位装置:采用一个装在冲击波发生源上的超声探头进行结石定位和实时监测,如图 7-14 所示。采用高分辨率扇形超声波扫描探头,安装在压电冲击波发生源球形盘的中心。冲击波聚焦焦点和超声波扫描探头的相对位置固定,并在监视器上以光标显示,将超声图像上的结石和光标重合便能实现精确定位。

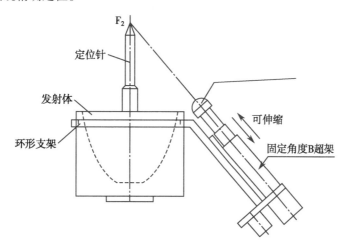

图 7-14　单角度 B 超定位装置

这种 B 超定位方式由于探头角度已经固定,所以人体的一些部位定位困难。国内早期生产的碎石机厂家很大一部分采用的是这种定位方式。

2)多角度 B 超定位装置:多角度 B 超定位装置克服了单角度 B 超定位装置的缺点,结构如图7-15所示。B 超探头插在探头夹上,探头夹固定在一个伸缩筒上,伸缩筒固定在机械手上,机械手有两条臂三个关节,机械手固定在环形支架上,环形支架固定在反射体外缘,能绕反射体转动。整个定位装置由人工操作,可在任一竖直平面转动,但 B 超探头中心延线始终通过焦点,可根据需要调节探头伸缩来定位,它利用机械手的万向转动功能,可对人体各部位准确定位,克服了单角度 B 超定位装置的缺点,是国内外目前最先进的 B 超定位装置。

目前在市场上,还能看到采用两个装在冲击波发生源上的超声波探头进行结石定位和实时监测的 B 超定位装置。两个 B 超扇形扫描探头互成一定角度地装在压电冲击波发生源球形盘上,各自可旋转90°,沿轴向截面进行扇形扫描。超声探头可沿轴向上下移动。这样由两个扫描探头实现结石的定位将更为精确、方便、迅速。

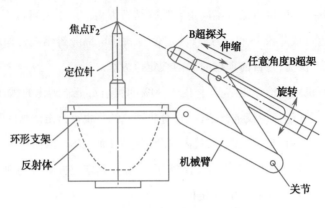

图 7-15　多角度 B 超定位装置

（3）X 射线和超声波双重定位系统：近年来，新型体外冲击波碎石机采用 C 臂 X 射线和超声波双重定位系统，利用两种结石定位系统的优点，相互弥补各自缺点，使定位系统性能更趋完美。

2. 机械调整部分　定位系统中的机械调整部分，是用于调整反射体与人体的空间相对位置，以达到碎石前的定位要求。在碎石机上常用的机械调整部分有齿轮传动和液压移动两种。

点滴积累 ∨
1. 体外冲击波碎石机的组成　体外冲击波发生源、冲击波的触发系统、冲击波与人体的耦合、结石定位系统、计算机控制操作系统和治疗床等。
2. 常见冲击波波源　液电式、电磁式及压电式。
3. 冲击波和人体间耦合方式　水槽式，水盆式，水囊式。
4. 体外冲击波碎石机定位系统　单一的 X 射线定位系统、单一 B 超定位系统以及 X 射线和 B 超双定位系统，其主要包括定位器及机械调整两个部分。

第三节　体外冲击波碎石机使用操作与维护

学习目标 ∨
1. 掌握碎石机的操作流程。
2. 熟悉体外冲击波碎石机常见故障与维修。

一、体外冲击波碎石机的使用操作

体外冲击波碎石机种类较多，不同波源、不同定位系统的碎石机有不同的操作方法，但差别不大。液电式碎石机的操作流程如图 7-16 所示。

ER-7-3

扫一扫
知重点

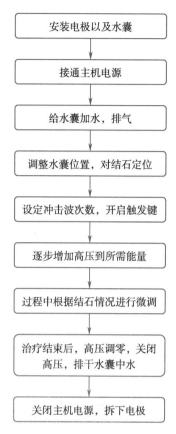

图 7-16 液电式碎石机操作流程

二、体外冲击波碎石机的常见故障排除

1. 冲击波发生源及水处理系统 本文中的体外冲击波碎石机采用电磁冲击波发生源,相比于电极放电式的液电冲击波发生源,冲击波发生源的使用寿命大大提高,其主要破损元件为电磁线圈和振动片,一般情况下线圈和振动片的寿命为 8 万次冲击波。其损坏时的故障现象主要表现为高压报警(高压检测偏离正常值),真空泵保持跳闸(由于真空管道进水,振动片破损所致)等。

该机的水处理系统比较复杂,主要作用是对两个冲击波头内的水进行软化和去气泡,如图 7-17 所示,每个冲击波头有一个进水管道,一个出水管道,一个真空管道,一个压缩空气管道。在冲击波头工作时,其腔内的水处于循环状态,将气泡及冲击波产生的热量排出冲击波头,同时,由真空泵将振动片与线圈间抽成真空,以防击穿。压缩空气管道的作用为给水囊以一定的压力,使水囊与人体形成充分耦合。

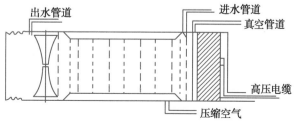

图 7-17 Lithostar 体外冲击波碎石机水处理系统示意图

冲击波发生源与水处理系统常见故障如下：

（1）按下冲击波启动按钮，无冲击波产生，并报错误指示（非正常操作除外）：①高压电源无高压输出；②高压电容充不上电；③高压开关接触不良；④冲击波源损坏，高压电路被保护。

（2）虽有冲击波产生，但声音异常，并常伴有连击现象：①冲击波头寿命已到；②冲击波头漏水。

（3）左右冲击波头均充水不足：①初始化水处理灌注时间不充分；②公共水路管道系统水流量不足；③过滤塞需清洗。

（4）单侧冲击波头冲水不足：初始化水处理灌注时间不充分。

（5）冲击波头内气泡无法排出：①水循环管道不畅；②水和负压不够；③大循环泵 M15 工作异常。

（6）冲击波头指示灯闪烁：冲击波头计数器满 10 万次需要清零。

（7）流量表流量下降，水处理 OK 指示灯不亮：①更换过滤塞；②冲洗输水管道；③检查水泵 M15。

（8）水处理 OK 指示灯灭，同时探头充气不足：检查压缩空气泵、压力表、空气管道有无漏气。

2. X 射线定位系统　本章中的体外冲击波碎石机采用两组 X 射线系统作为定位系统，包括两个球管、两个影像增强器、两套摄像管以及电视系统，如图 7-18 所示。

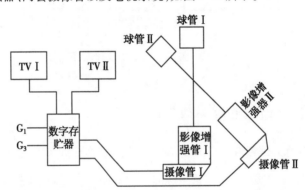

图 7-18　本章中的体外冲击波碎石机定位系统示意图

该系统常见故障如下：

（1）在使用过程中，用球管 1 对患者进行正位（平面）透视时，监视器 1 显示正常，而当使用球管 2 对患者进行斜位透视时，监视器 2 不显示图像，观察 X 射线控制台无异常显示。将两路电视通道进行交换，监视器显示正常，因此可以把故障缩小到下述范围：影像增强器 2 工作不正常，无信号输出；摄像管 2 无电视信号输出。

首先检查影像增强器的电源部分，发现供片影像增强器的高压电源的初级保险烧坏，更换保险管后，再通电，透视仍无图像，检查发现所换保险丝已烧坏，检查电源电路，发现电源变压器 T_1 烧坏。为查清原因，逐个检查电路元件，发现三路高压中供影像增强管阳极的 25kV 的升压电路中的振荡功率管 2N3054 击穿，换上新功率管，再开机加电，听见床下有高压打火的响声。经检查，打火出自影像增强器 2 的高压插头处。发现其管型插头上有一针眼大的小孔，周围已发黑，说明由于插头绝缘性不好或受潮导致击穿与机壳构成打火回路。换上新的插头后，不再出现打火，且前述故障消失。

由此看出,该故障最初是由于电源接头击穿而引发的。

(2)片盒不能拍片。该机片盒通常不用时放在床的一头,当需要拍片时将其拉到平面工作位置进行。出现故障时,拍片虽然到位,但紧急开关不起作用,其他一切正常。检查发现暗盒限位开关失灵。更换限位开关后仍不能拍片。打开暗盒,发现里面一凸轮电机已卡死,无法运转,调整好位置后,一切正常,透视顺利进行。

(3)与球管1对应的显示器1图像暗淡,此时操作台上显示 kV、mV 值偏高。但球管2与监视器2正常。怀疑球管1对应的影像检验器与摄像管有异常,检查发现摄像管1的光圈控制电机电压指示灯不亮,调整电机电压,指示灯亮,此时再做透视,发现 X 射线剂量明显降低,图像正常。

3. 治疗床与控制系统故障 碎石机治疗床在结石定位中起相当关键的作用。由于冲击波治疗头位置固定,因此结石需要靠治疗床的三维移动来置于冲击波焦点处。治疗床的升降靠升降电机及齿条带动,水平二维移动靠两个水平电机及丝杠运行。并且在床与基架之间安装有多个限位开关来保护床的移动超限,为了准确的定位结石,床的移动单位为毫米。床主要发生的故障为机械故障及操作者的非正常操作,举例如下:

(1)床无法向某一方向运动。可能原因为运动超限,冲击头过早升起,限位开关失灵。

(2)拍片盒不能推到拍片位置。可能原因为冲击头没有完全落下,限位开关失灵。

(3)机器加电后显示 Error 0-32,不能顺利使用。这种情况多是由于安全开关中的某一个不能闭合造成 24V 电压加不到继电器上而造成的。

案例分析

案例:

体外冲击波碎石机在低 kV 工作正常,但在高 kV 出现连续激发,并出现机器保护。

分析:

在低 kV 时,机器能正常工作,说明电路通路工作正常,点火触发脉冲正常。从激发的声音较为清脆,可以判断扁平线圈 B 和金属薄膜 E 是好的。在较高的 kV 时,电容的电压指示是正常的,说明充电电路工作正常,而激发时出现连续激发,可能是一个触发脉冲作用出现两次点火,重点怀疑放电管,更换一支新的放电管,故障消失。

知识链接

体外碎石机历史与发展

体外碎石机的发明源自一个意外现象的启示。冲击波是在某一介质中(水、空气等)由于能量的突然释放而产生的高能量压力波。20 世纪 60 年代初,Dornier 航空公司的科技人员就发现当飞机高速穿过雨云时,可产生一种冲击波可使飞机内部的器件受损,而飞机的外壳却完好无损,这一现象引起了物理学家的重视，1963 年该公司成立了冲击波研究室。 1969 年由该国国防部资助，该公司开始了《冲击波与动物组织间的相互关系》这一课题的研究。 在研究过程中，研究人员发现了一个重要的现象，即在机体内于测量的金属探针容易被冲击波击碎。 这一消息启发了慕尼黑大学外科研究所的爱森波格（Eisenberger）教授，其即与道尼尔公司冲击波效应研究室人员通力合作，终于在 1972 年证明了经水传播的冲击波能够粉碎离体肾结石。 1978 年初设计了一台水槽式、并带有两套正交 X 射线定位系统的新型体外碎石机。 1980 年 Dornier 公司推出了 HM-1 型体外冲击波碎石机，其结构采用了如上方案。 到 1983 年，Dornier 公司公布一份报告，在已经接受检查的 1000 名肾结石患者中，有 993 人可以采用 ESWL 治疗，尚需外科开刀者仅有 7 人。 在 993 名接受 ESWL 治疗的患者中，有 90.6% 的患者结石全部排光，尚有残存结石者仅有 9.4%。 于是，ESWL 的成功应用迅速得到了国际医学界的承认与高度重视。

在 HM-1 型碎石机问世后，ESWL 很快在世界范围内得到了推广，法国、美国、以色列、意大利和日本等许多国家开始研制这类体外冲击波碎石机。 在我国，ESWL 研制起步较晚，但发展迅速。 1982 年，在著名泌尿外科专家吴阶平院士、郭应禄院士和声学专家汪德昭院士的主持下，中国科学院电工研究所与北京医科大学泌尿外科研究所共同研究，于 1985 年研制成功出我国第一台 ESWL，同年 8 月开始用于临床，12 月正式通过了由原卫生部主持的鉴定会。 在此期间，上海交通大学也研制成功体外冲击波碎石机，并于 1985 年 12 月投入临床使用。 到 1988 年后，国内又相继有许多单位或公司研制出样机、投入批量生产，并逐渐推向市场。 如今，我国出产的体外冲击波碎石机，已以其价格低廉的优势开始打入国际市场。

点滴积累 ∨

1. 碎石机的常见故障分类 ①电路故障；②机械故障。
2. 碎石机的常见故障 冲击波发生源及水处理系统故障，X 射线定位系统故障，治疗床与控制系统故障。

目标检测

一、单项选择题

1. 下列选项中,哪个是最不常见的冲击波源（ ）

   A. 液电式   B. 电磁式   C. 压电式   D. 爆炸式

2. 下列选项中,哪个选项不是体外冲击波碎石机的定位方式（ ）

   A. X 射线   B. B 超   C. CT   D. X 射线+B 超

3. 液电式冲击波源的常见聚焦系统是（ ）

   A. 椭球面聚焦   B. 膨胀压峰值   C. 抛物面聚焦   D. 透镜聚焦

4. 在体外冲击波碎石机中,下列哪一项不是 X 射线定位方式（ ）

   A. 双束交叉 X 射线定位   B. C 臂 X 射线定位

C. 单束 X 射线定位　　　　　　　　　　D. 三束相互 X 射线定位

5. 下列哪个参数不是冲击波的性能参数(　　　)

　　A. 收缩压峰值　　　　　B. 球管电压　　　　　C. 脉冲前沿　　　　　D. 脉宽

二、问答题

1. 体外冲击波碎石机的主要工作原理是什么?

2. 常见的体外冲击波碎石机的波源类型有哪些?各自有什么优点?

3. 体外冲击波碎石机的结石定位方式有哪些种类?分别有什么特点?

4. 简述液电式冲击波源的工作原理。

5. 简述体外冲击波碎石机的碎石机制。

ER-07章习题

第八章

激光治疗机

激光治疗机图片

导学情景 ∨

情景描述：

　　医院美容科一名医生打电话到设备科反映，他正在准备利用一台激光治疗机给一名患者进行治疗，激光治疗机通电后，激光管不亮，没有激光输出，而机内有放电声和电弧光，护理人员和患者都感到很紧张，希望尽快去处理。

学前导语：

　　激光治疗已在医学领域广泛应用，激光治疗机已经装备到临床众多科室。由于激光和激光治疗机的特殊性，安全防护格外重要，除了临床使用人员的常规的基本维护外，更多的要靠具有资质的技术人员去维护和排除故障。本章我们将一起学习常用激光治疗机的原理和基本操作，如何排除各类常见故障等。

　　激光，也称 LASER（light amplification by stimulated emission of radiation，意思是"受激辐射的光放大"）。激光是 20 世纪以来继原子能、计算机、半导体之后，人类的又一重大发明，被称为"最快的刀""最准的尺""最亮的光"。1916 年，著名物理学家爱因斯坦首先提出了关于光的发射与吸收可经由受激吸收、受激辐射与自发辐射三种基本过程的假设，奠定了激光的理论基础。1960 年，美国科学家梅曼（Maiman）发明了第一台激光器（红宝石激光器）；1961 年，Campbell 首先将红宝石激光用于眼科的治疗，从此开始了激光在医学临床上的应用。1963 年，Goldman 将其应用于皮肤科学。同时，二氧化碳激光器作为光学手术刀的出现，逐渐在医学临床的各学科确立了自己的地位。1970 年，Nath 发明了光导纤维，到 1973 年通过内镜技术成功地将激光导入动物的胃肠道，自此实现了无创导入技术的飞速发展。1976 年，Hofstetter 首先将激光用于泌尿外科。随着血卟啉及其衍生物在 1960 年被发现，Diamond 在 1972 年首先将这种物质用于光动力学治疗。在激光发明以来，继红宝石激光器为代表的固体激光器之后，气体激光器、化学激光器、染料激光器、原子激光器、离子激光器、半导体激光器和 X 射线激光器相继问世。因为激光的光、电、磁、热、机械压强和生物刺激等多种效应，在医学领域中，激光的应用范围不断扩大，使得许多疾病的繁难治疗过程变得简单而疗效显著，各种激光治疗机已成为现代医学中不可替代的工具,为疾病的治疗开创了一个全新的领域。

第一节　激光治疗机概述

学习目标 ∨

    1. 掌握常见医用激光治疗机的工作原理。

    2. 熟悉医用激光治疗机的类型、特点、主要参数与用途,常见医用激光治疗机的基本结构。

    3. 了解激光的特性与生物效应。

ER-8-1

扫一扫
知重点

一、激光的基本知识

(一)激光产生的基本原理

任何具有发光能力的物质都可以认为是由一些基本的微观粒子(原子、分子、离子等)所组成的,这些组成物质的粒子可分别处于具有不同能量水平的能级上。当粒子由较高能级向较低能级跃迁时发射光子。在一定频率的外界光场(光子)作用下,被迫或受激地发射出一个光子的过程,称为受激辐射过程。受激辐射出的光子,其频率、传播方向、偏振等特性则与入射光子完全相同。如果粒子体系受到某种形式的选择性激励(如光辐照、放电、粒子束轰击、化学反应等),使某些个别的高、低能级间实现粒子数分布反转,也即特定高能级上的粒子数大于特定低能级上的粒子数,处于特定高能级上较多的粒子产生受激辐射跃迁的总几率,会大于处于特定低能级上较少粒子产生受激吸收跃迁的总几率。

激光产生的过程,就是激光工作物质吸收外界激励源提供的能量,使其内部发生粒子数反转,较高能级聚集的越来越多的粒子向低能级跃迁,同时释放出光子的过程,光子通过在一定空间内不断振荡放大后输出,便形成了激光。

(二)激光的特性

1. 单色性好　激光是受辐射引起的光,激光发射的各个光子频率相同。气体激光器发射的激光束单色性较好,固体激光器发射的相对较差,半导体激光器最差。光的生物效应强烈地依赖于光的波长。

2. 相干性好　激光是受激辐射产生的,发射的光子具有相同的频率、位相和方向,具有很好的相干性。一般气体激光的相干性优于固体激光。

3. 方向性好　激光只向单一方向发光,其光束发散角非常小。气体激光器,光束方向性最好,其中氦氖激光束发散角最小;固体和液体激光器光束发散角相对较大;半导体激光器最差。激光束的方向性好,激光能量能在一定空间高度集中,从而可将激光束制成"激光手术刀",甚至可用作切割细胞或分子的精细的"手术刀",对细胞施行打孔和融合等。

4. 亮度高　也称能量密度高。激光的亮度高是因其发光面积小,而且光束发散角也极小。例如一台输出仅 1mW 的氦氖激光器发出的光也比太阳表面光的亮度高出 100 倍,当这样的光经过透镜聚焦后,在焦点附近能产生几百摄氏度甚至几千摄氏度的高温,这种性能足以对生物有机体的细胞造成严重破坏。

(三) 激光的生物效应

1. 热效应　激光照射生物组织时,分子运动加剧,碰撞频率增加,由光转化为分子的动能后又变成热能,造成蛋白质变性,生物组织表面收缩、脱水、组织内部因水分蒸发而受到破坏,进而造成组织凝固坏死。当局部温度急剧上升到几百摄氏度甚至上千摄氏度时,可以造成照射部分碳化或汽化。

2. 光化学效应　可分为光致分解、光致氧化、光致聚合及光致敏化四种主要类型。应用光敏剂进行的光动力学疗法(photodynamictherapy,PDT)是其中最典型的应用。治疗过程中,在机体内注射某种光敏物质,由于肿瘤细胞和正常细胞与光敏物质的亲和力不同,使病变组织内的光敏物质浓度远大于邻近的正常组织。光敏剂经特定波长的光照射激发后,产生活性氧分子和自由基等其他活性物质,导致肿瘤细胞凋亡或坏死。

3. 光力学效应　光压强效应,即激光对组织形成的压强作用。激光本身的辐射压力对生物组织产生的压强,即光压(普通光光压很小,可以忽略不计);还有生物组织吸收强激光造成的热膨胀和相变以及超声波、冲击波、电致伸缩等引起的压强。激光的压强可破坏生物组织,分解蛋白质和解离组织。利用激光引起的压强作用可治疗多种疾病,如眼科中的压力打孔等。

4. 电磁场效应　激光的电磁场效应会引起或改变生物组织分子及原子的量子化运动,从而引起生物组织产生一系列的变化。高功率密度的调 Q 激光,其高电场强度足以导致生物组织的电场发生急剧的变化。用一束功率密度为 $1015W/cm^2$ 的调 Q 红宝石激光照射生物组织,最终可以导致包括蛋白质变性、细胞水肿及破裂、组织破坏等结果。

5. 生物刺激效应　弱激光又称低功率激光、冷激光,一般指输出的激光功率为毫瓦级的激光,它不能破坏组织使组织凝固、气化、炭化等,不会对生物组织直接造成不可逆性的损伤,而是产生某种与超声波、针灸、热疗等机械或热效应,这称为激光生物刺激效应。如 He-Ne 激光用于治疗慢性溃疡,促进伤口的愈合、毛发再生、移植皮片的存活等。

激光与生物组织相互作用的各种效应分类没有严格的界限,激光热作用、光化学作用和压强作用通常是同时发生的,对许多疾病的治疗都是综合效应的结果。

(四) 常见的激光治疗分类

1. 强激光治疗　即用较高功率密度的激光束对病灶施行凝固、汽化和切割等各级水平的手术。使用激光刀会不出血或少出血;与传统的冷刀、超声刀和高频电刀比,其切割能力更强,切口锋利,损伤少;通过光导纤维进入体内施行手术而不用剖腹等开腔手术,还能透过眼屈光介质对眼底施行手术而不用切开任何部位。

2. 弱激光治疗　可用作理疗照射治疗或光针灸治疗。与传统理疗中的光疗比,激光的疗效显著提高,且适应证更广泛;与传统毫针比,激光光针无菌、无痛,不会断针、晕针,却能治疗毫针的所有适应证。

3. 激光光敏治疗　一类是光敏化反应有分子氧参加,即生物系统被光氧化过程所敏化,这种有分子氧参加的光敏作用叫光动力作用。这类光敏化反应往往不消耗敏化剂,敏化剂可被反复使用,直致该处的生物细胞被杀死。另一类光敏化反应不需要分子氧参加,此类敏化反应可消耗敏化剂,这一类较典型的敏化剂如呋喃香豆素。临床上先使病灶处局部摄入呋喃香豆素,再用波长长于290nm 的紫外激光照射,可治疗牛皮癣,也可使白癜风的白色永久性变暗。

二、基本激光器

(一)激光治疗设备的基本结构

激光治疗设备通常是由激光器、同光路指示器、驱动电源、冷却系统、控制系统、传输系统等部分组成。

1. 激光器　一般的激光器由三部分组成:激光工作物质、激励(泵浦,pump)系统以及光学谐振腔。如图 8-1 所示为激光器结构示意图。

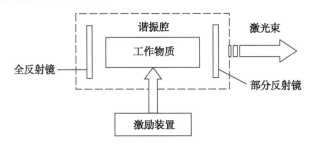

图 8-1　激光器结构示意图

(1)激光工作物质:指用来实现粒子数反转并产生光的受激辐射放大作用的物质体系,它们可以是固体(晶体、玻璃)、气体(原子气体、离子气体、分子气体)、半导体和液体(染料物质)等媒质。工作物质是产生激光的物质基础,它决定了输出激光的波长以及仪器的结构和性能。

(2)激励(泵浦)系统:指为使激光工作物质实现并维持粒子数反转而提供能量来源的机构或装置,激光的能量是由激励源的能量转变来的。根据工作物质和激光器运转条件的不同,可以采取不同的激励方式和激励装置。常见的激励方式有光激励、电激励、化学反应激励、热能激励和核能激励等几种。光学激励(光泵)是利用外界光源发出的光来辐照工作物质以实现粒子数反转的,激励装置通常是由气体放电光源(如氪灯、氙灯)和聚光器组成。气体放电激励是利用在气体工作物质内发生的气体放电过程来实现粒子数反转的,激励装置通常由放电电极和放电电源组成。化学激励是利用工作物质内部发生的化学反应来实现粒子数反转的,通常要求有适当的化学反应物质和相应的引发措施。

(3)光学谐振腔:如电子技术中的振荡器一样,要实现激光振荡,除了有放大元件外,还必须有正反馈系统、谐振系统和输出系统。在激光器中,可实现粒子数反转的工作物质就是放大元件,而光学谐振腔就起着正反馈、谐振和输出的作用。光学谐振腔不仅是产生激光的重要结构,它还直接影响激光的输出特性,如输出功率、频率、光强分布(模式)和光束发散角等。光学谐振腔通常是由具有一定几何形状和光学反射特性的两块反射镜按特定的方式组合而成,一般是将两块反射镜分别置于工作物质的两端,精确平行并且垂直于工作物质的中心轴线。其中一块为全反射镜(反射率在98%以上),另一块为部分反射镜,这样可使腔内振荡激光能量通过部分反射镜透过输出到腔外,形成为人们所能直接观察或探测得到的激光辐射。

> **知识链接**
>
> 激光技术中的 Q
>
> 在激光技术中，常借用电磁学中 Q 来表示谐振腔的品质因数（quality factor，Q 因数），它反映腔内损耗的大小。Q 值越大，损耗越小，谐振腔内就容易产生激光振荡；Q 值越小，损耗越大，谐振腔内则不易产生激光振荡。

2. 同光路指示器 由于很多激光的波长不在可见光的范围内，因此在这类激光器的内部通常会装有同轴的指示光源来指示激光的运行和输出轨迹。常见的指示光一般有绿光和红光半导体激光器或氦氖激光器，输出功率小于 5mW。

3. 冷却系统 常用的激光器的转换效率通常只有 3%~5%，其余能量转换成热能形式，引起激光器发热。因此需要安装适当的冷却装置。根据冷却量的大小、使用环境的要求和温度控制精度的要求，常见的冷却系统有自然冷却、风冷、水冷和半导体制冷等类型。

4. 控制系统 控制激光的输出方式和输出能量并提供安全保护。一般采用计算机技术来实现，通过触摸屏或按键等能实现精准的人机交互。输出方式有连续波、单脉冲、重复脉冲、调 Q 和锁模激光输出等选项，输出能量可通过调节电流等方式实现。控制系统还要提供安全保护，包括冷却保护、连锁开关和光功率/能量输出保护等内容。冷却系统发生故障将关断激光输出；如果激光设备的重要部件没有被正确地安装、固定和连接，连锁开关将关断激光输出；当输出光的功率偏离设定值超过一定程度时，控制系统也会启动保护措施。

5. 传输系统 从激光器发射出来的激光束须通过传输系统到达治疗部位，常见的有直接传导、导光关节臂和光纤传导等。

（二）激光器的分类

1. 按工作物质分类 一般激光器通常按受激发光的工作物质来命名，例如受激发光的工作物质是氩离子（Ar^+），就称为氩离子激光器，简称氩激光器。根据工作物质的物态特性可把激光器分为以下几大类。

（1）固体激光器：把能够产生受激辐射作用的金属离子按一定的比例，掺入到晶体或玻璃基质中制成晶体棒或玻璃棒，选择它们作为工作物质的激光器分别称为晶体激光器或玻璃激光器，如红宝石激光器、钕玻璃激光器、掺钕钇铝石榴石（Nd：YAG）激光器、铒激光器（Er：YAG）、钬激光器（Ho：YAG）等。固体激光器输出能量大（可达数万焦耳），峰值功率高（连续功率可达数千瓦），结构紧凑，牢固耐用。

（2）气体激光器：采用的工作物质是气体或金属蒸气，并且根据气体中真正产生受激辐射作用的工作粒子性质的不同，而进一步区分为原子气体激光器（如 He-Ne）、离子气体激光器（如 Ar^+、Kr^+）、分子气体激光器（如 CO_2、N_2）、准分子气体激光器（如 ArF、XeCl）等。气体激光器结构简单、造价低,操作方便,工作物质均匀、光束质量好,能长时间稳定连续地工作。

(3)液体激光器:采用的工作物质主要包括两类,一类是有机荧光染料溶液,另一类是含有稀土金属离子的无机化合物溶液,其中金属离子(如 Nd)起工作粒子作用,而无机化合物液体则起基质的作用。目前应用比较广泛的是有机染料激光器,利用不同的染料可以获得不同波长的激光。染料激光器工作原理比较复杂,但输出波长连续可调,覆盖面宽,光学均匀性好,光束发散角小,且能量转换效率高、输出功率高,冷却方便。

(4)半导体激光器:以一定的半导体材料(如 AlGaAs)作为工作物质而产生受激辐射作用,其原理是通过一定的激励方式(电注入、光泵或高能电子束注入),在半导体物质的能带之间或能带与杂质能级之间,通过激发非平衡载流子而实现粒子数反转,从而产生光的受激辐射作用。半导体激光器具有体积小、质量轻、寿命长、结构简单而坚固,以及可以高速工作等一系列优点;其波长范围可以从红外到蓝光,功率从毫瓦量级到瓦级,且能量转换效率较高。

(5)自由电子激光器:是一种特殊类型的新型激光器,工作物质为在空间周期变化磁场中高速运动的定向自由电子束。

2. 按输出方式分类 由于激光器所采用的工作物质、激励方式以及应用目的不同,其输出方式和工作状态也相应有所不同,从而可分为连续激光器、单次脉冲激光器、重复脉冲激光器、调 Q 激光器和可调谐激光器等几种主要类型。

气体激光器及半导体激光器均属连续激光器,由于连续运转过程中往往不可避免地产生器件的过热效应,因此多数需要采取适当的冷却措施。固体激光器、液体激光器以及某些特殊的气体激光器属脉冲激光器。调 Q 激光器是指专门采用一定的开关技术以获得较高输出功率的脉冲激光器,其工作原理是在工作物质的粒子数反转状态形成后不使其产生激光振荡(开关处于关闭状态),而是通过在谐振腔内增设某些装置,来提高其 Q 值,待粒子数积累到足够高的程度,能量达到一定值时,突然打开开关,从而可在较短的时间内形成十分强的激光振荡和高功率脉冲激光输出。其释放出的高能脉冲,峰值功率可达 10^{12}W,所以这类激光器又被称为巨脉冲激光器。

3. 按输出波段分类 根据输出激光波长范围的不同,可将各类激光器分为远红外激光器、中红外激光器(如二氧化碳激光器)、近红外激光器(如掺钕固体激光器)、可见激光器(如红宝石激光器、氦氖激光器、氩离子激光器、氪离子激光器)、近紫外激光器(如氮分子激光器)、真空紫外激光器(氙准分子激光器)、X 射线激光器。

4. 按激励方式分类 根据激励方式不同可分为光学激励(光泵)式激光器、气体放电激励式激光器、化学激励式激光器、核能激励式激光器等几类。绝大多数固体激光器和液体激光器,以及少数气体激光器和半导体激光器属光泵式激光器。大部分气体激光器属气体放电激励式激光器。

医用激光治疗设备一般采用"工作物质+用途或特点+功能"等方式命名。如准分子激光眼科治疗仪、半导体激光脱毛机、氩离子牙齿美白激光仪、钬激光碎石机、绿激光前列腺治疗仪、飞秒激光近视治疗仪、双波长脉冲激光美容手术机、多波长激光光凝仪等。固体多波长眼底激光治疗机如图 8-2 所示。

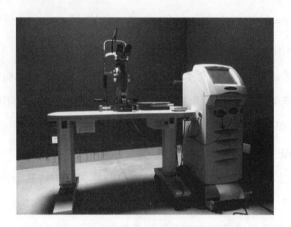

图 8-2　固体多波长眼底激光治疗机

点滴积累 　$\vee$

1. 激光的生物效应　热效应、光化学效应、光力学效应、电磁场效应、生物刺激效应。

2. 激光治疗分类　强激光治疗、弱激光治疗、激光光敏治疗等。

3. 激光器组成　激光工作物质、激励系统以及光学谐振腔。

4. 激光治疗设备基本结构　激光器、同光路指示器、驱动电源、冷却系统、控制系统、传输系统等。

5. 激光器按工作物质分类　固体激光器、气体激光器、液体激光器、半导体激光器、自由电子激光器等。

第二节　激光治疗机的结构与工作原理

学习目标 　$\vee$

1. 掌握常见医用激光治疗机的结构。

2. 熟悉常见医用激光治疗机的工作原理。

3. 具有激光的安全防护观念。

一、固体激光治疗机的结构与工作原理

（一）固体激光器的基本结构与工作原理

ER-8-2

扫一扫
知重点

在固体激光器中,泵浦系统辐射的光能,经过聚焦腔使在固体工作物质中的激活粒子能够有效地吸收光能,在工作物质中形成粒子数反转,受激辐射出的光子通过谐振腔振荡放大,形成激光输出。

图 8-3 为固体激光器的基本结构。固体激光器主要由工作物质、泵浦系统、聚光系统、光学谐振腔、冷却与滤光系统和电源系统等部分组成。

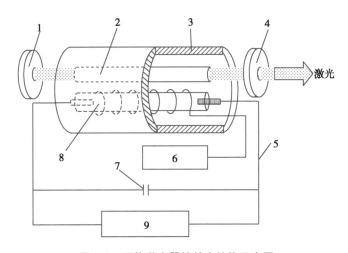

图 8-3 固体激光器的基本结构示意图
1. 全反射镜;2. 工作物质;3. 聚光腔;4. 部分反射镜;5. 泵浦系统;6. 触发电路;
7. 储能电容;8. 放电灯;9. 高压充电电源

1. 工作物质 由激活粒子(均为金属)和基质两部分组成,激活粒子的能级结构决定了激光的光谱特性,基质主要决定了工作物质的理化性质。工作物质的形状常用的有四种:圆柱形、平板形、圆盘形及管状。

2. 泵浦系统 泵浦源能够提供能量使工作物质中上下能级间的粒子数反转,目前主要采用光泵浦。泵浦光源需要满足两个基本条件:有很高的发光效率和辐射光的光谱特性与工作物质的吸收光谱相匹配。常用的泵浦源主要是惰性气体放电灯。

3. 聚光系统 聚光腔的作用有两个:一是将泵浦源与工作物质有效的耦合;二是决定激光物质上泵浦光密度的分布,从而影响到输出光束的均匀性和发散度。工作物质和泵浦源都安装在聚光腔内,因此聚光腔的优劣直接影响泵浦的效率及工作性能。如图 8-4 所示为椭圆柱聚光腔,是小型固体激光器最常采用的。

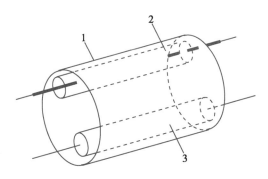

图 8-4 椭圆柱聚光腔
1. 泵浦腔;2. 光泵;3. 激光棒

4. 光学谐振腔 光学谐振腔由全反射镜和部分反射镜组成。光学谐振腔除了提供光学正反馈维持激光持续振荡以形成受激辐射,还对振荡光束的方向和频率进行限制,以保证输出激光的高单色性和高定向性。最简单的固体激光器的光学谐振腔是由相向放置的两个平面镜(或球面镜)构成。

5. 冷却与滤光系统 固体激光器工作时会产生比较严重的热效应,所以通常都要采取冷却措施,主要是对激光工作物质、泵浦系统和聚光腔进行冷却,以保证激光器的正常使用,利于激光器以较稳定的功率输出,延长晶体棒和放电灯的寿命。冷却方法有液体冷却、气体冷却和传导冷却,目前使用最广泛的是液体冷却。滤光系统可以将大部分的泵浦光和其他一些干扰光过滤,使得输出的激光单色性更好。

（二）典型的固体激光器

1. 连续 Nd∶YAG 激光器　Nd∶YAG(掺钕钇铝石榴石),是由三氧化二钇(Y_2O_3)和三氧化二铝(Al_2O_3)按 3∶5 的比例合成,然后再掺入三氧化二钕(Nd_2O_3),就形成了 Nd∶YAG 晶体。Nd∶YAG晶体的物理化学性质取决于 YAG 单晶,其硬度大、化学性质稳定,还具有导热率高、热膨胀系数小等热物理性能。这些性能非常有利于激光器件的连续工作。

> **知识链接**
>
> "石榴石"
>
> 　三氧化二钇(Y_2O_3)和三氧化二铝(Al_2O_3)混合而成的晶体,外形很像石榴子,故被称为"石榴石",英文名称为 yttrium aluminum garnet,缩写为 YAG。

（1）结构:由电源、泵浦源、激光工作物质及谐振腔组成。谐振腔由全反射镜和部分反射镜组成,如图 8-5 所示。

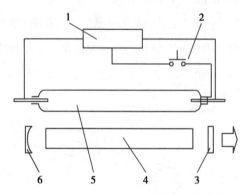

图 8-5　Nd∶YAG 激光器的基本结构示意图
1. 储能电源;2. 高压触发;3. 部分反射镜;4. YAG 棒;5. 光泵;6. 全反射镜

（2）发光原理:Nd∶YAG 晶体中 Nd^{3+} 为激活离子,有 $E_0 \sim E_3$ 四个能级。基态 E_0 的粒子被光泵抽运到 E_3 能级后,通过无辐射跃迁到亚稳态能级 E_2。由于该能级寿命较长,所以可聚集大量粒子。在 E_2 和 E_1 之间实现粒子数反转,形成受激辐射。

（3）特点:波长为 $1.06\mu m$,属近红外光,不可见。Nd∶YAG 激光可由石英光导纤维传输,可同时用红色光作同光路指示。医用 Nd∶YAG 激光器可输出 $0 \sim 100W$ 的激光。使用不同的输出功率,可以达到凝固或汽化等治疗效果,且止血性能好。

（4）用途:在临床应用比较广泛,各科都可以利用它的热效应治疗软组织的良恶性病变。

（5）生物学效应:是利用其热效应。能量密度较低时,组织表现出凝固效应,较高时可使组织汽化。Nd：YAG可以穿透5mm以上的组织,尤其是对血运丰富的组织,疗效更好。

连续Nd：YAG激光器多以氪灯作光泵。氪灯由石英玻璃管制成,一般为圆管形,管内充满一定气压的氪气,两端封入圆柱形阳极和有尖端的阴极。氪灯在弧光放电状态工作,氪灯点亮后,所发出的特征光谱线,能很好地与Nd：YAG晶体的主要吸收带相匹配。灯内的气压比较高,所以它的着火电压和触发电压都很高。着火电压是在正常触发电压下点亮灯时所需的最低直流电压,而触发电压的作用是在灯中产生一些离子,为着火创造条件。氪灯的点亮一般都采用预燃法,其电路如图8-6所示。

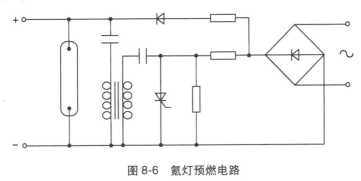

图8-6　氪灯预燃电路

2. 脉冲Nd：YAG激光器　是一种可兼顾治疗软组织和硬组织两方面的需求,针对性较强的激光器,如专门用于口腔科治疗的脉冲Nd：YAG激光器。

(1)结构:脉冲Nd：YAG激光器的结构与连续Nd：YAG激光器相比,只是电源部分为脉冲电源,其他部分没有变化。

(2)发光原理:同连续Nd：YAG激光。

(3)特点:小巧灵活。由光导纤维传输,光纤端部可弯曲一定角度,口腔内较隐蔽部位及咽部均可治疗。采用红色光作同光路指示,穿透较深,止血效果好,可配合窥镜使用。不局限于口腔科使用,耳鼻喉科、妇科等均可使用,也可配窥镜进腔内操作。

(4)用途:利用其热效应治疗各科软组织良性病变,如黏液囊肿、乳头状瘤、血管瘤,口腔内科的牙本质过敏、根管治疗等。

(5)生物学效应:同连续Nd：YAG激光。但由于脉冲激光的光输出有一定的时间间隔,有利于热量的散失,故便于牙体硬组织方面的治疗。

3. 其他固体激光器

(1)掺铒钇铝石榴石激光器(Er：YAG):它的基本结构与Nd：YAG激光器相似,通常采用脉冲氙灯泵浦,聚光腔为镀银的单椭圆柱腔或双椭圆柱腔,但是其光学元件必须与水蒸气隔离(不隔离激光束将被破坏),因此需要将激光器密闭在干燥的容器中。Er：YAG输出激光的波长为2.94μm,是输出功率较大、效率非常好的长波长固体激光器。在激光外科和血管外科有很大的应用潜力。

(2)掺钬钇铝石榴石激光器(Ho：YAG):钬激光波长2.1μm,位于光谱的近红外区,恰好处在水的吸收峰上,激光能量被结石和组织中的水高效吸收,能有效治疗泌尿系结石以及部分肿瘤疾病。钬激光具有切割和电凝的双重作用,非常适合外科领域。Ho：YAG激光治疗机如图8-7所示,医用激光光纤如图8-8所示。

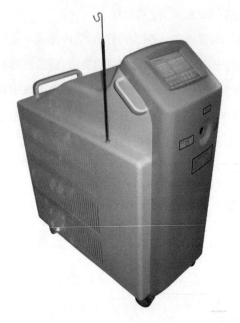

图 8-7 Ho：YAG 激光治疗机

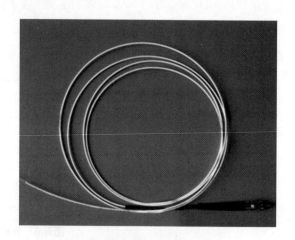

图 8-8 医用激光光纤

（3）红宝石激光器（Cr：Al_2O_3）：红宝石由蓝宝石（Al_2O_3）中掺入少量的氧化铬（Cr_3O_2）形成。红宝石激光器的工作物质是 Cr：Al_2O_3，其中，Al_2O_3 作为基质晶体，Cr^{3+} 是发光的激活粒子，光谱特性与 Cr^{3+} 的能级结构有关，它是三能级系统。红宝石激光器机械强度好，峰值功率高，但阈值高，热效应明显。

（三）固体激光治疗机实例

Nd：YAG 固体激光治疗机如图 8-9 所示，其主机由激光器、关节臂、激光电源、冷却系统、显示控制系统等几个模块组成。其电气原理如图 8-10 所示。

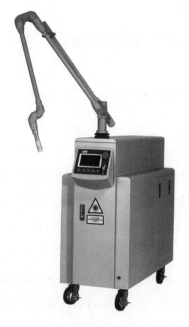

图 8-9 固体激光治疗机

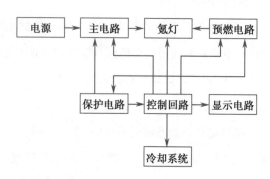

图 8-10 Nd：YAG 激光治疗机电气原理图

1. **主要部件名称和功能**

(1)显示器:用于显示仪器工作状态及须调整的参数。

(2)钥匙开关:用于接通和关闭整机电源。

(3)急停开关:用于紧急情况下关闭整机电源。

(4)导光关节臂:用于传输激光。

(5)电源插孔:外接电源线接口。

(6)脚踏开关插孔:连接脚踏开关接口。

(7)单相电源线:用于连接主机与市电。

(8)脚踏开关:用于控制激光的输出与停止。

(9)脚轮:用于支撑和移动仪器。

(10)漏电保护器:用于仪器漏电后断开电源。

(11)机箱钥匙开关:用于打开机箱门。

(12)激光安全标识:提醒操作者注意安全。

2. **主要技术参数、性能指标**

(1)工作条件

1)环境温度:10~30℃。

2)相对湿度:≤75%。

3)大气压力:86~106kPa。

4)使用电源:AC220/110V,50/60Hz。

5)冷却水:采用去离子水或纯净蒸馏水。

(2)基本参数

1)几何尺寸(不含关节臂,长×宽×高,mm):730×370×830。

2)总重量:80kg。

3)消耗功率:800W。

4)漏电保护器额定电流:16A。

5)激光输出方式:脉冲调Q方式。

6)工作激光波长:1064/532nm;瞄准光波长650nm。

7)激光脉宽:(10±3)ns。

8)激光输出频率:1Hz、2Hz、5Hz。

9)单脉冲最大输出能量:≥200mJ。

10)眼睛危害距离:标准的人眼危险距离(nominal ocular hazard distance,NOHD)为1km,在封密的室内操作,戴防护镜。

11)冷却方式:内置式密闭循环水冷式。

12)运行方式:间歇加载连续运行。

13)光斑:连续可调。

（3）光电性能

1）关节臂末端最大输出单脉冲能量：≥200mJ。

2）激光输出不稳定度：ST≤±10%。

3）输出能量复现性：R_p≤±10%。

4）激光输出能量与预置值显示误差：≤±20%。

5）术区光斑直径：1~4mm 范围连续可调。

6）术区光斑中心与瞄准光斑中心之间的距离：≤0.5mm。

7）瞄准激光输出功率 P_c 应满足：0.1mW≤Pc≤5mW。

8）激光脉宽：10 纳秒±3 纳秒。

（4）整机功能

1）单脉冲能量级显示与调整。

2）脉冲波长显示与调整。

3）脉冲频率与显示调整。

4）工作状态与显示调整。

（5）显示控制面板及按键功能

1）能量调整（Up/Down）：用于脉冲激光能量的调节。

2）波长选择（Up/Down）：用于波长转换。

3）频率调整（Up/Down）：用于调整脉冲激光输出频率。

4）脉冲计数：用于记录脉冲输出数。

5）工作/准备键：用于切换待机及准备工作状态。

6）功能选择键（Menu）：用于选择要调整的功能。

知识链接

激光的安全防护

　　激光产品和系统在工程上的安全措施。将激光产品装配上某些固定的保护装置，或采取某些防护措施，使激光不能在无意的情况下伤人，或在失误时将损伤减至最小。

　　激光产品在生产和应用时，行政管理上的安全控制措施。制定一些规章制度，包括对激光器工作环境的控制及激光管理程序等。使激光在受控的安全情况下使用，尽量避免可能的损伤。

　　个人安全。工作人员要严格按规章操作，封闭光路，身穿白色工作服，配戴口罩、手套和与激光输出波长相匹配的防护眼镜，尽量减少身体暴露部位，避免激光的直接和间接照射，以使人体接触的激光剂量在国家安全标准之内。室内要充分通风，光线充足，有吸、排烟装置，以消除有害物质的污染。严格实行医学监督，定期对工作人员进行体检。

二、气体激光治疗机的结构与工作原理

气体激光器是以气体或蒸气作为工作物质的激光器。主要分为分子气体激光器、离子气体激光器和惰性原子气体激光器三类。

分子气体激光器在临床上主要有二氧化碳（CO_2）激光器和氮分子（N_2）激光器。CO_2 激光器的工作物质是 CO_2，可以连续工作或者脉冲工作。CO_2 激光器输出功率较大，输出波长一般是中红外的 $10.6\mu m$。在医疗上应用的主要是低气压，直流轴向放电，临床上用封离型内腔式连续输出 CO_2 激光器来照射和切割。CO_2 激光手术刀的特点是切割时出血少、视野清楚，适合各种良恶性肿瘤的切割或气化、炭化，能够广泛用于外科、耳鼻喉科、皮肤科、妇科、肿瘤科、口腔科等。

离子气体激光器，医疗上常用的有氩离子（Ar^+）激光器和氦镉（He-Cd）激光器。Ar^+ 激光器输出谱线分布在蓝绿区，其中以 $0.5145\mu m$ 和 $0.488\mu m$ 为最强，是可见光范围内连续输出功率最强的气体激光器。临床上主要用于外科手术、眼科凝固和综合治疗。其肌肉切割的深度较其他种类的激光大，止血效果也好。氦镉激光器是一种金属蒸气离子激光器，可以连续工作，输出功率也较大，输出的波长范围在 $0.325\mu m$ 到 $0.636\mu m$ 之间。在临床上主要用于照射治疗。

惰性原子气体激光器，医学上最常用的是氦氖（He-Ne）激光器，输出波长是 $0.6328\mu m$。氦氖激光器可以同时有连续和脉冲两种方式工作。氦氖激光器在临床上主要应用于照射，有刺激、消炎、镇痛和扩张血管的作用。

（一）CO_2 激光治疗机

1. CO_2 激光器的工作原理与基本结构

（1）结构：普通的封离式 CO_2 激光器包括腔片架、放电管、电极和电源等部分。一种典型的 CO_2 激光器如图 8-11 所示，它是三层玻璃套管结构，其外层为储气管，最内层是放电毛细管，这二层由回气管相通连接。中间一层是水冷管，工作时通冷却水，以提高输出功率和器件寿命。水冷套管放在储气管内部，使得支撑谐振腔外管的内径很大，既可储存大量气体，又具有很好的机械稳定性。CO_2 激光器中设置的回气管可以将放电管的阴极和阳极空间连通，保证气体分布均匀，压强平衡。回气管做成螺旋状，是为了增加回气通路的放电阻抗，使辉光放电[指稀薄气体中的自持（自激导电）现象]在毛细管中形成。构成 CO_2 激光器谐振腔的两个反射镜放置在可供调节的腔片架上，最简单的方法是将反射镜直接贴在放电管的两端。全反射镜为凹面镜，输出反射镜一般为平面镜，采用能透过 $10.6\mu m$ 激光的红外材料制成。通常用的红外材料有两类：一类是碱金属的卤化物盐，例如 KCl、NaCl、KBr 等晶体；另一类是半导体材料，如锗、硅、砷化镓等。

小型 CO_2 激光器的放电管孔径一般是 4~8mm，输出功率大的孔径通常在 10mm 以上。1m 左右的放电管可获得功率约 50W 的连续输出激光。

（2）发光原理：当电极两端加上直流（或低频交流）高电压时，放电管产生辉光放电，气体的辉光放电产生高能量电子，把 CO_2 分子激励到高能级，待高能级累积了一定数量的粒子后，向低能级跃迁，产生波长为 $10.6\mu m$ 的激光。

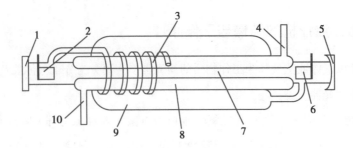

图 8-11 封离式 CO_2 激光器结构示意图
1. 部分反射镜(输出镜片);2. 电极;3. 螺旋回气;4. 出水口;5. 全反射镜;6. 电极;
7. 放电管;8. 水冷套管;9. 储气管;10. 进水口

(3)特点:较大功率的 CO_2 激光器,输出功率 10～30W,一般用关节臂将光引出。有的激光刀头配有全反射镜,将输出光束转折一定角度,有同光路红光指示,指示光常用 He-Ne 激光和半导体激光。用脚踏开关控制激光输出。大功率 CO_2 激光治疗机,可用于心肌打孔,脉冲输出,输出功率可达650W,每个脉冲持续时间为 100～140ms。

CO_2 激光属远红外光,不可见,且光束温度高,不能像其他激光那样可利用石英光纤传输。多晶二氧化锗(GeO_2)空芯光纤,弯曲半径 50cm,是专门用于 CO_2 激光的光纤。

(4)用途:对软组织部位的良性病变可用 CO_2 激光汽化去除,如面部的色素斑、色素痣等。

(5)生物学效应特点:CO_2 激光治疗是利用其热效应,反应层次为汽化。所以使用 CO_2 激光时对环境的污染很大,需配合相应的排烟设备。CO_2 可被生物组织在 250μm 内表层吸收,汽化效果好,但止血效果差,对血运丰富的病变不宜使用。如果使用专用的扩束装置,将光斑放大,可使组织产生凝固反应,但作用深度比 Nd：YAG 激光浅。

2. CO_2 激光治疗机 CO_2 激光治疗机虽然品种和规格繁多,但其主要结构大同小异,一般都采用纵向电激励的水冷内腔式,如图8-12所示。通常都由激光器管、电源及控制装置、导光系统及瞄准装置、冷却系统、安全防护系统以及机械构件等部分组成。其工作原理如图 8-13 所示,内部结构如图 8-14 所示。

(1)激光管:两端有电极,最里层是放电管,放电管长度与输出功率成正比。

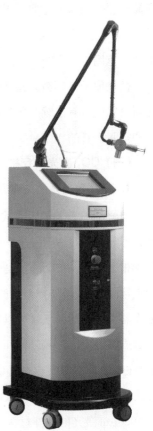

图 8-12 CO_2 激光治疗机

(2)激光电源:提供激光管工作所需要的起辉电压及工作电压。大多采用220V 交流市电。激光机内都设有增压装置,可以提高到上万伏的交流高压加在激光管上。

(3)导光系统:激光束产生后,由多关节臂及多块镀金膜片传输。借助导光系统可以将激光束拿在手中以便进行组织切割、烧灼、气化及照射等治疗。

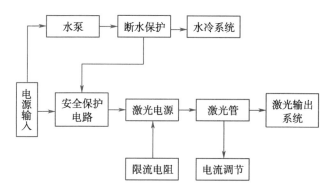

图 8-13　CO_2 激光治疗机工作原理图

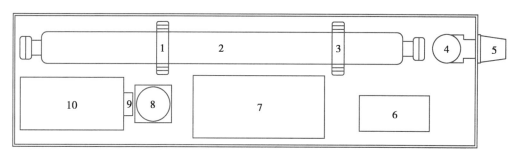

图 8-14　CO_2 激光治疗机内部结构示意图

1. 下光路调节器；2. 激光管；3. 上光路调节器；4. 指示光系统；5. 导光关节臂基座；
6. 气泵；7. 激光电源；8. 风扇；9. 断水传感器；10. 冷却水箱及水泵

导光关节臂用反光镜片传光，安装一定数量的反射镜及轴承可以达到活动自如的目的。医疗上常用的导光关节臂，是由六个安装有反光镜的金属块与七根接管连接而成，实物如图 8-15 所示，结构如图 8-16 所示。其基座与连接管的二孔轴线要相互垂直，其交点应正好交于反射镜的中央，与镜的交角均为 45°，反射镜的金属块一端装有轴承并与接管连接；另一端采用斜位安装，螺口固定的连接法。关节臂末端的操作手柄，习惯上被称为激光刀头，如图 8-17 所示。刀头上端装有透镜，在透镜的焦点处可对病患组织进行切割，离焦点距离逐渐增大时，激光束的光斑也随之加大，治疗也从切割转变为汽化、凝固、理疗。对于不同的治疗，激光的刀头套的长短和形状也有所不同。为提高刀头灵活性，近刀头处的金属块均通过轴承与接管连接。此外，CO_2 激光也有采用三关节的导光关节臂，设计有聚焦及发散装置。导光关节臂根据需要可上下、前后、左右及俯仰等多方位的转动。

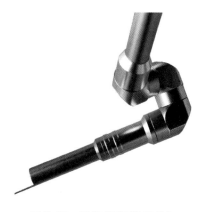

图 8-15　导光关节臂(部分)

(4)冷却系统：主要是用水进行冷却，它在治疗机通电后能不间断地对激光管的谐振腔的两个反射镜和放电毛细管外围的水冷管进行循环水冷，确保激光管正常工作。一般采用内循环水冷却系统，如图 8-18 所示。由附水箱、水泵、水管等构成；外接水源冷却，则是把水管接到主机外的水龙头上进行水循环冷却。

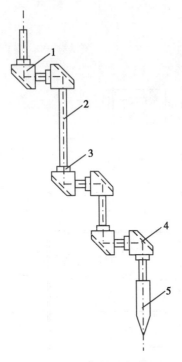

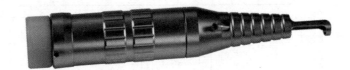

图 8-16　导光关节臂结构示意图
　　1. 反射镜基座;2. 连接管;
3. 轴承;4. 反射镜;5. 激光刀头

图 8-17　刀头

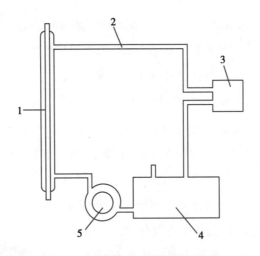

图 8-18　内循环水冷却系统示意图
1. 激光发射筒;2. 导管;3. 压力检测计;4. 水箱;5. 磁力泵

　　(5)控制与保护系统:过流保护电路防止激光管因电路故障引起辉光放电流过大而使电极损坏或电极线密封处炸裂;断水保护电路,当水循环系统发生故障时,能切断主电源,使激光器停止工作;安全保护电路,若整机设计有机箱联锁开关,机箱被打开时能自动切断电源;电源锁开关保护是防止非操作和维修人员对机器通电。另外还配有急停开关,当机器发生故障时,按下急停开关能终止激光器工作。

（二）He-Ne 激光治疗机

1. He-Ne 激光器的工作原理与基本结构

（1）结构：由激光管和激励电源组成，激光管由放电管和谐振腔组成，放电管包括储气管、放电毛细管和电极。储气管与放电毛细管二者是同轴相通连接，放电毛细管是产生气体放电和激光的区域。

根据组成激光共振腔的两块反射镜相对于激光放电管在安置方式上是否是直接接触，He-Ne 激光管可分为三种结构形式，如图 8-19 所示。

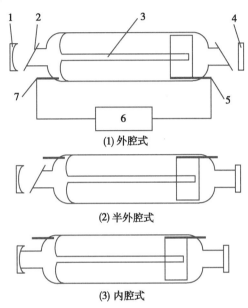

(1) 外腔式

(2) 半外腔式

(3) 内腔式

图 8-19　He-Ne 激光管示意图
1. 全反射镜；2. 布儒斯特窗；3. 放电毛细管；4. 输出镜片；5. 阴极；6. 激励电源；7. 阳极

图中（1）是外腔式，组成共振腔的两块反射镜与放电管完全分离，反射镜安装在专门设计的调整支架上，放电管两端用布儒斯特窗片以布儒斯特角密封。这种结构的优点是能避免因放电管形变而引起的共振腔失调。其缺点是为使其输出最佳，需要不断调整腔镜。

图中（2）是半外腔式，它的放电管一端直接贴反射镜，另一块反射镜与放电管分离。其性能介于（1）和（3）两者之间。

图中（3）为内腔式，两块反射镜直接贴在放电管两端，这种形式的最大优点是使用方便，其缺点是反射镜贴好后就不能再调整，由于发热或外界扰动等原因造成放电管发生形变时，两块反射镜的位置将发生相对变化，导致共振腔失调，使输出频率及功率发生较大的变化。

（2）发光原理：激光管内的氦氖混合气体在高电压下放电，这时管内出现大量自由电子，它们在放电管轴向电场作用下从阴极向阳极做加速运动。这些电子与氦原子碰撞后将氦原子激发到较高能级上去，在高能级上的氦原子与基态的氖原子碰撞之后（能量转移），氦原子回到基态，氖原子被激发到高能级，当氖原子足够多时，就可实现粒子数反转，产生激光。

（3）特点：结构简单，使用方便，光输出稳定。它的输出端可加凸透镜或凹透镜，聚集光束（光针）直接接触做穴位照射或散焦光束做局部理疗性质的照射。还常用作红外波段激光治疗机（如

Nd：YAG、CO$_2$ 激光机等）的指示光。

（4）用途：可促进伤口、溃疡面的愈合；可进行穴位照射及进行光动力学治疗。如激光针灸就是与传统针灸结合作用于人体，通过照射人体体表或经络穴位调整阴阳平衡和气血运行，从而达到治疗目的。激光针灸可以代替传统针灸治疗，具有针感强，疗效显著，无接触感染，无痛，无副作用，不会晕针等优点，采用二分叉光纤输出，还可对人体多穴位进行激光理疗。

（5）生物学效应：主要是利用生物刺激效应，没有热效应。光动力学治疗时是和血卟啉衍生物（hematoporphyrin derivative，HPD）结合产生光化学效应而实现的。

2. He-Ne 激光治疗机 He-Ne 激光治疗机如图 8-20 所示，一般由 He-Ne 激光管、电源系统、控制保护系统和导光系统等构成，整机控制流程如图 8-21 所示。

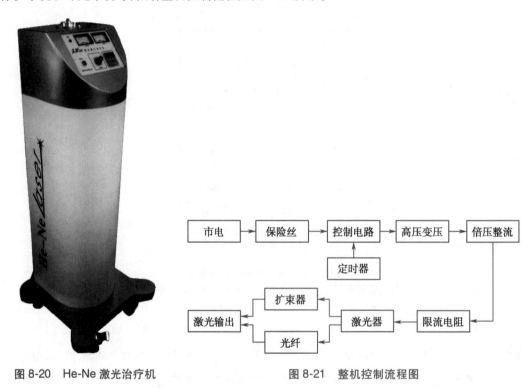

图 8-20　He-Ne 激光治疗机　　　　　　图 8-21　整机控制流程图

（1）激光管：装有一定比例的氦、氖气体，其输出波长为 632.8nm 的可见红光。

（2）电源系统：交流市电经高压变压器升压，倍压整流，得到直流高压电，加到激光管上。由于激光管的起辉电压很高，电流很小，工作时工作电压较低，但是工作电流较大，因此直流电压与激光管之间必须要串联有降压电阻。为了控制照射时间，一般都加有定时控制电路。

（3）导光系统：一般采用原光束、导光纤维及扩束三种导光系统，这三种导光系统可根据治疗的需要相互转换。采用原光束作治疗光，可充分利治疗机的激光输出功率，但在对准治疗部位时较为麻烦；采用导光纤维的导光方式，其激光的输出功率因衰减而降低，但导光纤维比较柔软容易弯曲，能方便地将激光传输到所要治疗的部位；采用扩束输出的导光方式，是用扩束镜片把激光束扩束，以增加光束的治疗面积。图 8-22 所示为图 8-20 所示激光治疗机的具体光束传输路径。

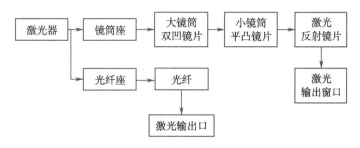

图 8-22　激光治疗机光束传输示意图

▶▶ **课堂活动**

1. 常见的激光治疗机一般由哪几部分组成，主要的异同点是什么？
2. 激光治疗机是否都需要冷却系统，为什么？

三、其他医用激光器

（一）氩离子激光器

氩离子激光器是一种惰性气体激光器，这类激光器还有氢离子、氦离子、氖离子、氙离子激光器，其结构基本相同，但氩离子激光器的转换效率最高。它的波长主要有 457.9nm，465.8nm，476.5nm，496.5nm 等，都在可见光范围内。

1. **结构**　由放电管、谐振腔、水冷系统、磁场线圈、储气筒、电源系统等组成，如图 8-23 所示。

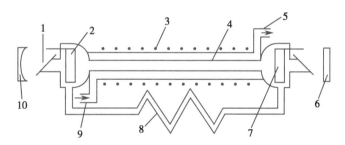

图 8-23　氩离子激光器结构示意图

1. 布儒斯特窗；2. 阴极；3. 磁场线圈；4. 放电管；5. 出水口；6. 部分反射镜；7. 阳极；
8. 回气管；9. 进水口；10. 全反射镜

2. **发光原理**　氩气为单原子气体，当它受到电子轰击时，最外层的一个电子被打掉变成氩离子，经二次电子碰撞将氩离子激发到高能态。

3. **特点**　多波长工作，输出蓝绿色光。最强谱线是 488.0nm（蓝光）和 514.5nm（绿光）。它可用光纤传输，连续输出功率可达 10W。

4. **用途**　临床上用于毛细血管畸形病变的凝固治疗，如颜面部鲜红斑痣（血管畸形）的治疗、眼科眼底血管出血的光凝治疗。

5. **生物学效应**　生物组织中的血红蛋白对绿光的吸收率最高，激光产生的热可使血红蛋白凝固。

（二）半导体激光器

发射激光的半导体材料与电脑使用的半导体材料不同。半导体激光器的工作物质有砷铝镓（GaAlAs）、砷化镓（GaAs）等，输出波长大多在可见光的长波到近红外之间（670~910nm）。半导体激光器分几种，一种是低功率的作为理疗用的半导体激光器，功率一般在几十毫瓦，最大输出功率可达500~1000mW；另一种是作为手术用的半导体激光，输出功率可达60W。

1. 结构　以最简单的半导体激光器为例，结构如图8-24所示。半导体激光治疗机结构示意图如图8-25所示。半导体激光治疗机如图8-26所示。

2. 发光原理　通过激励，在半导体物质的能带（导带和介带）之间，或者半导体物质的能带和介质（受主或施主）之间，实现非平衡载流子粒子的反转分布，当处于粒子反转状态的大量电子与空穴复合时，便产生了受激辐射现象。

3. 特点　体积小，重量轻，耗电小，单色性差。采用不同方式的激励、不同类型的物质及不同的结构，可构成不同种类的半导体激光器，所以半导体激光的波长有很多。一般是多模振荡，发散角大，方向性较差。

4. 用途　低功率半导体激光在临床上可防止疼痛、治疗疼痛、加速伤口愈合与再生；大功率半导体激光的用途同Nd：YAG激光。

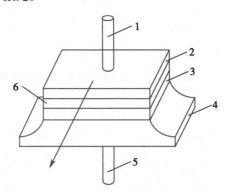

图8-24　半导体激光器结构示意图
1. 引线；2. P型；3. N型；4. 散热片；5. 引线；6. PN结

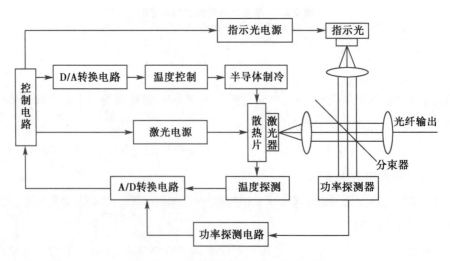

图8-25　半导体激光治疗机结构示意图

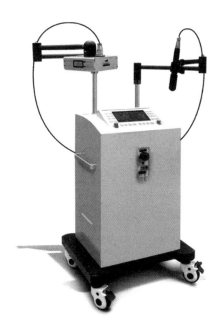

图 8-26　半导体激光治疗机

5. 生物学效应　改善血液循环、促使血管扩张和肌肉松弛,促进发痛物质的代谢,抑制神经细胞兴奋,促进生物体产生活性。大功率半导体激光的生物学效应主要是热效应。

（三）准分子激光器

准分子激光器是脉冲激光器,工作物质是稀有气体卤化物,如氟化氩（ArF）、氯化氪（KrCl）、氟化氙（XeF）等,输出波长是从真空紫外线到可见光区域。准分子激光治疗机如图 8-27 所示。

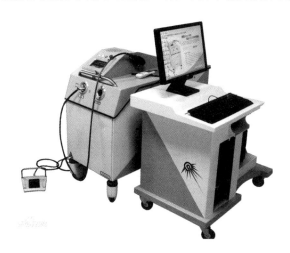

图 8-27　准分子激光治疗机

1. 结构　由电路部分、光路部分、计算机控制三大部分组成。电路部分产生高压;光路部分由一系列透镜组成,主要是将激光腔产生的光脉冲调整成手术所需的光斑;计算机部分换算患者的屈光度数,控制机器发射光脉冲,完成手术过程。

2. 发光原理　当基态的惰性气体原子被激发时,核外电子被激发到更高的轨道上,从而改变了电子壳层全部填满的状况,使它可以和其他原子形成短寿命的分子。这种处于激发态的分子称为受激准分子,简称准分子。准分子激光作用原理是组织表面(1μm左右)吸收紫外光,光子能打碎分子键,长链分子会被打碎成挥发性碎片,然后再从表面烧蚀掉。整个过程未达到热扩散所需要的时间,所以对组织没有热损伤现象,也称"冷刀",这是与其他激光的不同之处。

3. **特点**　波长短,功率高,器件庞大,价格昂贵。

4. **用途**　主要用于眼科角膜矫形手术和心血管等方面。

5. **生物学效应**　光分解作用。

点滴积累 ∨ ···

1. 固体激光器的组成　工作物质、泵浦系统、聚光系统、光学谐振腔、冷却与滤光系统和电源系统等。

2. 气体激光器的分类　分子气体激光器、离子气体激光器和惰性原子气体激光器。

3. CO_2 激光治疗机　由激光器管、电源及控制装置、导光系统及瞄准装置、冷却系统、安全防护系统以及机械构件等部分组成。

4. He-Ne 激光管可分为三种结构　外腔式、半外腔式、内腔式。

5. 准分子激光器的组成　电路部分、光路部分、计算机控制部分。

6. 激光的安全防护　激光产品和系统在工程上的安全措施;激光产品在生产和应用时,行政管理上的安全控制措施;个人安全。

第三节　激光治疗机的使用操作与维护

学习目标 ∨ ···

1. 掌握医用激光治疗机的操作步骤与安全注意事项,以及医用激光治疗机的日常维护。

2. 熟练掌握医用激光治疗机的常见故障排除技能。

ER-8-3

扫一扫
知重点

激光治疗机是集光、机、电一体,结构复杂的医疗仪器。因为激光辐射和高压等方面的危险,使用和维护过程中必须按照不同类别激光治疗机的特点,严格遵守相应的安全操作规范。

不同类别的激光治疗机具体构造不同,但一般都包括激光器、电源系统、导光系统、冷却系统、安全防护系统等主要部分,每一个系统出现故障都会造成整个机器不能正常工作,其常见故障可以分为三大类:一是光学系统故障,二是电气控制系统故障,三是冷却系统故障。这三者之间常环环相扣,互为因果。根据激光治疗机工作原理,检修的顺序一般是先检查电气控制系统,查看整机是否有电,各控制开关是否打开(包括各路门开关、应急开关、脚闸是否接好、接触是否正常),输出功率是否达到要求;再检查冷却系统,如果是水循环,查看显示是否正常,水量是否达到标识位置,加注的水是否是指定水质的水(如蒸馏水、去离子水或防冻水等),还有水温是否过高等;最后检查光学系统,如果电路、冷却循环都正常,激光腔内应出激光,否则激光器可能出现故障;如果激光器正常工作,则可能是输出的关节臂、光纤等部件或连接方面出了故障。以下描述的几种激光治疗机的操作步骤，根据机器结构不同，特别是输出方式不同而不同，但它们之间可以相互参考；常见故障及处理方法可相互借鉴；列举的安全防护措施对一般的激光治疗机都适用。

一、固体激光治疗机的使用操作与维护

（一）Nd：YAG 激光治疗机的操作步骤

1. 开机

（1）电源线插入电源插座，接通电源。

（2）在急停开关接通的情况下，右旋钥匙开关打开屏幕界面。

（3）稍停继续扭动钥匙打开主机电源电路。

（4）轻按显示屏的波长选择键，选择使用的波长。

（5）轻按显示屏的光标键选择需要调整的项目（频率、能量、红光），然后进行参数设置。

（6）设置完成后按下预燃键，屏幕显示进入准备状态。

（7）使导光关节臂（有的采用光纤或手持式激光枪的方式输出）对准治疗部位踩下脚踏开关机器即进入工作状态，有激光束射出。

（8）将关节臂输出端口对准需治疗的部位，控制关节臂输出端口与治疗部位的距离即控制光斑直径的大小，踩下脚踏开关进行治疗。

2. 关机

（1）松开脚踏开关。

（2）将关节臂归位。

（3）轻按工作键，使状态由准备变为待机。

（4）关闭钥匙开关。

（5）关闭总电源。

（6）将电源钥匙交由专人保管。

（二）Nd：YAG 激光治疗机的安全事项

1. 不能直视关节臂的末端出口以及任何反射出来的激光束。

2. 易燃、易爆的麻醉药品、液体、气体（如酒精、乙醚、氧气等）应远离激光辐射区，并有防护措施。

3. 金属器械可造成激光反射，手术时应避免激光直接照射在这些器械上，并尽量使用不反光器械。

4. 操作时应避免戴手表和项链、手镯等可反射激光的饰品。

5. 必须给患者提供严格、有效的眼睛保护，如用纱布遮盖、戴防护眼罩、睑板遮挡等。

6. 除了需治疗的患处和调整光用的靶面外，严禁用激光照射其他地方；治疗过程中移动关节臂和治疗完毕后放置关节臂时，关节臂的末端出口必须指向安全的地方。

7. 激光治疗室入口处应贴有激光辐射警告标志，激光使用过程中严禁人员出入，建议加装门机

联锁防护装置。

8. 人体组织的色素对激光的吸收不同,治疗时所需剂量的选择应从小到大。

9. Nd∶YAG 激光是不可见的红外光,波长 1064nm,直射入眼内的激光足以使眼睛的玻璃体和视网膜损伤,造成永久失明,所以在激光操作区域的人员必须佩戴防护眼镜,适用的波长为200～1100nm。

10. 关闭电源以后,高压器件仍可能带有残余电压,随意打开机箱防护盖可能有高压电击危险。

11. 不使用设备时应从锁开关上取走钥匙,钥匙由经过专业培训的指定操作人员保存。

知识链接

激光器的安全等级分类及管理

各类激光器按其功率输出大小及可能对人体造成伤害的程度分以下四级。

第一级激光器,即无害免控激光器。这一级激光器发射的激光,在使用过程中对人体无任何危险,即使用眼睛直视也不会损害眼睛。由于第一级激光器是无害免控激光器,因此不需任何控制措施。激光器不必使用警告标记,但须避免不必要地长久地直视第一级激光束。

第二级激光器,即低功率激光器。输出激光功率虽低,用眼睛偶尔看一下不至造成眼损伤,但不可长时间直视激光束。否则,眼底细胞受光子作用而损害视网膜。但这类激光对人体皮肤无热损伤。不能长时间地直视激光束,是对第二级激光器的最重要控制措施。此外,还应该在安放第二级激光器的房门上及激光器的外壳及其操作面板上张贴警告标记。

第三级激光器,即中功率激光器。在这种激光器的输出聚焦时直视光束会造成眼损伤,但将光改变成非聚焦,漫反射的激光一般无危险,这类激光对皮肤尚无热损伤。由于第三级激光器是中等功率激光器,可能对眼有损伤,必须对这一级激光器定出措施,确保安全。在激光手术室的门上及激光器外壳和操作面板的显眼位置张贴警告标记,根据激光器的具体危害程度的大小采用“危险”或者“注意”的标记,以醒目为好。

第四级激光器,即大功率激光器。此类激光不但其直射光束及镜式反射光束对眼和皮肤损伤,而且损伤相当严重,并且其漫反射光也可能给人眼造成损伤。因此必须对第四级激光器采取更为严格的控制措施。第四级激光器只允许持有执照的专业人员操作,并由钥匙专管的工作人员启动激光器。必须有“危险”警告标记。

由于红外激光和紫外激光都是不可见的激光,对于这两类激光器的控制措施,除前节所述的一些控制措施外,必须严格遵守操作管理程序,以避免危害。

（三）Nd∶YAG 激光治疗机的常见故障排除

1. 不能开机　①检查电源是否有电,本机电源插头是否插好。②红色紧急开关没有处于开的位置:将急停开关向右旋转,处于抬起位置。③检查保险管座内保险管是否完好:如有烧毁,应立即更换。

2. 仪器开机后水不流动　若水位低,水箱内听不到水流声,此时要加注入水(使用激光枪的在加注入水时手柄应低于机器的高度放置)。重新开启仪器,再次按下预燃键,如听到"叭"的吸合声,仪器内部水流循环正常,进入待机状态。

3. 踩下脚开关无激光输出 ①检查系统是否进入预备状态。②检查脚踏开关是否正常。如有损坏立即更换。③检查是否按下工作键。④检查是否选用了较低的能量输出:调节能量键,调高能量。

4. 激光输出明显变弱或激光枪"空枪"不出激光 ①使用电压过低,仪器不能正常工作。②激光输出镜头不洁净:需按正常操作擦拭镜头。③机器过热:停机工作,待机休息 30 分钟后使用。④拧下光头,检查前镜有无损坏。如有损坏需更换。⑤仔细观察手柄或枪头部位是否漏水。如有渗漏现象立即更换。⑥激光枪损坏:更换激光枪。

5. 使用时手摸机器有触电感觉 ①气候干燥:人体摩擦产生静电所致,建议少穿化纤衣服。②没有使用三相接地插头:请更换三相插头,电源插座应有接地线。③使用电压不稳定:尽可能为机器配置稳压器。

6. 出现漏水现象 水箱、水泵或连接管道漏水:修复或更换。

7. 操作过程中按下预燃键发出"吱吱"响声 ①长时间机器停用导致仪器预燃缓慢:重复开机。②室内温度过低:适当调升室温,建议安装空调。③仪器灯线路出现虚接或开路的情况:立即检修线路。④室内湿度过大:保持室内干燥。⑤放电灯烧坏:更换放电灯。

8. 在使用过程中,能量减弱 ①检查枪头镜片是否有杂质附着,造成挡光。如果有色素沉着,请用无水乙醇清洗。②操作手柄的温度过热:让机器休息 30 分钟或更换冷却水。③检查前镜是否被击碎,如果损坏需换;使用光纤输出的,检查光纤有无折断或输出端面沾污,检查调整或更换光纤。④放电灯使用时间过长:更换放电灯。

知识链接

光纤切割方法

每次使用前要对光纤端面进行检查、清理或修整。 光纤使用过程中,应尽量避免极度弯折而导致光纤损坏。 当设备使用完毕,光纤耦合系统从治疗机耦合头取下时,应及时戴上其自带的防尘胶套。

光纤可多次重复使用,但每次使用前需要消毒。 治疗机所用光纤是不耐热、不耐湿的精密部件,要选用低温灭菌法。 当发现治疗机出光时,光纤输出端侧面漏光(有火星冒出)或光纤输出端被烧黑,则表明需要切割光纤。

光纤切割方法:用光纤剥离器剥去光纤末端表皮 3~4mm,将裸露的光纤石英放在坚硬干净的水平面上,用光纤切割刀在石英上垂直切割,然后用镊子或手轻轻瓣下切除的石英部分。 切割时应确保光纤切面平整、无凹凸不平,切割后裸露的光纤石英长度为 2mm 左右。 光纤在切割好后需进行消毒,完成后治疗机正常开机,设备正常启动后指示光从光纤输出端射出,用手捏住光纤输出端,在距离光纤输出端面 10cm 处放置一张白纸,让指示光照射在白纸上观察其形状。 若是一个规则的圆环图形,表明光纤切割成功;若圆环变形则表明切面不齐整,应关闭治疗机重新切割。

二、气体激光治疗机的使用操作与维护

（一）CO_2激光治疗机的操作步骤

1. 开机

（1）电源线插入电源插座，接通电源。

（2）用钥匙开关打开总电源。

（3）轻触屏幕中心，进入模式选择界面。

（4）选择脉冲模式。

（5）调节激光输出功率大小。

（6）设置输出时间间隔（选择连续出光无需此项操作）。

（7）打开指示灯。

（8）对准病灶部位脚踏控制治疗。

2. 关机

（1）复位至模式选择界面。

（2）用总电源钥匙开关关闭电源。

（3）拔下激光机电源插头。

（4）用酒精棉球清洁激光刀头。

3. 注意事项

（1）使用前检查整机是否完整，有无损坏。特别是长期使用或使用后长期静置的激光机，应检查水冷系统，有无水循环用的橡胶管老化及裂开、断离或管内粘连。检查高压部分是否清洁干燥。

（2）在低电流时可连续工作3~4小时，大电流时可酌情缩短使用时间。

（3）应放置在干燥通风处，室内应安装排气或吸烟装置，避免手术过程中产生的有害气体对人体的侵害。在多雨潮湿季节，室内应配置吸湿机，以免因空气潮湿引起高压漏电事故。整机在调整使用中如发现因潮湿或其他原因有放电现象时，应立即关机，再进行检修。

（4）导光关节臂不用时请放置在干燥箱内，防止镜片发霉。

（5）机内带高电压，机壳一定要可靠地接地，电源线为单相三线。

（6）检修时要先切断电源并进行高压放电，以保安全。

（二）CO_2激光治疗机的维护及常见故障排除

1. 维护

（1）常规周期性保养方案

常规的清洁、检查、测试和维修是任何有效的预防性维护项目的基础。这使得设备能以最佳状态工作，并保证了设备的安全可靠。推荐使用的常规检查和维护方案见表8-1。

表 8-1　推荐使用的检查与维护方案

检查/维护	周期	实施人员
附件消毒/灭菌	每次使用前	临床使用人员
附件的清洁和维护	每次使用后	临床使用人员
常规的外部清洁	根据临床规定	临床使用人员
净化空气检查	每天	临床使用人员
光束校准检查	每天	临床使用人员
配件、手具、电缆和外部表面破损检查	每周	临床使用人员
电气连接检查	每周	临床使用人员
门机连锁防护装置和紧急停止按钮检查	每年	临床使用人员
冷却系统检查	每半年（或根据需要）	具有资质的技术人员
电气安全检查	每年（或根据惯例）	具有资质的技术人员
功率计校准检查	每年（或根据需要）	具有资质的技术人员

（2）临床使用人员的维护工作

1）外观检查：系统外部应每周检查一次，以确保缆线未松弛且系统未出现损坏。

2）常规外部清洁：系统外部表面（控制台、液晶屏面板和关节臂）与脚踏开关应在新设备购入时就进行清洁，之后根据临床规定清洁。可使用不起毛软布蘸取70%异丙醇或医院级消毒液来擦拭设备外部表面。

3）安全连锁装置检查：应检查的两个安全连锁装置为门连锁装置和紧急停止按钮。

门机连锁防护装置检查：如果门机连锁防护装置插头没有插入或与设备面板连接不当，都将导致激光束不能发出。检查方法如下：①将系统设成 Standby（待机）模式；②拔除门机连锁防护装置插头；③尝试选取 Ready（就绪）模式，系统应会显示下列错误讯息：遥控连锁装置故障，请确认治疗室门已关闭；④如果系统并未显示此错误信息且停留在 Ready（就绪）模式，应停止使用并联系维修人员。

紧急停止按钮检查：按下紧急停止按钮就可以使系统停止工作。检查方法如下：①机器运行时按下紧急停止按钮，系统自动进入 Standby（待机）模式；②将按钮顺时针转动加以释放，系统会维持在 Standby（待机）模式；③按下显示屏上的 Ready（就绪）按钮开始工作。如果系统不是上述情况，应停止使用并联系维修人员。

4）净化空气检查：①开启系统电源；②将功率设为 0.5W；③选取连续波模式，1次发射；④从系统控制面板的螺纹接头上取下空气管；⑤确保系统设置处于 Ready（就绪）模式不释放激光时传送净化空气；⑥将系统设为 Ready（就绪）模式并检查空气管内是否有气流。如果没有气流，应停止使用并联系维修人员。

5）光束校准：光束校准对于安全操作激光设备非常重要，当发现瞄准光和治疗光束不重合时应停止使用并联系维修人员。校准方法如下：

①确保治疗室中的所有人员均佩戴适当的安全护目镜；

②在木质压舌板上做一个"X"记号并用水蘸湿；

③打开激光设备；

④连接一个非扫描组件到关节臂的末端；

⑤按照如下方法设定激光参数：

激光模式：连续波模式。

能量：10W。

输出模式：单次。

持续时间：0.01s。

⑥按下 Ready（就绪）按钮将系统设成就绪模式；

⑦将组件远端的治疗头垂直放在压舌板上方。调整瞄准光的强度至合适的亮度；

⑧将瞄准光束指向"X"的中心，然后踩下脚踏开关。观察压舌板上的烧灼斑，它应该是锐利的而不是发散的；

⑨确认烧灼斑落在瞄准光束的区域内；

⑩烧灼斑不在瞄准光斑内、烧灼斑不合格或者看不到瞄准光时，应检查组件与关节臂的连接，或调整关节臂的位置。调整后重新执行光束校准检查。如果光束校准结果仍不佳，应停止使用并联系维修人员。

（3）专业维护

这些操作需要专业知识、培训和专门的工具，且有潜在的安全风险，必须由经过培训的维修人员进行。

1）导光关节臂：为避免损坏导光关节臂，移动时不能用力过猛或碰撞。若导光关节臂发热、输出功率下降，或瞄准光装置正常，而瞄准光束的光点不能传输到系统的末端，或瞄准光束强度明显降低，或瞄准光束看起来不汇聚，这都说明可能是激光束与导光关节臂不同轴或是传输系统被损坏，应重新调整光路。如调整无效则应更换导光关节臂。

2）冷却水循环系统：若发现治疗机内持续发出报警声，而激光电源不工作，这是水泵不运转或水压不够所致，应检查水泵。如电压低于190V，水泵也可能降低压力或不运转。冷却水管道漏水也会造成水压降低而不能正常工作。冬季要注意保温，防止冷却水结冰而损坏激光管。要定期检查更换纯净水。

3）功率计校准检查：随着使用时间的累积，治疗机的输出功率会发生改变。建议每年使用标准激光功率计测试一次，检查步骤如下：

①确保现场人员均佩戴了合适的防护眼镜；

②将标准激光功率计放在离关节臂输出末端15cm的地方；

③打开激光设备；

④将设备调至连续波模式，功率5W；

⑤将激光瞄准到外部功率计的检测器盘上；

⑥将仪器切换到准备模式；

⑦踩下脚踏开关发射激光，保持激光输出20秒；

⑧停止踩踏脚踏开关并记录功率计读数；

⑨重复步骤④到⑦，分别对功率10W、15W、20W、30W和40W进行检测；

⑩如果标准功率计读数和治疗机设定的能量值相差超过≤20%，应停止使用并联系维修人员。

4）更换激光管：激光管长期使用后，功率下降至额定值的70%以下，或激光管不工作时，应更换激光管。拆卸激光管步骤如下：

①关闭电源,拆去激光管电极连线的外层绝缘套管,拔下连线。注意拆卸过程中,应标示好连线的极性,并要保护好连线的绝缘层。

②仔细拔下冷却水管;

③旋松激光管上下的调节螺钉;

④拆卸激光管环行圈,即可取下激光管。取同一型号、规格的激光管,按拆卸次序重新装到机箱上,接上冷却水连接管。电极外端用绝缘套管封套,用硅胶固定,水箱加水,安装工作完成。

注意:管道不能有漏水。

5) 光路调试

①光路调试中应严格注意安全,避免烧伤。在进行导光关节臂安装时,激光会从导光关节臂固定座中直接输出,所以眼睛不能直接向固定座内部观看。调试时,激光功率设置在 5~10W 左右,以刚好能在纸上打出焦斑为度。

②将白胶布贴在导光座的出口处,用手指按压白胶布与导光座的贴合部位以留下导光座内径的圆形痕迹,快速踩一次脚踏开关(不要发生燃烧),烧灼斑应在圆环的中心。调整方法:松开紧固激光管前后固定圈的紧固螺钉,调节前部固定圈的紧固螺钉,将激光束调至导光座的中心。

③取下白胶布,把校正管插在导光座上。更换一块白胶布并贴在校正管输出端,调整激光管后部固定圈的紧固螺钉,使烧灼斑处在校正管输出端的中心。

④重复上面②和③两个步骤,直到烧灼斑在导光座的出口及校正管输出端均处在中心位置。完成校正后应将前后固定圈的螺钉紧固。

⑤通过调整指示光激光器的发射角或调节分束镜,可调节指示光在校正管输出端口的中心位置(与治疗光重合)。

⑥取下校正管,装上导光关节臂,卸下锥形刀头及聚焦镜,在导光管口粘上白胶布或纸。启动激光器,试验激光束是否在导光管中心。此时可用微调反射镜的方法,将治疗光激光调整到中心位置。用微调分束镜的方法,能使指示光与治疗光重合。

⑦装上导光关节臂的锥形刀头及聚焦镜。重新开机,输出激光。光束应在输出端口的中心。

2. 常见故障排除

(1)激光管亮:①电压表有指示,但出光不正常,导光关节臂发热:导光关节臂松动及激光管没装正。使用同光校正进行检查,更换或调整导光关节臂,校正光路。②激光功率下降,激光管老化:用万用表电压挡检查调压器,用高压表检查激光管的工作电压。更换老化的激光管,或调换损坏的元件。

(2)激光管不亮:①电压表有指示:供电线有开路,脚踏开关或手动开关接触不良。进行修理或更换。②电压表无指示:保险丝断,或电路有开路。更换保险丝,或接通电路。③电源指示灯不亮:保险丝断,进线接触不良,指示灯线路不良或指示灯已坏。检查保险丝,电源进线,指示灯回路。更换保险丝,修复导线,更换指示灯。④连续烧保险丝:机内有短路,及机内有严重污物。逐级查线,多为高压部分有短路。修复短路,清除污物。⑤机内有放电声或电弧光:机内有尘埃、积水或空气湿度太大及有腐蚀性气体。在暗处观察放电点。清除尘埃、积水等,调整工作环境。

（3）激光输出时有时无：①市电电压太低,致使激光管工作电流过低,造成激光管工作不稳定。加装电源稳压装置使电源保持稳定、适当调高激光管电流。②高压回路中存在元件或连线接触不良。③导光关节臂松动和激光管的衰老也会引起输出激光呈现时有时无的状态。④机内有接触不良之处,机内有轻微断续短路点。针对上述情况应分别采取更换元器件、修复连线、紧固导光关节臂、排除接触不良故障等措施。

（4）输出激光束出现偏心、半圆点、双点：①光路未调整好。重新调整光路系统。②有时激光管在衰老期间也会出现光束不圆、分叉、双点等故障。该更换激光管后重新调整光路。

（5）开机时低压加不上,电源指示灯不亮：①急停按钮未处于复位状态。转动急停按钮至复位状态。②保险管被烧断,指示灯失效以及指示灯座接触不良。检查并排除低压电源连线故障。

（6）开机后,高压指示灯不亮,高压加不上：①高压指示灯失效或灯座接触不良。②冷却水泵不能正常工作并使激光管的冷却水不能循环流动,水压开关不能正常工作。如果冷却系统有故障,会使高压回路自动断开。③机器门开关是否接触良好。未关好机门,门开关接触不好也会使高压回路自动断开。④高压控制回路元件（如按键、脚踏开关、继电器等）失效或接触不良以及高压回路连线接触不良或断开。针对查出的问题采取更换元件或修复连线等措施。

（7）开机后,各项指示正常,无激光输出：①检查导光关节臂是否存在严重的松动故障,使激光束道路受阻。重新调整光路系统。②激光管失效。更换激光管。

（8）CO_2激光束与指示光束不同心：①指示光管固定架松动；②CO_2激光管固定架松动；③光学镜片固定件松动。针对上述情况重新调整光路系统。

（9）无指示光输出：①指示光管失效。更换指示光管。②指示光开关失效或是指示光电源回路故障,使指示光管不能正常工作。修复或更换指示光开关,修复指示光管电源供电电路。

案例分析

案例：

CO_2激光治疗机,开机无激光输出,输出指示灯亮,电流表指示偏低。

分析：

可能是连锁故障。打开激光机,接通电源,用高压电压表检测高压供电电路。由于激光机直流高压高达20kV以上,所以测量时要特别小心。首先应测量高压变压器是否损坏,若测得变压器次级有8kV左右交流电压,证明高压变压器正常。再测直流高压,激光机直流电路采用的是多倍压整流,测量时应注意。打开激光器手柄外壳,让激光管完全暴露在外,这时应两人操作,轻拿轻放,轻触小开关,测量直流高压在24kV左右。通过以上检查,说明激光机电路工作正常,可能是激光管老化,换上新激光管。先别盲目地测试是否有激光输出,一定要观察激光管中是否充满冷却水,因为CO_2激光管在正常工作期间,必须通过水冷却,否则将会因放电过热而炸裂,损坏激光管。通电开机,水泵工作正常,过了一段时间,激光管中未充满水,如无漏水情况说明水管故障。冷却水系统的水管一般是橡胶软管,时间久了容易老化,水管老化后易产生黏连、拧结,使水路不通。应更换水管。

（三）He-Ne 激光治疗机的操作步骤

1. 使用前准备

（1）将锁开关置于"关"位置。

（2）安装扩束器或插上导光纤维,旋紧。

（3）插上电源插头。

▶▶ **课堂活动**

He-Ne 激光治疗机使用前准备的三个步骤能否调换顺序?　为什么?

2. 将锁开关置于"开"位置。

3. 将定时器调到所需的激光定时工作时间值。

4. 按下启动按钮,启动指示灯亮,激光输出。

5. 根据需要调节扩束器使激光束达到所需要的光斑大小,或将光纤输出头置于所要治疗的部位,即可进行激光治疗。

6. 原设定的时间到,蜂鸣器将发出提示音,告知本次输出时间结束。定时器复位后,按下启动按钮,启动指示灯灭,激光停止输出。

7. 如果需要激光再次输出,只需要再次按下启动按钮。

8. 工作结束时将锁开关置于"关"位置,拔出钥匙,由专人保管,并拔出电源插头。

点滴积累 ∨

1. 激光治疗机常见故障　光学系统故障,电气控制系统故障,冷却系统故障。

2. 检修的顺序　电气控制系统,冷却系统,光学系统。

3. 电气控制系统检修　整机是否有电,各控制开关是否打开,输出功率是否达到要求。

4. 水循环冷却系统检修　显示,水量,水质,水温。

5. 光学系统检修　激光器是否正常;关节臂、光纤等部件或连接是否有故障。

6. CO_2 激光治疗机专业维护　导光关节臂、冷却水循环系统、功率计校准检查、更换激光管、光路调试。

目标检测

一、选择题

（一）单项选择题

1. 世界上发明的第一台激光器是(　　)激光器

    A. 二氧化碳　　　　　　B. 红宝石　　　　　　C. 蓝宝石　　　　　　D. He-Ne

2. 光动力学疗法主要是运用激光的(　　)效应

    A. 电热学　　　　　　B. 光化学　　　　　　C. 光力学　　　　　　D. 生物刺激

3. 不属于气体激光器的是(　　)

A. 氩离子激光器　　　　B. 二氧化碳激光器　　　C. GaAs 激光器　　　　D. 氦氖激光器

4. 不属于可见光激光器的是(　　　)

A. 红宝石激光器　　　　B. 二氧化碳激光器　　　C. 氦氖激光器　　　　D. 氩离子激光器

5. 激光治疗设备通常由(　　　)、同光路指示器、驱动电源、冷却系统、控制系统、光路传输系统等组成

A. 全反射镜　　　　　　B. 激光器　　　　　　　C. 激光工作物质　　　D. 光学谐振腔

6. 激光的防护包括:①激光产品和系统在工程上的安全措施;②激光产品在生产和应用时,行政管理上的安全控制措施;③(　　　)

A. 配戴防护眼镜　　　　　　　　　　　　　B. 避免激光的直接和间接照射

C. 控制激光剂量　　　　　　　　　　　　　D. 个人安全防护

7. 激光治疗设备的外观检查、常规外部清洁、安全连锁装置检查等常规维护项目,通常应由(　　　)来完成

A. 护理人员　　　　　　　　　　　　　　　B. 管理人员

C. 临床使用人员　　　　　　　　　　　　　D. 经过培训的工程师

(二) 多项选择题

1. 一般的激光器都是由(　　　)三部分组成

A. 工作物质　　　　　　B. 泵浦系统　　　　　　C. 放电毛细管　　　D. 光学谐振腔

2. 激光工作物质种类有(　　　)

A. 固体　　　　　　　　B. 气体　　　　　　　　C. 液体　　　　　　D. 半导体

3. 激光具有普通光所不具有的(　　　)特点

A. 亮度高　　　　　　　B. 单色性好　　　　　　C. 相干性好　　　　D. 方向性好

4. 激光按输出方式可分为(　　　)

A. 连续　　　　　　　　B. 脉冲　　　　　　　　C. 重复脉冲　　　　D. 调 Q

5. 常见激光治疗分类有(　　　)

A. 强激光治疗　　　　　B. 弱激光治疗　　　　　C. 激光光敏治疗　　D. 光运动治疗

6. He-Ne 激光管可分为(　　　)三种主要结构形式

A. 外腔式　　　　　　　B. 半外腔式　　　　　　C. 内腔式　　　　　D. 半内腔式

7. 激光治疗机常见故障包括(　　　)三类

A. 光学系统故障　　　　　　　　　　　　　B. 电气控制系统故障

C. 冷却系统故障　　　　　　　　　　　　　D. 激光器故障

8. 激光治疗机水循环冷却系统检修内容包括(　　　)

A. 查看显示是否正常　　　　　　　　　　　B. 水量是否达到标识位置

C. 是否加注指定水质的水　　　　　　　　　D. 水温是否过高

二、问答题

1. 什么是光的热效应? 激光照射人体组织后,组织温度升高与哪些因素有关? 对组织的损害

有哪几种类型?

2. 激光设备可能产生的危害有哪些方面?

3. 常用的激光治疗机主要由哪几个部分组成? 检修的一般步骤是什么?

4. 简述二氧化碳激光治疗机光束校准的检查方法。

三、实例分析

1. CO_2 激光治疗机激光输出不稳,电流表指针抖动,请分析。

2. 钬激光治疗机激光的输出能量明显比设置能量低,而无错误代码和警告信息,请分析。

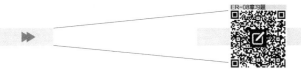

ER-08章习题

第九章

物理治疗设备与其他治疗设备

物理治疗设备图片

导学情景 ⋁

情景描述：

　　王先生在一家高科技公司担任研发总监。今年初春正值公司一个项目验收，王先生的哮喘犯了，无法上班。他到医院挂号后，医生要求他进行超声波雾化治疗。在与护士的交流中，他得知超声波雾化治疗仪属于物理治疗设备。

学前导语：

　　物理治疗是应用物理因子的刺激反应，来提高、加强或巩固药物治疗和手术治疗的效果。把物理治疗作为一种主要的或辅助的治疗手段，积极而又适当地纳入综合治疗中，不仅可以减轻患者痛苦，而且可以缩短病程和预防后遗症，提高治愈率。物理治疗设备种类非常多，本章我们将带领同学们学习物理治疗设备的基本知识。

第一节　物理治疗设备概述

学习目标 ⋁

1. 掌握物理治疗的概念。
2. 熟悉常用物理治疗设备以及物理治疗设备的种类。
3. 了解物理治疗设备的作用机制。

扫一扫
知重点

一、物理治疗的发展与作用机制

（一）物理治疗的发展

　　物理治疗即理疗，主要是用人工或天然物理因素对人体起到治疗或防御疾病的作用，是康复治疗的重要内容。物理因素种类很多，主要分为两大类：一类是天然物理因素，如常见的太阳光、空气、矿泉水等；另一类是人工物理因素，如电、磁、光、声、热等。

理疗学是一门古老又年轻的学科。早在公元前 7000 年的石器时代,当时的人们利用阳光、砭石、石针、水等工具治疗疾病。我国以及古希腊、埃及、罗马的早期文献,都记载阳光浴、热水浴、冷水浴具有防治疾病的作用。公元前 5 世纪至公元前 3 世纪(春秋战国时期)《黄帝内经(素问篇)》详述了针灸、角(拔罐)、药熨(温热)、导引(呼吸体操)、按骄(按摩)、浸渍发汗(水疗)等物理疗法。春秋战国时期名医扁鹊常用针灸、砭石、按摩等方法治病。

现代物理学促进了医学的发展,同时也使古老的物理疗法得以不断丰富。17 世纪产生了静电疗法;18 世纪产生了直流电疗法;18 世纪后期日光疗法有了进一步的发展;19 世纪产生了感应电疗法、直流—感应电诊断(古典式电诊断)、直流电药物导入疗法、达松伐电疗法(长波疗法),同时现代光疗中的红外线疗法和紫外线疗法产生并迅速发展起来。20 世纪以来,由于电子技术与计算机技术的飞速发展,理疗技术的作用原理研究和在医学中的应用获得了全面显著的发展;20 世纪前期产生了中波、短波、超短波、微波、超声等物理疗法;50 年代以来,低、中频电疗法有了新的发展,水疗、磁疗等受到重视,并在应用技术方面有了发展提高;特别是在 60 年代实现的激光技术对全部科学(包括医学在内)的发展发挥了重大作用,激光疗法已成为现代光疗学的重要组成部分;此外,在 70 年代获得显著发展的射频治癌和光敏诊治癌症技术受到了世界上许多国家的重视。我国是世界上应用物理疗法历史较为久远的国家,但理疗专业研究在 1949 年前却很落后,1949 年后,现经过几十年的发展,已形成了一支专业的理疗队伍,不仅在城市的大医院,在不少基层医院以及部队的野战医院中都建立了理疗科室,理疗科已成为全国各疗养院和康复医院的主要组成部分。

(二)物理治疗的作用机制

物理因子作为能量与信息作用于机体或局部组织后,可以引起局部效应,包括神经、血液、内分泌和免疫系统等改变,从而产生一系列生理、生化、治疗效应。

物理因子作用于机体后引起体液因子的变化包括离子比例的变化,对代谢强度、酶活性、神经介质、激素、维生素以及一些免疫因子等的影响。此外,有些物理因子(如紫外线)作用于人体后,可产生高活性物质。这些变化可表现为:①引发神经系统的反应;②影响组织器官的营养和功能;③通过血液循环对全身起作用;④通过自主神经-内分泌系统发挥作用。

物理因子作用于人体组织后,可产生的基本效应有:①改善体内的自动调节功能;②改善营养功能;③加强修复功能;④加强代偿功能;⑤加强防御功能;⑥加强适应功能;⑦加强能量储备;⑧与药疗产生协同作用。

二、物理治疗设备的种类

医用理疗仪器种类繁多,结构也大不相同。从作用的物理因素上分为光疗、热疗、电疗、磁疗、声疗仪器等;从应用频率上分为直流、低频、中频、高频理疗仪器。一般常用的理疗治疗设备有以下几种:

(一)光疗设备

光疗是利用日光或人工光线(红外线、紫外线等)预防和治疗疾病以及促进机体康复。光疗设备采用的方法一般有:紫外线疗法、紫外线充氧自体血回输疗法、红外线疗法、可见光疗法、激光疗法以及光化学疗法等。

（二）电疗设备

根据治疗时候电流的不一样,电疗仪器采用的方法可分为以下几种:直流电疗法、低频电疗法、中频电疗法、高频电疗法等。

1. 直流电疗法　直流电疗法主要包括三种:①单纯直流电疗法:将直流电作用于人体以治疗疾病的方法,有促进骨折愈合的作用。小剂量直流电阴极,可促进骨生长。但高热、恶病质、心力衰竭、急性湿疹、有出血倾向的患者禁用。②直流电离子导入疗法:利用直流电将药物离子导入人体以治疗疾病的方法。③电水浴疗法:将肢体浸入水中,再通以不同波形的电流以进行治疗的方法。

2. 低频脉冲电疗法　低频脉冲电疗法是指应用频率低于 1kHz 的各种波形的脉冲电流治疗疾病的方法,这种电流具有强刺激作用。主要包括四种:①感应电疗法:感应电又名法拉第电流,应用这种电流治疗疾病的方法,称感应电疗法。适用于失用性肌萎缩、神经功能丧失等疾患。②神经肌肉电刺激疗法:应用低频脉冲电流刺激神经肌肉,引起肌肉收缩治疗疾病的方法。③超刺激电流疗法:利用超过一般剂量的电流强度进行低频脉冲电疗的方法。④间动电疗法:在直流电基础上,叠加经过半波或全波整流的低频正弦电流治疗疾病的方法。

3. 中频正弦电疗法　中频正弦电疗法指使用频率为 1~100kHz 的正弦交流电做治疗的方法。主要包括三种:①干扰电疗法:用两路频率相差 0~100Hz 的中频正弦电流,交叉地输入人体,形成干扰场,使之产生 0~100Hz 的低频调剂的脉冲中频电流,以治疗疾病的方法。适应证有局部血液循环障碍性疾病,如缺血性肌痉挛;周围神经疾病,如神经痛、神经炎、周围神经损伤或炎症引起的神经麻痹和肌肉萎缩等。②等幅中频正弦电疗法:是应用频率 1~5kHz 的等幅中频正弦电流进行治疗的方法。适应证有肌肉韧带关节的劳损、扭伤、挫伤、关节炎、肩周炎、骨关节炎、肱骨外上髁炎、风湿性关节炎等。③音乐电疗法:采用音乐与电脉冲结合的治疗方法。

4. 高频电疗法　高频电疗法指应用振荡频率高于 1MHz 的交流电治疗疾病的方法。主要包括三种:①短波疗法:应用频率为 3~30MHz 的高频电磁波作用于人体;②超短波疗法:应用 1~10m 的超高频电磁波作用于人体;③微波疗法:适用 1mm~1m 的特高频电磁波作用于人体。

（三）磁疗设备

磁疗是利用磁场作用于人体一定部位或穴位,治疗疾病的方法。磁疗设备采用的方法包括静磁场疗法、脉冲磁场疗法、低频磁场疗法、中频电磁场疗法、高频电磁场疗法等。

（四）超声治疗设备

超声治疗适用于各种炎症、坐骨神经痛、冻伤、扭挫伤等。超声治疗设备采用的方法包括超声药物透入疗法、超声间动电疗法等。

虽然现代医用理疗仪器种类繁多,但一般来说,大部分理疗仪器都是将电能转化为其他各种形式的能量,然后用于治疗。

点滴积累 ▽

1. 物理治疗设备的分类　按照设备种类分为光疗设备、电疗设备、磁疗设备、超声治疗设备。

2. 频率　是指物质在 1 秒内完成周期性变化的次数,常用 f 表示。

3. 波长　是指波在一个振动周期内传播的距离,常用 λ 表示。

第二节 常见物理治疗设备

学习目标 ∨ ....

1. 掌握紫外线治疗机的工作原理以及其常见故障、检修方法。

2. 熟悉超声治疗工作原理以及使用方法。

3. 了解常见物理治疗设备的分类。

ER-9-2

扫一扫
知重点

一、紫外线治疗机

紫外线治疗机属于光疗仪器中最常见的一种,是利用紫外线作用于人体达到治疗疾病的一种理疗方法。紫外线对人体的生物效应包括红斑反应、色素沉着、促进维生素 D 合成等。其中主要是红斑反应,具有抗炎、增加防卫功能、调节神经功能、脱敏作用以及加速组织再生作用。

紫外线的适应证主要在骨科疾病方面,如外伤性关节炎、急性滑囊炎、急性腱鞘炎、骨膜炎、骨髓炎、骨结核、骨折、风湿性关节炎、软组织创伤、骨软化病、肌炎等。

（一）紫外线灯管发光原理

水银蒸气受激发会产生紫外线。紫外线灯管就是将能让紫外线透过的石英玻璃抽成真空后,再注入适量水银,灯管两端各封接上一个碱土金属氧化物(常见氧化钡)电极而制成。为了更有利于水银激发,管内还充有少量惰性气体——氩气。氩气比水银更容易电离,从而起到降低灯管启辉电压的作用。

紫外线灯管放电过程可以分为无光放电、辉光放电和弧光放电三个过程。

1. 无光放电过程　灯管没接通电源前,由于自然界宇宙射线或在其他放射性物质的作用下,灯管内的惰性气体产生少量的离子和自由电子,属于自然电离现象,也称为无光放电过程。

2. 辉光放电过程　灯管接通电源后,管内少数自由电子在电场中加速,让氩气电离,电离产生的正电子撞击氧化物电极后,电极产生二次电子,二次电子又让氩气电离,不断扩大氩气电离程度。上述过程引起管内的温度上升,使得管内水银蒸发为气体,参与电离活动,如此链式反应,管内电流迅速增加,达到灯管起燃点时,即可出现弥漫性辉光(即灯管启辉),这就是辉光放电过程。启辉过程主要由氩气完成。

3. 弧光放电过程　灯管启辉后,大量水银蒸气的电离使管内电流密度剧增,更多的正离子轰击电极,电极产生大量的热电子,电子间互相碰撞,加强了水银蒸气电离。此时灯管两极间形成一条白色放电弧,称为弧光放电过程,于是便产生紫外线。

（二）紫外线灯管的分类

1. 氩汞气高压石英灯　也称高压汞灯,能够让紫外线透过的石英玻璃内灌注了高压的氩汞气体,灯管形状为"一"字形或"U"字形。在"一"字形管外壁上装有一个金属小条,"U"字形管外壁上镀有金属条,平时通过灯管的金属固定架接地。其作用是与灯管内放电电流形成一个以石英玻璃为介质的电容器,这个电容的充放电可以维持管内放电电流,主要是有助于灯管的启辉与稳定。

灯管两端加上220V交流电压时,灯管从启辉到形成弧光放电的时间不长,大约为数秒,但弧光放电需经过5~10分钟后,才能达到稳定状态。使用时,要等待紫外线灯管进入稳定工作状态、紫外线发射恒定才能进行治疗。

2. 低压汞气石英灯 这种紫外线灯管的结构与上述高压水银紫外线灯相同,只不过管内气压低得多,为一种低气压管。其管壁做成盘香形状,以辉光放电形式工作,不产生高热,一般在30~40℃,可接近治疗部位,故又称为冷光紫外线管。电极也采用碱土金属氧化物,损耗小,寿命长。

（三）紫外线治疗机使用注意事项

1. 应使紫外线垂直投射到治疗部位,并使光线中心对准治疗部位中心,不需照射部位应遮盖好。

2. 根据实际情况严格掌握照射时间和灯距。

3. 在治疗过程中,患者应该配戴防护眼镜,医务人员应戴护目镜、穿长袖衣服。

4. 灯管不宜用手触摸,以免影响紫外线的透过率。可在灯管冷却后用乙醚、无水乙醇或95%的乙醇溶液擦拭清洁。

5. 灯管在使用中熄灭,须待其冷却后(约5分钟)才能重新启辉。

6. 灯管(主要指高压汞灯)都有一定的使用时限,时限到达后虽然紫外线灯管能燃亮,但紫外线发射量会大幅衰减,达不到治疗效果。为此,平时使用时应当记录好灯管的使用时间。

7. 在更换新灯管后,需要重新测定新灯管的生物剂量才能进行治疗使用。

8. 电源波动对紫外线灯管的发射量影响明显,一般要求配备稳压器。

（四）804型紫外线治疗机

1. 技术参数 804型紫外线治疗机属于大功率、立地式全波段紫外线治疗机,且以长波紫外线为主。用于治疗躯干、体表等大小部位的病灶区,在我国大、中、小医院都十分常见。①紫外线波长:230~400nm;②启动电流:6A;③稳定时间:5~15min;④额定功率:500W;⑤工作电压:100~135V;⑥稳定电流:2.8~4A;⑦定时时间:0~10min。

2. 电路原理 该电路为紫外线治疗机的典型电路,如图9-1所示,分主电路和辅电路两部分。主电路由紫外线灯管G、扼流圈L_1、启辉电容C_2和启辉按钮N组成;辅电路为报警电路,由定时钟M、响讯器F及次级线圈L_2组成。

当接通电源,旋动开关至"开"位置时,电源经磁性扼流圈L_1加到紫外线灯管G两端。在正常情况下灯管立即启辉,管内产生由辉光放电转为弧光放电的过程,3~5分钟达到稳定,辐射出紫外线用于治疗。若不能立即启辉,则按一下触发按钮,在此瞬间,扼流圈L_1和电容C_2相串联,组成串联振荡回路,产生的振荡电流通过L_1线圈在其上获感应电势U_L,在电容C上也获得强迫振荡的电容电压V_c,如果这个振荡回路接通的时刻与线圈上的感应电势U_L和电源电压同相,则电容上得到的电压是感应电势和电源电压之和,于是在灯管两端也得到比电源电压高得多的电压,可使灯管启燃工作。在一定范围内,这个启辉电容C_c越大,得到启辉时的电压越高,一般C的数值在0.1~0.5μF之间,耐压在600~1000V之间。这是利用电容器提高电压达到启辉的方法。扼流圈L_1的线圈1、2

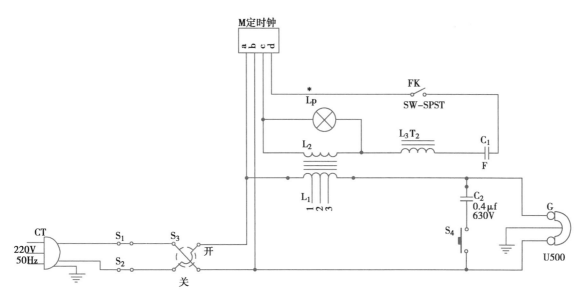

图 9-1　804 型紫外线治疗机电路图

抽头备为调整灯管额定工作电流之用;L$_2$ 线圈提供指示灯 L$_p$ 和蜂鸣器 F 的 6.3V 工作电压,定时器 M 由一个计时钟和制锁继电器组成,将定时钟旋钮旋至所需时间位置,3、4 两点接通,同时合上 FK 开关,开始计时,M 向逆时针方向走动到零点时,a、b 两点断开,c、d 两点接通,响讯器线圈 L$_3$ 接通 6.3V 电源,发出鸣叫声,待操作者将 FK 开关复原,鸣叫停止,结束治疗。

804 型紫外线治疗机属于老式紫外线治疗机,其电气部分基本上是由紫外线管、扼流圈、启辉电容器等组成;新式紫外线治疗机的电气部分要复杂些,用电子镇流器取代了扼流圈,有的紫外线治疗机还设计了一些附属电路,比如电子定时电路、电子显示电路以及电子控制电路等。

3. 常见故障排除

(1)灯管不启辉,指示灯不亮

故障原因:①供电插座无电源供给;②电源线插头与插座接触不良。

排除方法:①测量电源有无电压;②万用表检查电源插座、插头、电源线之间接触和通路情况。

(2)开机后指示灯亮,多次按启动按钮才能启辉

故障原因:①线路中有接触不良;②灯管轻度老化内阻增大,需提高启辉电压。

排除方法:①排除接触不良处;②采用超短波或共鸣火花器等高频电场激活,或者提高启辉电压。

(3)开机后指示灯亮,多次按压启动按钮也不能启辉

故障原因:①电源电压太低,电路中开路;②灯管管脚断线或脱焊,灯管漏气或过分衰老。

排除方法:①检查扼流圈 L$_1$ 线圈至灯管电路中有无断线脱焊和接触不良的情况;②管脚断裂而管内并未漏气可用氧焊机点焊接点;③更换漏气灯管。

(4)灯管启辉后自行熄灭

故障原因:①电源电压不稳或波动过大,电路内存在接触不良现象;②灯管老化内阻变大;③灯管点燃时间过久,管温过高使管内气压增高内阻变大。

排除方法:①排除接触不良情况,改善供电条件使用稳压电源;②激活灯管或提高电容 C 或改换 L_4 抽头;③定时定量治疗患者,连续工作时间不宜超过 2 小时。

(5)断保险或漏电

故障原因:①电源线裸露触碰机壳:一是机座底部电源进线处容易折断,裸露导线触碰机壳,二是灯罩部电源进线处容易折断,裸露导线触碰机壳,三是电源线在灯罩内处在高温中易使绝缘外套烤焦,当断线后绝缘瓷管脱落可致裸露线头触碰机壳;②扼流圈 L_1 层间绝缘被击穿线圈短路。

排除方法:①必须经常检查电源线的情况,及时排除不安全因素;②扼流圈一般不易发生故障,击穿层间绝缘多因受潮引起或其质量差,所以需注意防范,一旦击穿,只得更换新品或按其原参数重新绕制。

(6)变压器 T_1(扼流圈)响声大

故障原因:①变压器受潮,绝缘能力降低,引起电流大,形成电振;②变压器固定螺丝松动。

排除方法:①将受潮变压器置烤箱内 80℃ 下烘烤 24 小时,再经浸漆或浸蜡处理免除再次受潮;②若是螺丝松动只要紧固螺丝即可消除响声。

(7)灯管启辉时发红色光

故障原因:①电源电压低不能满足灯管工作条件而不能达到弧光放电;②新灯管参数与旧扼流圈参数不匹配。

排除方法:①改善供电条件,配用稳压电源;②调整扼流圈抽头或铁芯间隙,使电流电压符合新管技术条件。

(8)灯管衰老过快

故障原因:①扼流圈 L_1 阻抗小,灯管工作电流大于额定值;②灯管启辉次数过频;灯管本身质量差。

排除方法:①改换扼流圈抽头使圈数增加,或加串联限流电阻(100W,3kΩ 瓷管可变电阻)使其条件相符;②紫外线治疗最好采取定时定量集中治疗,一次点燃宜使用 2 小时。

二、半导体紫外线杀菌治疗机

本文主要介绍 BY-4A 型半导体紫外线杀菌治疗机。该机是台式小功率冷光紫外线治疗机,采用的是晶体管电路,使灯管工作在 2kHz 以上的高频电场下,产生短波段紫外线,杀菌效果好,主要用于治疗口腔、鼻腔、咽喉等腔内炎症及体表小部分感染伤口等疾病。这种紫外线机采用的是低压汞气石英灯,使用过程中温度很低,采用的是交流电或直流电两种供电方式,具有灯管寿命长、体积小、重量轻的特点,适用于流动治疗。

（一）技术参数

1. **电源**　交流 220V,50Hz;直流 12V。

2. **紫外线辐射强度**　≥450μW。

3. **功率**　交流 8W;直流 6W。

（二）电路原理

电路结构如图9-2所示。

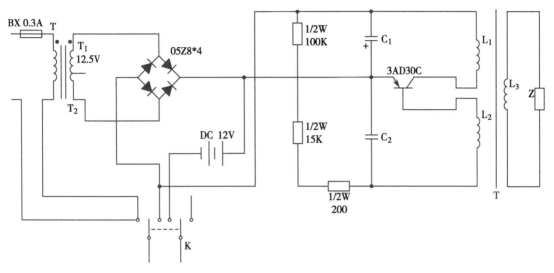

图9-2 BY-4A 半导体紫外线杀菌治疗机电路图

电路由电源变压器 T_1、整流桥、振荡电路，脉冲变压器 T_2 和紫外线灯管 Z 组成。图9-2 中 K 为动式开关，作为交、直流电源的转换，当采用交流电源时，K 向左推，接通 220V 电源，经变压器 T_1 降压到 12.5V，经桥式整流，电容器 C_1 滤波供给振荡电路直流电源，若用干电池做电源则 K 向右推直接供给振荡电路。振荡电路由晶体管 3AD30C、电容器 C_2、脉冲变压器 T_2、电阻 R_{1-3}，组成间歇式振荡电路。L_1 是振荡器主振线圈，L_2 是振荡器反馈线圈，L_3 为输出线圈。当接通电源振荡器便产生强迫振荡，由于 L_2 的正反馈作用，使振荡得以维持，L_1 上产生占空比很大的矩形波，振荡频率由 C_2 和 R_{1-3} 决定，输出电压由 L_1、L_3 之匝数比决定。本机 T_2 次级输出约 1kV、频率 2kHz 的高频脉冲加到紫外线灯管 Z 的两端。灯管 Z 是充有 0.5~0.7kPa 的水银蒸气和少量氩气的石英玻璃管，在高频脉冲电场的作用下，管内物质发生电离形成辉光放电放射出紫外线，其波长主要是 254nm 波段的紫外线［短波（C 波段）紫外线］，5 分钟后达到稳定用于治疗。

（三）常见故障排除

1. 灯管不启辉，听不到"吱吱"的振荡声，振荡器未产生振荡

故障原因：①电源插头、插座、开关 K 等接触开路无电源供给；②变压器 T_1 线圈断线无电压输出，线路中接点脱焊开路；③3AD30C 晶体管损坏，或脉冲变压器损坏。

排除方法：①检查电源插头插座开关等有无接触不良或开路；②检测 T_1 次级是否有 12.5V 交流电压及整流输出直流电压，检测晶体管是否有击穿短路，性能参数是否正常；③检查线路及 T_2 线圈是否有开路。

2. 开机后有"吱吱"的振荡声，但灯管不启辉

故障原因：①灯管导线断线，插头脱焊，插孔螺丝松脱造成开路；②灯管漏气（一般为人为损坏）。

排除方法：①经常检查接线情况；②检查灯管管脚，该灯管为盘香形玻璃管，管脚较细，稍有不慎,就会碰坏或振坏。

3. 保险烧断

故障原因:整流管击穿短路,电容器 C_1 击穿短路,3AD30C 击穿短路。

排除方法:更换整流管、C_1 或者 3AD30C。

三、紫外线照射充氧血液输注治疗仪

光量子血疗法是 20 世纪 60 和 70 年代期间发展起来的一种治疗技术。光量子疗法又被称为光置换疗法、光动力疗法、光化学疗法等。紫外线照射充氧血液输注治疗仪采取的具体方法是将患者的静脉血从体内抽出,经过充氧和紫外线辐照后,再回输给患者。

(一) 技术参数

1. 电源电压　220V,50Hz。

2. 额定功率　300W。

3. 紫外线管　GGU300 型。

4. 启动　电压 12~15V,电流 4A。

5. 稳定时间　10min。

6. 托盘　摆动频率77 次/分,摆动角度 35°~40°。

7. 定时范围　4min,6min,8min,10min 和 12min,共 5 挡。

8. 功率消耗　500W。

(二) 电路原理

电路分为控制部分和执行部分。执行部分电路原理与紫外线治疗机相似。打开电源总开关,仪器内排风扇与紫外线灯将同时工作,若紫外线灯没有发光,可按动紫外线灯触发按钮。控制部分由定时控制块组成。

(三) 基本结构

1. 透紫外线血容器　血容器由可透过紫外线的石英玻璃材料做成。治疗时将配好的血液放入里面,一边进行紫外线照射,一边把氧气引入瓶内给血液充氧。为防止血液的互相污染,保证治疗的安全性,可使用一次性血容器。

2. 血容器架　血容器架是血容器在治疗时的放置之处,设计成可摆动架。

3. 紫外线照射系统　与紫外线治疗机相似。

4. 充氧系统　利用氧气瓶内的氧气,通过氧气吸入器引入血容器。

5. 回输器和血袋。

(四) 使用注意事项

1. 操作注意事项　光量子血疗法属放射线血液治疗范围,其安全性和血液的无污染性尤为重要,被国家列为一类医疗设备。应该遵循以下使用原则:①应严格保证整个治疗过程的无菌性;②如果使用石英瓶作血容器,应注意石英瓶的清洁和消毒,避免造成血液的互相污染;③使用时注意检查血袋是否破裂,石英瓶摆动时口是否封牢,血袋、石英瓶和回输器接头之间有无血液漏出等,以防血液渗漏。

2. 日常维护　①保护机器清洁,定期擦拭灯管;②工作人员应戴防护镜,室内要保持空气通畅;③紫外线灯的更换。一般情况下只要灯点亮后颜色发白,就需更换。紫外线灯在高温下熄灭后,不能立即复亮,需等温度稍低后再开。灯管启辉次数过多,易造成灯管衰老过快。紫外线灯旁的冷却风扇应保证转动,如风扇不工作,将大大缩短紫外线灯的寿命;④血液漏出石英瓶外,易流入机内,引起严重故障,需及时停机清除。

知识链接

紫外线灯管漏气检查和灯管老化激活方法

紫外线灯管漏气检查方法:灯管漏气,可能是由于外伤破裂或长时间使用而散热条件不好,致使灯管玻璃与引线的金属接线柱相连处因高温而造成裂缝。检查灯管是否漏气的简便而可靠的方法是将可疑漏气的灯管放在超短波、短波或共鸣火花电场中,看能否启辉。如不能启辉,则证明灯管漏气。如能启辉且明亮,则肯定无漏气。

紫外线灯管老化激活方法:长期使用后灯管衰老,紫外线辐射能量显著下降,多是管内氩气与水银蒸气的分子蒸发而附于管壁,改变了正常的启辉条件。此时如将灯管置于高频电场,可见亮度变淡,呈紫红色。灯管衰老后,可通过高频电场法将它激活。灯管衰老还可能是因为电极上氧化物被破坏,电极发射能力下降,使管内不易形成弧光放电。此种情况不能修复,只有更换新管。

四、程控低频脉冲治疗机

程控低频脉冲治疗机是根据人体电生物学原理制成,能将电子电路产生的有利于瘫痪肢体恢复的低频脉冲作用于失神经肌群或相应穴位,刺激肌肉群产生被动收缩运动,纠正畸形姿态和动作,改善血液循环。

(一)FZ-1 型程控低频脉冲治疗机主要技术参数

1. 功率损耗　≤40W。

2. 输出波形　指数波和方波两种波形。具有 5 种工作状态:断续方波(断续Ⅰ)、断续指数波(断续Ⅱ)、连续方波(连续Ⅰ)、连续指数波(连续Ⅱ)、方波指数波交替(Ⅰ、Ⅱ交替)。

3. 脉冲频率　分四挡,分别为 0.1~1Hz,1~10Hz,10~100Hz,100~1000Hz。

4. 脉冲宽度　分四挡,分别为 0.2~1.4ms,2~14ms,20~140ms,200~1400ms。

5. 最大输出电流　60mA。

6. 定时范围　0~45min。

(二)FZ-1 型程控低频脉冲治疗机电路原理

FZ-1 型程控低频脉冲治疗机电路方框图如图 9-3 所示,主要包含以下部分。

1. 连续脉冲产生级　由一支双基极晶体管组成弛张式振荡器产生脉冲。

2. 脉冲形成级　由三极管及电阻电容组成集基耦合无偏压单稳态电路。

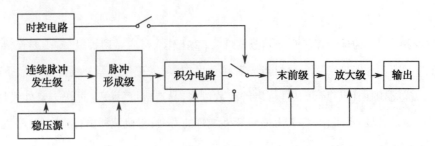

图9-3 FZ-1型程控低频脉冲治疗机方框图

3. 整形电路 即积分电路,用来形成指数波波形。

4. 时间控制电路 由晶体管及周围元件组成。

5. 放大电路 完成直流电压变换后,输出脉冲波形,电流大小由电流表指示。

6. 稳压源电路 同其他电疗机电路。

(三) 常见故障排除

1. 无脉冲输出

故障原因:①无电源供给;②主振荡级无振荡;③中间级及级间耦合故障;④功率放大及输出级故障。

排除方法:①用万用表测电源各直流电压值是否正常,若不正常,则逐个检查各元件;②无振荡输出时,常见故障为电容器失效或开路,电阻脱焊、损坏,必要时更换;③可采用示波器判断故障在哪一级,易损元件为放大器件、电容、电阻器;④无输出或输出小时,除脱焊等外,多为功率管开路或击穿。

2. 脉冲波的参数失调或波形失真

故障原因:脉冲宽度、间歇时间、前沿和后沿的斜度及脉冲频率等失调。

排除方法:使用示波器检查,运用时标测量,检查与所改变的参数有关的元件,如电阻、电容值的测量等,逐个作较精确的测量对比确定,必要时可采用低频或超低频信号发生器进行对比观察。

五、调制中频电疗机

(一) ZTD-3型程控低频脉冲治疗机技术参数

1. 功率损耗 40W。

2. 输出功率 中频:3000Hz±150Hz;调节低频:3~150Hz分11挡可调。

3. 输出方式 连续调幅、等幅调幅交替、断续调幅、变频调幅四类。

4. 输出波形 全正弦波、正半波、负半波三种。

5. 调幅度 0,25%,50%,75%,100%共5挡选择。

6. 波形持续与间断时间 0.5s,1s,2s,3s,4s,5s,共6挡选择。

7. 最大输出电流 >80mA。

(二) 电路原理

本机主要框图如图9-4所示。

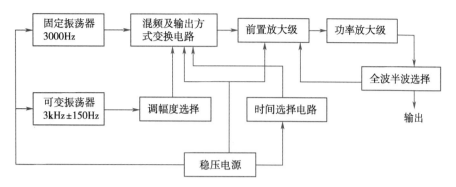

图 9-4 ZTD-3 型程控低频脉冲治疗机方框图

该机有两组 LC 正弦波振荡器,一组产生固定的 3000Hz 振荡,另一组为可变频率振荡器产生 3000Hz±150Hz 中频振荡,两组频率相差 3~150Hz。通过开关选接,将两组振荡器以不同方式接至混频电路,从而产生连续调幅、等幅调幅交替、断续调幅、变频调幅四类方式输出。在可变频率振荡器的输出端,选接不同的分压器,改变输出幅度而产生不同的调幅度。输出方式变换的时间,是由一多谐振荡器构成的时间电路控制的。机内设有 3Hz 校正调节显示,具体参见该机整机电路图(图 9-4)。各部分的工作情况如下:

1. **振荡电路** 两组振荡电路结构相同。固定频率组(3000Hz)由电容、三极管、变压器等组成,可变电位器用做差频调节,BG$_2$ 组成射极跟随器,信号送至混频级 BG$_3$。可变频率组由三极管、变压器以及电容等组成,BK$_4$ 选接 0~10 个 30Ω 电阻以产生 3000Hz±150Hz 的中频,送至射极跟随器三极管,经选接选择开关得到不同调制度后送三极管放大。两组振荡器的 a、b 端分别送到 3Hz 校正电路。

2. **混频级** 经混频级形成低频正弦调制中频电流。

3. **时间选择电路** 多谐振荡器,产生方波,选接不同阻值,改变方波的脉冲宽度及间歇时间,经三极管放大后,推动继电器。

4. **输出方式选择** 本机改变输出状态的重要部分,由七刀四掷开关组成,完成四种工作方式。

5. **稳压电源** 将 220V 交流电降压,经全波桥式整流及电子稳压电路输出稳定直流,供给各电路。

(三)常见故障排除

1. **开机后指示灯不亮,无中频输出** 应检查电源开关、保险丝、电源插头及机内电源部分。

2. **指示灯不亮,有输出** 指示灯泡损坏或灯泡与灯座接线间有松脱。

3. **指示灯亮,但无输出** 此时应先拨动输出方式选择开关,观察是各种工作方式均无输出,还是其中某一方式无输出。如均无输出,应首先检查稳压电源,如电源电压正常,则应着重检查输出插口及输出方式选接开关。如连续调幅时输出正常,而其他三类方式不正常,则应检查时间选择电路及继电器 J,由于该元件工作频繁,易于损坏,应予特别注意。

4. **"3 周指示"不亮,调不出低频** 应先检查两组 LC 振荡器,如二者频率相差太大则应通过增大振荡电路电容,使二者频率相近。

5. 治疗过程中出现电流时有时无或出现烫伤 应将输出电流调零,再检查电极插座、插头以及电极接线与夹子是否有虚焊、断线等。为区别机内机外故障,可拔出插头利用机内负荷电阻观察机器工作情况,或另用插头外接电阻检查机器工作。在连续工作 3 个月后,应使用示波器检查本机各种输出指标。因为输出方式不准确、通断时间不准确、输出波形的改变、调制度的变化等故障,在一般治疗中不易觉察,用一般万用表也无法测知,只有应用示波测量才能确定,进而分析原因找出故障元件加以修复。检测时应注意顺序,从后向前逐级检查,以免遗漏。必要时还要用其他仪器进行对比观察。

六、超短波电疗机

超短波电疗机是利用超短波的高频电能作用于人的机体进行治疗的仪器。它是利用电容式电极输出能量,将患部置于电极之间,在高频电场作用下,机体患部的分子和离子在其平行位置振动,并相互摩擦而产生热效应,这种热效应使患者的患部表层和深层组织均匀受热,从而起到良好的治疗效果。超短波的频率范围在 30~300MHz 之间,即波长 1~10m,而医疗用的波长范围多在 6~7m。

（一）CDB-1 型超短波电疗机技术参数

1. 电压 220V±22V,50Hz。

2. 输出功率 200W。

3. 输出频率 40.68MHz。

4. 功率损耗 550W。

（二）CDB-1 型超短波电疗机电路原理

CDB-1 型超短波电疗机电路结构如图 9-5 所示,由电源供电电路、高频振荡电路和输出调谐电路三部分组成。

1. 电源供电电路 T_1 是低压变压器,供给高频振荡电路电子管的 6.3V 灯丝电压,T_2 是高压变压器,供给电子管屏极高压。电源由一个双刀六掷转换开关 K_1 控制。K_1 置在"0"挡的位置时,电源是关闭的;当把 K_1 拨到"1"挡位时,K_{1-1} 接通了 T_1 初级绕组的电源,预热指示灯 LD_1 点亮;电子管灯丝预热后,可以将 K_1 拨向"治疗"的各个挡位上,此时"治疗"指示灯 LD_2 点亮,示意高频振荡电路工作,T_2 的初级绕组有四个选择,通过拨动转换开关把 K_{1-2} 置于不同的挡位上,就选择了输出不同强度的高频电磁波,当 K_1 按照 2→3→4 方向旋动时,即初级绕组的圈数就逐级减小,而次级绕组的电压就随之升高。D_1、D_2 是高压整流硅堆,构成全波整流电路可输出 1650V 直流电压,经高频扼流圈以 L_4、L_5 至振荡线圈 L_1 的中点,供给振荡管屏极。

2. 高频振荡电路 由两只 FU-811 高频发射电子管 G_1 与 G_2、L_1、正反馈线圈 L_6 和栅极电阻 R_1 构成了电感耦合调频推挽振荡电路。由于超短波振荡频率较高,其 LC 数值较小,所以电感线圈上的分布电容和电子管极间电容合并值就是振荡电路的电容。在接通电源后,由于推挽电路两边元件不可能完全对称,必然产生 G_1、G_2 两管屏极电流的差异,这样就使栅极线圈的感应电势一端为正,另一端为负,进一步促使 G_1、G_2 屏流一增一减,至形成两管一支饱和、一支截止,其后两支管不断交替翻转,使振荡电路能量获得补充,形成较大功率的高频等幅电磁波振荡,振荡频率由电路中 LC 数值

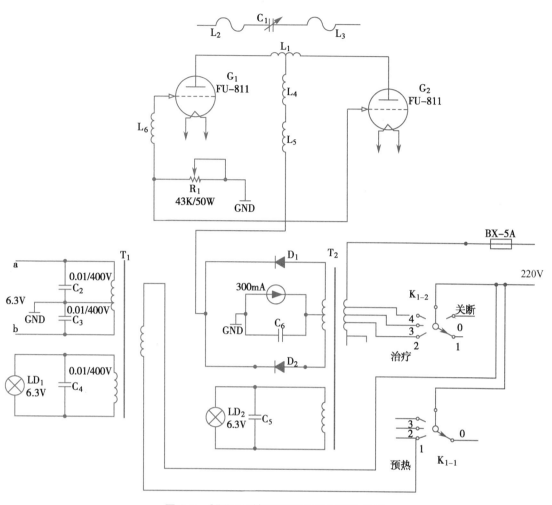

图 9-5　CDB-1 型超短波电疗机电路结构图

决定。R_1 为自给偏压栅漏电阻,在未产生振荡前,栅流很小,所以栅极电压接近 0,屏流迅速增大,给栅极带来强的正反馈,产生了振荡,当振荡形成后,产生较大的栅流,在 R_1 上产生负栅压,它反过来控制了屏流的增长,使不致达到最大值,而保护电子管的屏极,同时稳定了振荡的幅度。L_4、L_5 是高频扼流圈,用以阻止高频电磁波窜入电源电路,造成干扰。电路中 $C_2 \sim C_6$ 是高频旁路电容,把高频干扰波对地短路。

3. **输出调谐电路**　由 L_2、L_3、C_1 与患者治疗的身体部位所形成的电路组成。高频振电磁波能量经 L_1 向 L_2、L_3 耦合传输到人体,调节可变电容 C_1,改变输出强度。当 L_2、L_3、C_1 调谐电路的频率与振荡电路的频率相同,即达到了谐振点时,输出的治疗电磁波幅度最大。串接在 G_1、G_2 屏极供电电流回路上的 $0 \sim 300\text{mA}$ 电流表用于间接地指示输出的大小。

(三)常见故障排除

1. **开关拨到"治疗"档位时,烧毁保险丝**　说明在高压电路中有漏电或短路现象,导致电流过大。用 2kV 的兆欧表测量 T_2 初级与次级之间、次级与地之间的绝缘电阻均为 $800\text{M}\Omega$ 左右,证明其绝缘状况良好;断开 T_2 次级负荷,检测初级空载电流较正常工作时低,测次级输出电压也正常,通电 20 分钟后,变压器没有出现过热现象,这样可以排除高压变压器损坏的可能性。检查电子管各脚的对地电阻,发现栅极对地阻值为0Ω,经检查是L_6中点与R_1的连接导线一端绝缘胶皮破损,导线碰触到接地金属外壳,致使栅极对地短路,引起屏流过大而烧断保险丝。更换连接线,开机恢复正常。

2. "治疗"灯亮,但电流表指示值很小,无输出　用一只氖泡接近高频振荡线圈,不亮,说明高频电路不工作(除此之外也可以利用充有发光气体的灯管,如紫外线灯管或照明光管在高频电场下能辉光的特点作检测用)。检查栅极电路上的L_6和R_1均良好,屏帽并无松脱现象,更换振荡管,故障排除,证实电子管已失效。

3. 电流表指示大,无输出,振荡管屏极发红　测振荡管栅极电压为$-140V$,属正常值。怀疑振荡管漏气,给予更换,故障如旧。查看输出线圈与振荡线圈并无异常移位现象。检查输出插口与电极插头,发现插口弹簧弹性不足引起接触不良,调整插口弹簧压力,插好电极,输出恢复正常。此故障是由于电容式电极与输出电路接触不好,造成输出调谐电路与高频振荡管屏极阻抗不匹配,振荡管有很大的高频功率但不能输出,而在屏极上消耗,导致屏极过热发红。

七、超声治疗机

超声波是指每秒振动频率在$20kHz$以上的机械纵波。医疗上以前使用范围多为$800\sim1000kHz$,在这其中选择一种频率。近些年来有用$1.5MHz$或$3MHz$,并且一台机器可选择输出两种或三种频率。超声波的产生多采用压电式,即运用压电晶体的逆压电效应,将电振荡经压电晶体片转换成相同频率的机械波。医疗上常用的压电晶体有天然的石英和人工合成的锆钛酸钡等。

(一) 超声波的治疗作用

1. 机械作用　超声波传播过程中介质质点交替压缩与伸张形成压力变化,称为超声波的机械作用,一般分为行波场的机械作用和驻波场的机械作用两大类。超声机械作用可让组织结构的细胞质运动,可刺激细胞半透膜的弥漫过程,能促进细胞膜内外钙、钠、钾等离子的浓度发生变化,最终导致细胞内部结构变化,从而使细胞功能发生变化。如可使坚硬的结缔组织延伸、变软,这样能够治疗瘢痕、挛缩和硬化症等。

2. 温热作用　超声能量在人体或其他介质中有明显的发热现象,是机械能在传播中转变为热量的过程。超声波的热作用可在不同组织界面上加以利用,如在骨膜上产生局部高温。

3. 化学作用　超声波的机械作用和温热作用可产生许多理化变化,引起继发的化学作用,有触发作用、弥漫作用、空化作用、对高分子化合物的作用、对生化过程及代谢的影响等。化学作用能够加速组织新陈代谢,对肌肉、肌腱有软化等作用。

(二) ES-2型超声波治疗机技术参数

1. 功率损耗　$80W$。

2. 工作频率　$1MHz\pm5\%$。

3. 输出强度　最大$2.0W/cm^2\pm10\%$。

4. 声束率　$4.0\pm20\%$。

5. 辐射面积　大声头$10cm^2\pm20\%$,小声头$1cm^2\pm20\%$。

6. 脉冲方式　频率$100Hz$。

7. 脉冲通断比 5%,10%,20%,30%,50%。

8. 定时器 1~30min。

（三）CSY-25 型超声波治疗机电路原理

由高频振荡电路、电源电路、输出强度调节、超声探头（换能头）及计时器所组成，工作框图如图 9-6 所示。

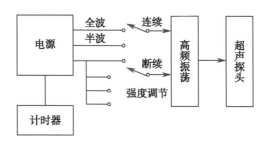

图 9-6　CSY-25 型超声波治疗机电路原理框

1. 高频振荡电路 是电感反馈振荡电路,由放大管、反馈线圈回路组成。振荡频率取决于电路的总 LC 数值,通过电子管组成振荡回路,以产生等幅高频电振荡。栅极线圈形成电子管的正反馈,使屏极电流得到与振荡回路极性相同的变化,能够及时地补充能量。

栅极电阻,用以稳定振荡幅度。它可以作为旁路栅极上的交变电流成分,从而起到稳定栅极偏置电压的作用。输出强度控制是通过改变振荡管帘栅压来实现的。

超声换能头是使用锆钛酸铅高效压电晶体片制成。从振荡回路的电容分压器上,输出高频高压电流,经同轴电缆输送到超声头上,由超声头转换成超声能而作用于人体。

2. 计时器 由晶体三极管及电阻电容与二极管组成的单稳态触发电路。改变 RC 时间数以改变暂稳态的持续时间。

3. 电源部分 由电源变压器 B 及三组桥式全波整流及滤波电路所组成。

（四）常见故障排除

CSY-25 型超声波治疗机除超声头外,其余部分与一般高频电疗机相似,常见故障及排除方法如下:

1. 高频部分工作正常,而超声换能器无声波输出

故障原因:电缆与接头部分开路与短路。

排除方法:需检查电缆及超声头。①确定超声头是否有输出及输出是否准确,最好使用超声功率计测量;②简易法:在超声头辐射面上,放少量水,开机后,水应抖动,且功率越大,水抖动越剧烈,形成烟雾状水汽。

2. 超声头发热

故障原因:超声头在治疗 10 分钟左右发热属正常现象,如果至发烫程度,则表明超声头本身有问题:①晶体片不够紧固;②晶体片与盖板间存在空气间歇;③超声头内部进水,以致高频电路短路发烫。

排除方法:可将超声头拆卸检查。

3. 无输出或输出减弱

故障原因:若确定超声输出部分正常,则是高频振荡部分故障。

排除方法:用氖管在振荡电路附近测试,观察是否发亮,若不发亮,说明无高频振荡。

4. 定时不工作或定时不准

故障原因:判断为定时部分故障,检查其工作电压。

排除方法:分别检查各元件,特别是继电器的接点,构成 RC 常数的电阻电容以及开关接点,发现损坏元件,予以更换修复。

八、超声波雾化治疗机

利用超声的空化作用,使液体在气相中分散,将药液变成微细的雾状颗粒(气溶胶),雾粒直径大部分在 $1\sim5\mu m$ 范围内,通过吸入进入呼吸道,而直接作用于病灶局部的一种治疗方法,称为超声雾化吸入疗法。它属于气雾疗法范畴,是吸入疗法的一种。超声波雾化治疗机在医院十分常见,在呼吸科、五官科、小儿科等科室应用的尤为频繁。主要适用于:①肺、支气管、咽、喉、鼻腔黏膜的急慢性炎症及变态反应性疾病;②鼻、咽、喉局部手术后的感染预防;③稀释呼吸道内的黏稠分泌物,使之顺利咳出,改善患者呼吸道的通气功能。

(一) DEVILBISS 超声波雾化治疗机技术参数

1. 雾化器最小容量　1.0ml。

2. 雾化器最大容量　6.0ml。

3. 噪声　51dB。

4. 压缩泵类型　膜片型。

5. 雾化时间(3ml)　15~20min。

6. 雾化颗粒总体中位直径　$1\sim5.0\mu m$。

7. 气雾输出量(ml/min)　0.15。

8. 微粒(<5μm)　>50%。

9. 超声频率　1.7MHz。

(二) CSW-1 超声波雾化治疗机工作原理

CSW-1 型超声波雾化器是由振荡管、线圈、电容器和晶体等元件共同组成的电感反馈式振荡电路。输出强度调节电位器控制该管的帘栅压。振荡电路产生频率 1.4MHz 的高频电磁波,这个信号加到输出超声头的锆钛酸钡压电晶体片上,晶片产生超声波。超声波作用在药液上,在药液表面产生空化作用,形成水柱并生成雾,雾液混入到机内风机送出气流中,为进行吸入治疗的患者提供需要的气溶胶。

该机电源采用的是二倍压整流的方式。

(三) 常见故障排除

1. 输出变弱或无输出(雾量明显减少)

故障原因:①振荡频率偏离晶片固有频率而产生失谐;②电子管屏极接触不良;③晶片浸水短路

或电子管损坏。

排除方法:①调节振荡线圈的磁芯,在不超过电子管屏极电流极限的情况下,获得最佳输出;②防止晶片与输出短路。

2. 晶片损坏

故障原因:晶片短路或破碎。

排除方法:及时更换晶片,更换后,应调节磁芯,必要时可减小或加大振荡电路中的振荡电容容量。

3. 机壳漏电

故障原因:因潮湿引起的机壳漏电现象较常见,一般需进行烘干处理。

排除方法:可在 60℃ 左右的温度下烘干数小时,冷却后,绝缘电阻应在 1MΩ 以上。

4. 指示灯亮,但无雾

故障原因:①水槽无水或水位太低;②雾量调节电位器损坏;③浮子开关短路。

排除方法:①向水槽内加足量的水;②更换雾量调节电位器;③更换杆簧管。

5. 水槽漏水

故障原因:水槽内的橡皮垫圈老化后往往失掉密封性能而造成漏水,使晶体片两镀银面短路,雾化器不能工作。

排除方法:需换用同样厚度的橡皮垫圈(可用废血压计橡皮袋制作)。更换时注意防止压坏晶片。

案例分析

案例:

超声波雾化治疗机出雾量小。

分析:

如杯底振荡小,大多是晶片使用时间过长、老化而引起的故障,更换晶片后故障即可排除。 如杯底振荡大,主要是风扇未送风而引起的故障,原因大多由于使用风扇时间过长导致风扇润滑油用尽,使摩擦力增大或药液渗入后产生锈迹,导致风扇不能运转产生的。 用除锈剂清除后注入适当的润滑油处理即可。 也可能由于使用时药液放入过多,超过挡风板阻塞风道引起的。 其他情况一般是风扇的电动机出现问题。 如在未盖风道盖的情况下,仔细观察电动机的运转情况,如果发现风叶时转时不转,产生的雾量也就断断续续,若出现上述故障,说明电动机有问题。

点滴积累 ∨

1. 中频电流疗法 临床上应用频率为 $1\sim5kHz$ 的正弦电流治疗疾病的方法,因其频率在音频范围内,所以又称音频电疗。

2. 低频脉冲电流疗法 临床上应用频率为 $1kHz$ 以下的脉冲电流治疗疾病的方法。

3. 超短波电流疗法 利用超短波的高频电能作用于人的机体治疗疾病的方法。 临床上应用超短波的频率范围在 30~300MHz 之间，即波长 1~10m。

4. 超声治疗机　主要是利用超声波对人体的作用，主要应用在理疗科和康复科。

5. 超声雾化机　主要是利用超声的物理特性，主要应用在呼吸科。

第三节　高频电刀

学习目标　∨

1. 掌握高频电刀的概念。

2. 熟悉高频电刀的工作原理。

3. 了解高频电刀的工作方式。

扫一扫
知重点

一、高频电刀概述

因为生物组织都是导电体，所以当有电流通过组织时，可同时产生热效应、电离效应和法拉第效应。人们利用高频交流电技术来达到只产生热效应而不产生电离效应和法拉第效应的目的。低于 100kHz 的交流电会产生电刺激（法拉第效应）；当电流频率高于 300kHz 时法拉第效应可忽略不计。

高频电刀（高频手术器）是一种代替机械手术刀进行组织切割的电外科器械。高频电刀利用 300kHz 以上的高频电流，在组织内产生热效应，有选择地破坏组织，并避免产生其他效应。它通过有效电极尖端产生的高频高压电流与机体接触时对组织进行加热，利用高密度高频电流对局部生物组织的集中热效应，使组织或组织成分汽化或爆裂，从而达到凝固、切割或干燥组织、止血等特定手术效果。如图 9-7 所示。

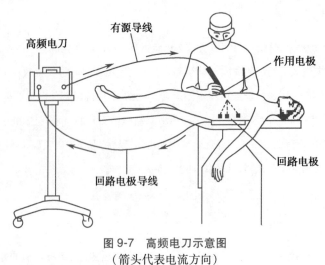

图 9-7　高频电刀示意图
（箭头代表电流方向）

高频电刀自 1920 年应用于临床至今，经历了火花塞放电、大功率电子管、大功率晶体管、大功率 MOS 管四代变更。随着计算机技术的普及和发展，目前，高性能的单片机广泛应用在高频电刀的整机控制,实现了对各种功能下功率、波形、电压、电流的自动调节,各种安全指标的检测,以及程序化控制和故障的检测及指示,因而大大提高了设备本身的安全性和可靠性,简化了医生的操作过程。

同时,随着医疗技术的发展和临床要求的提高,以高频电刀为主的复合型电外科设备也有了相应的发展:高频氩气刀、高频超声手术系统、高频电切内镜治疗系统、高频旋切去脂机等设备,在临床中都取得了显著的效果。而随之派生出来的各种高频电刀专用附件(双极电切剪、双极电切镜、电切镜汽化滚轮电极等)也为高频电刀开拓了更广泛的使用范围。

二、高频电刀的工作原理与结构

(一) 高频电刀的主要功能

高频电刀的作用基础是高频电流通过组织而产生的热作用。这种热作用有选择性地由高频电刀的作用电极传导到需破坏的生物组织表面,利用这种组织破坏作用来实现切割和凝血。这种热作用受生物组织阻抗、电流密度和作用时间的影响。与作用电极相接触的人体组织相应点上的电流密度很高,在局部区域能产生足够热量,从而控制性地破坏组织。高频电刀的作用主要是切割、凝结以及混合功能。

1. **切割** 又称为电切,由于高频电刀作用电极的边缘犹如手术刀口,表面积较小,接触组织时,电流以极高的密度流向组织。组织呈电阻性,在电极边缘有限范围内的组织温度迅速而强烈地上升,微观上细胞内的液体温度迅速超过100℃,水分爆炸性地蒸发从而破坏细胞膜,积聚的大量细胞被破坏,宏观上组织被快速地切开。配合各种特殊设计的作用电极(刀头),电刀能用来切割各种类型的组织。高频电刀输出的典型波形有三种,对应了电凝、电切和混切三种不同的功能和应用。波形如图9-8所示。

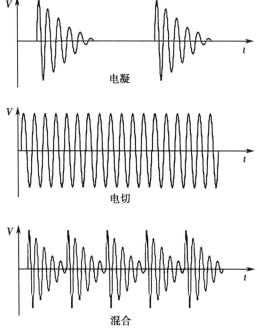

图9-8 高频电刀三种典型波形

2. 凝固　又称为电凝,当电流作用于组织而使组织温度较慢速(相对于电切)而有效地升高至100℃左右时,细胞内外的液体逐步蒸发,从而使组织收缩并凝固。在切割过程中被切断的小血管口,在电流的热作用下血管壁凝固收缩封闭,从而达到止血的目的。电刀快速有效的电凝作用,很大程度上取代了复杂的血管结扎,可以大大节省手术时间,简化手术操作。电刀有效的凝血可以减少价格相对较高的凝血胶的使用,有效地降低手术成本。

高频电流所产生的切割和凝固作用,两者是密不可分的。对高频电流波形的改变可以增加电流的切割作用从而减少凝固作用,相反地也可增加凝固作用而减少切割作用。电刀的工作模式(不同的切割或电凝功能,常见的划分有:纯切、混切、强力电凝、喷射电凝等)划分就是通过电流波形的改变人为地划分出电切或者电凝功能模式,在电刀上电切模式设定区域用黄色勾画,蓝色代表着电凝设置区域。

3. 混切　通过改变电流脉冲通过电机的时间,可能会产生干燥(凝血)和切割共同的临床效果,即混切。

（二）高频电刀结构框图

高频电刀事实上是一个大功率的信号发生器,如图 9-9 所示。信号的宏观(低频)形态由函数信号发生器产生,经射频调试(0.2~3MHz)后,再经功率放大器放大输出到电极(电刀)。电极有双电极和单电极之分。双电极一般用于局部电凝和功率较小的场合;而单电极配以返回电极(又称分离电极)可提供手术切割所需的高功率输出。

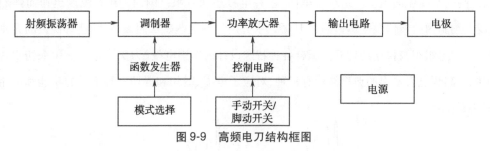

图 9-9　高频电刀结构框图

三、高频电刀的电极与工作方式

高频电刀是一个高频能量发生器,通过高频电流将能量传导至靶组织,常规电刀构成这一电流回路的方式通常采用双端方式,有单极和双极两种;在高频情况下,单端也可以构成回路。

1. 单极　单极技术在电外科应用领域最为常见,单极技术电流回路由发生器、作用电极、人体和负极板构成。发生器输出电流,通过作用电极将电流传导至人体靶组织,电流再通过负极板流回发生器。作用电极因手术的不同而选用不同形状的刀头、切割针、切割环等。电极的作用面积相当小,从而使流过组织的电流密度很高,产生足够的热量,实际应用中通过调节输出功率、电流波形、电极和组织的接触程度来达到预期的效果。负极板(又称中性电极、扩散电极或患者板)的作用仅是提供发生器输出电流的回路,负极板上的电流强度与作用电极上的是一致的,因此负极板的面积需做得较大,以降低电流密度,从而避免出现热损伤。负极板从材质来分有金属平板和软性电极两种,软性负极板能保证负极板与患者的接触更为良好,不容易引起接触皮肤的过热烧灼。常见的软性负极板有两种:可重复使用的硅胶负极板和一次性使用的黏附型负极板。为了确保负极板使用的安全性,软性一次性负极板已取得了主导地位。一般电刀都提供了对负极板贴敷的安全监测电路,以确保手术安全。分片式负极板把负极板的接触面分成独立的两块,通过仪器可以分别检测各自是否接触良好,从而保证负极板有足够的接触面积,这使电刀对负极板的监测能力大大提高。

2. 双极　电极集作用电极和负极于一体,电流由电极的一端流向靶组织,再由另一端流回发生器。在某些组织结构较为复杂的手术中,如脑外科手术,为了提高手术的安全性,减少电流在人体中流经的距离,必须选择使用双极技术。双极电凝镊子是最常见的双极电极,镊子的两端均具有电凝的作用。此外微创外科手术中常见的腹腔镜器械很多也采用了双极技术,如双极电凝钳、穿刺电凝针等。双极技术最常用的是双极电凝功能,而双极电切功能只有部分较高级的电刀才能提供,并需配合使用特殊设计的双极切割针等双极切割器械。

单极技术的应用比双极技术更为广泛,单极电极更为灵活多样,操作更为简单方便。而双极技术更加安全和精细,在神经外科和其他微创手术中较为常见。

四、高频电刀的应用

现今高频电刀已广泛应用于外科手术的各个领域,从最基本的手术无血切口,内脏组织块切除、切口止血,到肿瘤消融、大血管电结扎等最新应用;从普通外科、心胸外科,到妇科、泌尿外科、耳鼻喉科、骨科、神经外科等各科室;从普通外科手术,到微创外科手术甚至内科治疗领域。医院的许多部门,手术室、急诊室、门诊室、内镜室等都能见到高频电刀的身影。

▶▶ **课堂活动**

　　高频电刀也是利用了高频电流的生理作用,分析高频电刀和高频治疗机有什么联系,又有什么区别?

案例分析

　案例:

　　ZJ-12H 中频治疗机功率放大电路与输出电路如图 9-10 所示,试分析其工作过程。

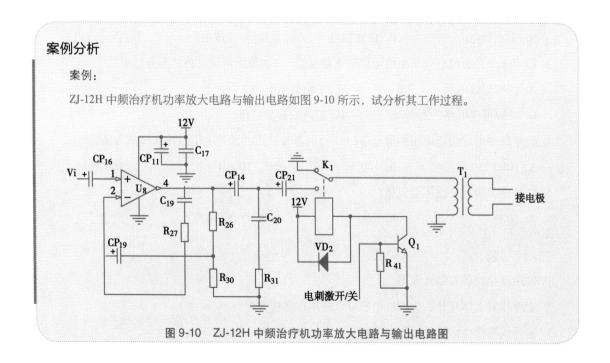

图 9-10　ZJ-12H 中频治疗机功率放大电路与输出电路图

分析：

功率放大电路由 TDA2003（U8）及其外围电路构成，如图 9-10 所示。 经前级放大的音乐信号由电容 CP_{16} 输入到 TDA2003 的 1 脚，集成块 2 脚外接电容 CP_{19} 与外电阻 R_{30} 构成交流负反馈，用以改善放大器的音质，C_{19} 和 R_{27} 为防自激网络，为输出耦合电容，电源电压为 12V，静态电路为 45mA，从 CP_{14} 的负脚端输出，输出功率可达 6W。

输出电路由继电器 K_1、三极管 Q_1 和耦合变压器 T_1 组成。 三极管 Q_1 工作在开关状态，当基极为低电平时三极管截止，继电器没通电，K_1 接地，变压器 T_1 没有输出。 当 Q_1 基极接高电平时，Q_1 饱和导通，继电器通电，K_1 闭合，音乐信号输入到变压器 T_1 的初级线圈。 T_1 次级与初级线圈数之比为 10：1，初级最大输入电压小于 12V，所以 T_1 输出的最大空载电压接近 120V。 信号经过变压器升压电路产生很高的刺激电压，最后通过电极作用于人体，用于治疗。

点滴积累 ∨

1. 高频电刀的作用　切割、凝结以及混合功能。
2. 高频电刀的作用基础　高频电流通过组织而产生的热作用。

目标检测

一、单项选择题

1. 下列哪个选项不属于理疗设备(　　)

　　A. 紫外线治疗机　　　　B. 超短波电疗机　　　　C. 超声治疗机　　　　D. 激光治疗机

2. 下列哪个过程不是紫外线灯管放电过程(　　)

　　A. 无光放电　　　　B. 极光放电　　　　C. 辉光放电　　　　D. 弧光放电

3. CDB-1 型超短波电疗机由电源供电电路、(　　)和输出调谐电路三部分组成

　　A. 高频振荡电路　　　　　　B. 中频振荡电路

　　C. 低频振荡电路　　　　　　D. 超高频振荡电路

4. 低频脉冲电疗法指应用频率低于(　　)的各种波形的脉冲电流治疗疾病的方法

　　A. 10Hz　　　　B. 100Hz　　　　C. 1000Hz　　　　D. 10000Hz

5. 高频电刀的主要作用不包括(　　)

　　A. 切割　　　　B. 凝结　　　　C. 混合功能　　　　D. 缝合

二、问答题

1. 医用理疗设备有哪几大类？

2. 紫外线对人体有什么生物效应？可以应用在哪些方面？

3. 紫外线治疗机常见的故障有哪些？

4. 超短波电疗机常见的故障有哪些？

5. 超声治疗机的主要原理是什么?

6. 什么是高频电刀? 高频电刀的用途有哪些?

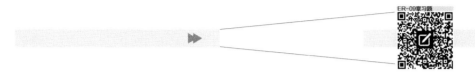

ER-09章习题

实训部分

实训项目一　心脏起搏器

学习目标 ∨

1. 掌握心脏起搏器的功能。
2. 掌握体外临时心脏起搏器的检测。

【实训目的】

1. 通过对临时心脏起搏器的操作,掌握心脏起搏器的功能。

2. 学会心脏起搏器的检测方法,能将心脏起搏器保持在最佳工作状态。

【实训器材】

双腔临时心脏起搏器 1 台,模拟心电信号发生器 1 台,数字示波器 1 台。

【实训内容】

1. **心脏起搏器的波形检测**　用示波器检测心脏起搏器输出波形的心率、幅度、脉宽等,并理解调节旋钮的作用。观察双腔起搏器房室顺序起搏的时间关系。

2. **心脏起搏器同步功能实验**　观察触发型和抑制型同步起搏方式时,起搏脉冲与自身心电信号之间的关系。

【实训步骤】

1. **心脏起搏器的波形检测**

(1)启动心脏起搏器,设定为 DOO 模式。

(2)用示波器检测心脏起搏器输出波形及心率、幅度、脉宽。调节各个控制旋钮,观察波形变化。

(3)用双通道示波器同时检测双腔起搏器两个输出电极的输出波形,注意观察两者的时间顺序及时间差。

2. **心脏起搏器同步功能实验**

(1)模拟心电信号发生器产生心电信号,心率 80 次/分,R 波幅度 3mV。

(2)心脏起搏器设定为 VVT 模式,心率 70 次/分,感知灵敏度 4mV。

(3)模拟心电信号连接心脏起搏器,同时也连接示波器。

(4)调节心脏起搏器感知灵敏度从 4mV 逐渐降落至 2mV,观察心脏起搏器输出波形与模拟心电信号的关系。

（5）调节模拟心电信号发生器产生的心电信号心率，逐渐降落至 60 次/分，观察心脏起搏器输出波形与模拟心电信号的关系。

（6）心脏起搏器设定为 VVI 模式，心率 70 次/分。

（7）调节模拟心电信号发生器产生的心电信号心率，从 80 次/分逐渐降低至 60 次/分，观察心脏起搏器输出波形与模拟心电信号的关系。

【实训提示】

1. 实训前应对心脏起搏器的工作原理、结构和使用方法进行复习，特别要理解心脏起搏器同步工作方式的原理。

2. 实训过程中，要认真阅读心脏起搏器的使用步骤与注意事项。

【实训思考】

1. 心脏起搏器一般适用于哪些病症？

2. 心脏起搏器房室顺序起搏功能有什么意义？

3. 心脏起搏器与自身心律同步的条件是什么？

【实训报告】 略。

【实训测试】 略。

实训项目二　心脏除颤器

学习目标 ＞

1. 掌握心脏除颤器的使用操作技能。

2. 掌握常见心脏除颤器的日常维护基本技能。

【实训目的】

1. 通过对心脏除颤器的操作，掌握心脏除颤器用于心脏除颤急救的操作方法和注意事项。

2. 学会心脏除颤器的检测方法，能将心脏除颤器保持在最佳工作状态。

【实训器材】

心脏电治疗模拟人 1 台，心脏除颤器 1 台，除颤器分析仪 1 台。

【实训内容】

1. 心脏除颤器的急救操作

2. 心脏除颤器的日常检测

【实训步骤】

1. 心脏除颤器的急救操作

（1）启动心脏电治疗模拟人，设定为心室颤动模式。

（2）注意检查模拟人的身体，特别是头部、四肢不得接触金属架，操作人员不得接触模拟人，同时将无保护的心电图机等电子仪器脱开。

（3）开启除颤器电源。除颤方式置于"自动"位置,并将放电电极插头插进插口。

（4）将除颤电极放置在模拟人胸骨右缘第一、二肋骨部位,另一电极板置于左锁骨中剑突水平处。

（5）双手分别紧压电极,等待机器自动分析心电波形,自动充电。

（6）当除颤器发出是否放电时,两拇指同时按下电极板上的按钮,进行除颤放电。

（7）除颤后观察显示或等待除颤器自动分析心电波形是否正常,如心电图不正常再重复除颤过程。

2. 心脏除颤器的日常检测

（1）开启除颤器电源,启动自检功能。观察自检输出。

（2）如果指示电量不够,请及时充电。如果用非可充电电池,则立即更换电池。

（3）将心脏除颤器电极放在除颤器分析仪输入盘上,打开各自电源。

（4）除颤器分析仪设定在能量测试状态。

（5）心脏除颤器在非同步方式,调定能量后放电。

（6）除颤器分析仪分析波形、能量和输出幅度。

（7）心脏除颤器重新充电,除颤器分析仪分析充电时间。

【实训提示】

1. 实训前应对心脏除颤器的工作原理、结构和使用方法进行复习。

2. 实训过程中,要认真阅读心脏除颤器的使用步骤与注意事项,防止出现安全事故。

3. 操作过程中要注意与其他同学的配合,在不确定的情况下要询问老师后方可进行下一步操作。

【实训思考】

1. 心脏除颤器一般适用于哪些疾病?

2. 对于心室颤动,心脏除颤器成功治疗的因素有哪些?

3. 为什么在心脏除颤器治疗时,应避免任何人员的身体接触患者?

4. 心脏除颤器治疗时,电极的正确位置是在患者的哪两个部位?

【实训报告】 略。

【实训测试】 略。

实训项目三　呼吸机

学习目标 V

1. 掌握呼吸机的使用操作与管路连接技能。

2. 熟悉呼吸机的安装调试与维护。

3. 了解各部件的功能检查。

实训任务一：呼吸机操作

【实训目的】

1. 熟悉呼吸机面板各按钮的作用,学会呼吸机的操作技能。

2. 掌握呼吸机参数设置范围。

3. 掌握呼吸机的通气方式与各参数的调节。

【实训器材】

呼吸机1台,维修工具1套。

【实训内容】

1. 呼吸机的面板区域,各按钮的作用与参数设置。

2. 呼吸机的主要部分结构与作用。

【实训步骤】

1. 呼吸机的面板区域

(1)通气模式设定:通气模式有 A/C、A/C+SIGH、SIMVf/2、SIMVf/4、SPONT、PEEP 等六种模式,选择哪种模式由临床医生根据患者情况而定。

(2)呼吸频率设置:呼吸频率范围,机型不同范围也不尽相同,有 16~20 次/分,6~60 次/分,选择的数值视患者情况而定。

(3)吸呼比设置(I:E):1:4、1:3、1:2、2:3、1:1、2:1、吸呼比的选择视患者病情而定。

(4)潮气量设置:范围 0~1200ml,连续可调,具体指的确定由临床医生选择。

(5)触发灵敏度设置:-20~0kPa,给出的压力范围供使用者参考。

(6)吸入气浓度设置:45%~100%,浓度可估算。

(7)气道压上限报警值设置:调节范围为 2~6kPa,误差为±10%。

(8)气道压下限报警值设置:调节范围为 0~2kPa,在 0~0.5kPa 范围内,误差为±100Pa;在 0.5~2kPa 范围内,误差为±20%。

(9)窒息时间报警设置:窒息时间为 10~20s,窒息发生时有声、光报警。

(10)氧气不足报警设置:报警值为 0.25MPa,误差为±20%。

(11)断电报警设置:一般大于 120 秒。

(12)静音时间设置:不要大于 120 秒。

(13)总计呼吸频率(f)设置:当总计呼吸频率为 60 次/分时,误差为±5%,其余误差为±1 次/分。每分通气量(MV)显示数值范围为 0~20L/min,误差为±20%。吸入潮气量数字显示在 0~200ml,误差为±30ml,其余误差范围为误差±15%,当检测潮气量大于 1200ml 时,显示值闪烁,气道压力,发光排显示,检测范围为 -2~7kPa;气道压力为 -2~2kPa,误差为±300Pa;气道压力为 -2~7kPa 时,误差为±15%。

2. 呼吸机的主要组成结构名称及作用 仔细观察所用呼吸机,能指出各部分结构名称及作用。

【实训注意】呼吸机在给患者使用之前,除了必要的清洗消毒外,还应对机器的通电、通气、机型进行简单的功能检查。首先详细阅读说明书,熟悉呼吸结构,各部分名称用途,确定机器无故障后,方可接上患者使用。

检查电源和气源的连接。检查电源和气源是否能够满足呼吸机正常工作的要求,再检查连接方式是否正确,以及连接的电缆、插头、插座和输气管路是否满足电气安全要求。然后打开呼吸机电源,10秒后关掉电源,应有声音报警,标准状态检查,打开电源及气源开关,呼吸机在标准工作状态。

呼吸模式:A/C

频率设置值(次/分):20

吸呼比:1:2

气道压力上限(0.1kPa):40

气道压力下限(0.1kPa):5

触发压力(0.1kPa):-3

吸入潮气量(ml):700

【实训检测】

1. 练习呼吸机的使用操作、参数设置及调整。

2. 练习各零部件的安装调试。

3. 总结自己在实训过程中理论上与实践技能方面的收获。

【实训报告】略。

【实训评价】略。

实训任务二:呼吸机安装与调试

【实训目的】

1. 熟悉呼吸机的安装过程,了解安装中应注意的事项。

2. 熟悉调试过程,了解各部件的功能检查内容。

【实训器材】

呼吸机1台,高压氧气瓶1个,模拟肺1个,维修工具1套。

【实训内容】

1. 呼吸机管路连接。

2. 呼吸机各部件安装调试。

【实训步骤】

1. 呼吸机的安装

(1)呼吸机与气源连接:呼吸机工作时需要压缩氧气,对于有中心供氧的医院,则可将输送管直接与墙壁上的氧气插座相连。对于无中心供氧的医院,一般压缩氧气取自氧气瓶,高压气瓶使用前要接减压器。

(2)呼吸机与患者连接:呼吸机与患者之间通过螺纹管道连接,这些管道用可调跨距和高度的支撑装置(机械臂)支撑,三通接口前有5根管道。其中1根接在呼吸机吸气口与湿化器之间,在湿化器出口和三通之间有两根管道,两根管道之间连有疏水器。在三通后面有一节短而软的过渡管道,末端有一接头,用来与气道插管或气管切开的小接头相连接。

疏水器的作用是收集管道内湿化气体冷却后的凝结水,吸气回路的冷凝水比呼气回路的多,疏水器内积水满时,要及时取下倒掉。

(3)连接呼气活瓣:活瓣底座的两个定位插销插入后面板上的活瓣卡座槽内,顺时针旋转45°即可安装上。

取下时,逆时针旋转45°取下活瓣,用螺丝刀卸下活瓣底部的螺钉,取出膜片。将壳体与膜片分别消毒。膜片可采用熏蒸消毒,壳体可采用熏蒸一小时或高温高压消毒(134℃,1.2个大气压,20分钟)。消毒晾干后,才可重新安装上。安装时,注意气密性。每换一个患者,均应进行消毒。

(4)连接流量传感器:流量传感器及探头是精密易损件,请勿摔碰。由于传感器的原理是通过光电传感器测量涡轮旋转的圈数,所以当涡轮过于磨损或传感器外壳过脏都会引起计数不准确。因此,应避免划伤。若过脏,可用柔软的抹布浸水溶性消毒剂来擦净。

(5)连接温度传感器:温度传感器禁止放置在清洁/消毒液中,液体可能渗入传感器中从而导致其损坏。

(6)湿化器的安装:呼吸机配用的湿化器是一种可以自动控温,能显示湿化温度并具有报警功能的湿化器,它安装在呼吸机小车的扶手上,温度探头装在接近患者的三通管上,使用时注意向湿化罐中接入蒸馏水,到两刻度中间即可,然后将上下两部分拧紧。当湿化罐内水分消耗至下刻度时,要及时加水,加水时只需取下湿化器上面的螺纹管,从接头处注入即可。切勿无水加热,否则加热器很快被烧坏。

设定温度报警限,一般应低于体温,调整加热旋钮位置,稳定时应使温度显示值达到报警限,湿化器不应漏气。

(7)氧浓度调节功能部件的安装:将储气囊接于混合腔下方,将流量计主件通过呼吸机右侧的快速接头与呼吸机连接,用螺纹管将混合腔后方出口与呼吸机后方的安全吸入口相连。

(8)PEEP阀的安装:通过一转接头将PEEP阀与呼吸机的呼气口连接,通过调节PEEP阀上的旋钮可调节PEEP值。

检查转接头,PEEP阀与呼吸机气阀出口端连接是否正确。打开呼吸机,调节PEEP阀旋钮,观察气道压力发光排监测的PEEP值,应能正常调节。

(9)氧浓度调节功能部件的调试:检查快插接头、储气囊、螺纹管与流量计及混合腔连接是否正确,接通呼吸机气源,旋开流量计旋钮,应有气流声且储气囊逐渐膨胀。关闭流量计旋钮,打开呼吸机,观察单向阀,应能正常开启。

2. 呼吸机功能检查

(1)断电报警检查:打开呼吸机电源,10秒后关掉,应有声音报警。

(2)标准状态检查:打开电源及气源开关,呼吸机应在标准工作状态。

呼吸模式:IPPV

频率设置值:20(次/分)

吸呼比:1:2

气道压力上限(×0.1kPa):60

气道压力下限(×0.1kPa):5

触发压力(×0.1kPa):-3

吸入潮气量:700ml

(3)潮气量功能检查:开机工作后,连接模拟肺,待潮气量输出稳定后,观察前面板参数监测区中潮气量显示,此处潮气量显示的数值应符合6:3:1的潮气量的性能要求。

(4)气道压力上限报警功能检查:调节潮气量旋钮,使气道压力峰值指示0.25kPa。按压力上限设置键,显示值略低于0.25kPa时,应有声光报警。此时,机器立即转入呼气,气道压力随之下降。

(5)气道压力下限报警功能检查:调节气道压力下限设置,使显示值为0.1kPa。将吸气通道管摘掉,4~15秒后应有声光报警。

(6)触发压力功能检查:将触发压力设置在-0.1kPa,戴面罩轻轻吸气,当气道压力略低于此设定值时,吸气开始,同时触发指示灯闪亮一下。

(7)SIMVf/2功能检查:将功能选择为SIMVf/2,1分钟后观察总计,读数为10次/分。

(8)SIMVf/4功能检查:将功能选择为SIMVf/4,1分钟后观察总计,读数为5次/分。

(9)SPONT功能检查:将功能选择为SPONT触发,压力值为-0.3kPa,戴面罩吸气,此时呼吸机应送气。当患者停止吸气时,气道压力上升,当上升到6cmH$_2$O左右时,呼吸机转为呼气,等待下一次患者自主吸气。

(10)SIGH功能检查:通气方式置IPPV方式,潮气量旋钮调至400~500ml,通气方式选择为SIGH,观察模拟肺的膨胀程度和气道压力峰值。从设置后第二次呼吸开始,模拟肺随之出现一次1.5倍潮气量的叹息,在此状态下每隔100次叹息一次。

(11)湿化器功能检查:湿化器按要求与呼吸机接好,并注入适量的蒸馏水,按下电源开关,电源指示灯的加热指示灯亮。为加快检验速度,将调温钮置于最大值12处,10分钟后,再将调温旋钮回旋至某值,加热灯灭,说明温控电路正常。将报警限置于最低值,当温度显示值大于报警限时,报警指示灯亮,加热指示灯灭,同时伴有报警,说明报警正常。

(12)漏气检查:湿化器接入管路内时读出面板监测区中每分通气量指示值,然后接入湿化器,各指示值无变化,说明不漏气;如指示值降低,则说明漏气。

【实训注意】

1. 呼吸机在开机前,首先要将模拟肺安装好,开机后通过模拟肺来观察整机的工作状况,呼气和吸气是否正常;确认正常后,才能开始对患者进行治疗。

2. 操作潮气量旋钮时要小心谨慎,切勿用力过猛。不要到了终端位置还用力拧。这样会造成脱位。脱位后就无法调节潮气量。当旋钮脱位时,可旋松旋钮侧面的螺钉,重新紧固安装。

3. 后面板上的空气进气口海绵起过滤和消音的作用。当海绵过脏时,需要更换或清洗,否则会影响空气的进入。清洁时,先将空气进气口的后盖拧下,取出海绵,用肥皂水清洁后晾干,再重新装入后面板。注意装配时的顺序。

4. 有些呼吸机有两个保险管,分别接在零线和火线电路中,位于呼吸机后面板。更换保险管步骤如下:

(1)上层的保险管位于零线电路中。更换时,用一小"一"字改锥插入保险管座的螺帽沟槽中,逆时针旋转保险管座的螺帽,旋下螺帽后,从保险管座中取出坏保险管,换上新保险管,再用小"一"字改锥旋紧保险管座的螺帽。

(2)下层的保险管位于火线电路中。更换时,先从电源插座中拔出电源线,用一小"一"字改锥插入位于顶端的沟槽中的电源插座内,向外轻轻拉出保险管座,从保险管座中取出坏保险管,换上新保险管,再将保险管座轻轻推入位于电源插座内顶端的原先位置。

警告:更换保险管时,一定要先切断电源。否则,将对人员造成伤害甚至导致死亡。要更换相同型号和尺寸的保险管,否则会对设备造成损坏。

【实训检测】

1. 练习给湿化器加水,湿化器温度应设置在多少度?

2. 练习对呼吸机进行各部件的拆卸和安装。

3. 练习对呼吸机进行各项功能检查。

【实训报告】 略。

【实训评价】 略。

实训项目四　麻醉机

学习目标 \\

1. 掌握麻醉机的使用操作与管路连接技能;麻醉机的安装调试与维护;麻醉机的结构与各部件的作用。

2. 熟悉麻醉机常见的故障现象,并学会分析故障原因,进行故障排除。

实训任务一:麻醉机使用操作与安装调试

【实训目的】

1. 掌握麻醉机的结构与各部件的作用。

2. 学会麻醉机的操作技术。

3. 学会麻醉机的安装与调试技术。

【实训器材】

麻醉机 1 台,高压氧气瓶 1 个,维修工具 1 套。

【实训内容】

麻醉机是麻醉常用的重要工具,其功能是向患者提供氧气、吸入麻醉药物及进行呼吸管理。麻醉机利用人体能从吸入气体中摄取一部分药物到体内,通过血液的传送到达体内各器官,这些药物能在一定时间内使器官暂时失去知觉与反射,以达到麻醉的目的。经过一定时间后,这些药物能通过呼吸道排出,使人体暂时失去知觉和反射的器官恢复正常。麻醉机还利用呼吸管道、阀门、呼吸器、气体流量和压力检测部件来控制患者吸入气体的浓度、流量和压力,控制其麻醉呼吸过程,实现全身麻醉的同时保证患者安全。

1. 麻醉机的面板区域,各按钮作用及参数设置。

2. 麻醉机的主要结构和作用。

3. 麻醉机各主要部件的安装与调试。

【实训步骤】

1. 仔细观察所用麻醉机,指出各部分结构名称及作用。

2. 麻醉机的安装与调试

(1)麻醉机气源连接:麻醉机工作时需要氧气为动力源,对于有中心供氧的医院,则可以将氧气输送管直接与墙上的氧气插头相连,对于无中心供氧的医院,氧气取自氧气瓶,氧气瓶输出要接减压器,氧气输出压力为 0.4MPa 左右,氧气输送管与氧气瓶减压器的输出接头相连。

管路连接将氧气、氧化亚氮输气管分别接在氧气入口、氧化亚氮入口上,将呼吸机输气管接在动力气体出口、呼吸机动力气体入口上。用螺纹管把呼吸机气体出口、风箱集成即呼吸机出口连接。

(2)蒸发器安装:先将蒸发器装在旁通阀上,再用螺帽拧紧。确保蒸发器与旁通阀间缝隙均匀。

蒸发器安装位置一般有两种:一种是安装在呼吸环路以内,这种形式易受呼气流量大小的影响,并且在不同呼吸形式下会有不同程度的影响,而且最易受呼吸本身的影响,所以这种形式已使用不多。另一种是安装在呼吸回路之前,这种形式为最普遍使用的形式,它不受呼吸方式的影响,特别是现在采用的低流量、全紧闭方式更为节省麻醉药。

(3)风箱的安装:风箱集成有呼吸系统接口,废气排放系统接口、驱动气体接口、转接头、风箱罩、折叠囊、托盘、逸气阀、锁簧、密封圈、基座、支架,拧紧风箱集成支架用于固定卡子的螺丝钉,将其固定好,安上基座,装上密封圈,锁簧逸气阀,然后依次安装托盘、折叠囊和风箱罩。

安装前,手持风箱集成垂直向上,堵塞驱动气体接口,倒置风箱集成,折叠囊顶端下降的速率不大于 100ml/min。如果超过限制,其可能的原因有:驱动气体接口堵塞不严,折叠囊或密封圈安装不正确,其他组件已损坏。打开驱动气体接口,折叠囊充分展开,然后堵塞呼吸系统接口,翻转风箱集成,使其垂直向上,折叠囊顶端下降的速率不大于 100ml/min。如果超出限制,可能是由于折叠囊或逸气阀安装不正确。

(4)检查气源端减压阀:接通氧气源,逐步提高供氧压力,当供氧压力在 0.4MPa 波动时,氧气压力表应在 0.35~0.4MPa,这表明减压阀的减压性能和稳压性能均良好。

(5)检查流量控制阀:逆时针方向缓慢旋转气流量控制阀,流量计刻度管内的两个浮子应上升至最大指示流量,然后关闭氧流量控制阀,逆时针方向缓慢打开氧化亚氮流量控制阀,氧气流量控制阀应能同时转动,氧化亚氮和氧气两者流量比例应在 1/3~1/2 范围内,顺时针方向缓慢拧动氧气流量控制阀减少氧流量,氧化亚氮控制阀同时自动转动,氧化亚氮流量相应减少,氧化亚氮流量不迟于氧气流量关闭。将氧化亚氮和氧气流量全部打开后,试验单独减少氧化亚氮或提高氧气流量,两种气体的流量控制阀应无连锁转动发生。

关闭状态后,氧气、氧化亚氮没有气体流出,流量计内的浮子静止不动,旋开氧化亚氮旋钮,带动氧气旋钮旋开,氧气、氧化亚氮气体同时流出,流量计内的浮子同时浮起,并使氧气浓度不低于25%,单旋开氧气旋钮,只有氧气气体流出,氧化亚氮没有气体流出。再关闭时,单关氧气,氧气、氧化亚氮同时慢慢关闭。关闭氧化亚氮时,只有氧化亚氮慢慢关闭。

注意:气体流量开关均应缓慢旋转,超出流量计指示的最大或最小流量范围时勿再用力旋动,以免使控制阀受损,控制失灵。

(6)检查快速供氧开关:按下快速供氧按钮,共同气体出口处应有明显气体流声,松开按钮后,按钮能够自动回弹,并停止送气。

(7)检查气密性:将麻醉机工作方式转换开关拧至手动挡,气道压力表调到零位,将半紧闭阀顺时针方向旋至最大刻度位置,面罩三通接头与模拟肺相连,将手动呼吸囊套在转换开关下面的接口上,按下快速供氧按钮或开启流量控制阀,使气道压力表的指示达到3kPa,关闭快速供氧按钮,关闭流量控制阀,观察20秒后,气道压力表所指示的压力下限值不应超过0.3kPa。

(8)检查放气阀:将检查气密性方式调整好各开关、旋钮的位置。打开氧流量至5L/min,调节放气阀,使气道压力表分别稳定在不同位置,当气道压力表稳定时,放气阀排气孔应有气体逸出。

(9)检查逸气活瓣:按检查气密性的方式调整好除工作方式转换开关外的各开关旋钮。将麻醉机工作方式转换开关旋至机控工作方式挡,打开氧气流量使折叠囊伸展上升到顶,氧气流量升至5L/min,折叠囊轻度膨胀,气道压力表指示压力不超过0.3kPa,同时废气排出口有气体逸出。打开呼吸机,调节合适的呼吸频率及潮气量,以机控方式观察2L/min氧流量时,折叠囊仍在呼气末处于全伸展位,呼气末气道压力表指示压力不超过0.3kPa。呼气活瓣:患者呼出气体经螺纹管和流量传感器后进入二氧化碳吸收器,随呼吸运动,可见两个活瓣膜片交替启闭。

(10)检查APL阀:APL阀为压力限制阀。按检查气密性方式调整好各开关、旋钮的位置,打开氧气源气流量5L/min,调节APL阀,使气道压力表分别稳定在不同位置,当气道压力表压力稳定时,APL阀排气孔应有气体逸出。压力限制阀用做手动呼吸时设定峰值压力并有放气功能,颜色表示不同压力区,绿色表示安全区,黄色表示过渡区,红色表示高压区,调节范围为0.19~6kPa。

(11)检查麻醉药液面:充填药液时应注意观察窗口中的药液平面,使之处于最大刻度线与最小刻度线之间,勿超过满刻度线,否则蒸气输出浓度不稳定。使用过程中要保持观察窗中可见药液。充填药液后,蒸发器的药液排放口应无药液滴漏,如有滴漏现象应照前述方法关紧排放口。

(12)钠石灰罐的检查:钠石灰罐中钠石灰颜色变白后及时更换。

(13)气道压力上限报警功能检查:调节压力上线设置按键,显示值略低于气道压力峰值时,上限报警的发光二极管亮,同时由吸气转入呼气,气道压力随之下降。

(14)气道压力下限报警功能检查:将吸气通道管摘掉,10~15s后声光报警。

（15）潮气量及呼吸频率检查:调节潮气量旋钮,潮气量显示有变化。改变呼吸频率设定值,呼吸次数明显改变。

（16）麻醉机参数设置:按下各参数按键,设置吸呼比、呼吸频率、气道压力上限、气道压力下限、潮气量、氧浓度等各项参数。

【实训注意】

整机安装结束后,要对已安装好的机器进行严格检查,检查电气连接是否正确,各种气源及气路连接管是否连接无误,有无松动,检查各种气源输入管与机器背面的气源连接口连接是否正确。接通气源后,分别检查机器正面压力表指示值,要求稳定在 0.4MPa 左右。

【实训检测】

1. 练习麻醉机的使用操作、参数设置及调整。

2. 练习各零部件的安装。

3. 练习对麻醉机的各项功能和零部件检查。

【实训报告】 略。

【实训评价】 略。

实训任务二：麻醉机常见故障排除

【实训目的】

1. 熟悉麻醉机常见故障现象。

2. 学会分析故障产生原因及排除故障的方法。

【实训器材】

麻醉机 1 台,高压氧气瓶 1 个,维修工具 1 套。

【实训内容】

故障维修分为三部分:故障现象、产生故障原因和排除故障方法,针对具体机器进行实际操作,指导教师负责故障设计,要求有针对性地进行故障点的设计,要注重实用性,在维修过程中学生自己实际操作,掌握维修技术,为以后工作奠定基础。

1. 麻醉机无动作故障排除。

2. 气路故障排除。

3. 监测报警故障排除。

4. 麻醉蒸发罐故障排除。

5. 钠石灰罐故障排除。

【实训步骤】

分析以下故障原因并排除:

1. **麻醉机无动作** 可能原因是电路部分出现问题,电源电缆未接,电源开关未打开,保险丝烧坏。接上电缆,打开电源,更换保险丝。呼吸机运行期间突然停止,指示灯灭,声音报警电源中断,人工通气。

2. **气道压力上限报警** 通气参数改变,检查并校正患者呼吸回路,检查患者状态。重新校正报警设置值,重新计算通气参数。

3. **气道下限压力报警** 患者管路漏气,报警设置值太高,患者顺应性的改变,压力采样管是否脱落,压力采样管是否破损。检查管路漏气部分,重新设定报警值,检查患者的状态,检查压力采样管是否脱落,检查压力采样管破损处。

4. **气道压力表指针不指示** 压力采样管松脱,气源用尽。重新接好压力采样管,更换气源。

5. **潮气量显示异常** 流量传感器插头松脱,风箱底座内外 O 型圈损坏,折叠囊部分破损,逸气阀片损坏。疏通排气口,维修废弃处理系统,更换 O 型圈。

6. **折叠囊升不到顶** 呼吸回路中接口脱落,风箱底座损坏,折叠囊破损或脱开,呼气膜片损坏,O 型圈损坏。疏通排气口,维修废气处理系统。

7. **麻醉蒸发罐故障** 麻醉药挥发性差,产生原因,蒸发罐密封不严,温度低。检查漏电,严重漏气可更换。

8. **钠石灰罐故障** 漏水、钠石灰变质。旋紧螺丝,更换钠石灰。

【实训检测】

1. 练习对麻醉机各部件的拆卸与安装。

2. 对麻醉机常见故障进行总结与分析。

【实训报告】略。

【实训评价】略。

实训项目五　血液透析机

学习目标 ∨

1. 掌握血液透析的结构组成及每一部分的功能;血液透析机的各种报警功能及处理方法。

2. 熟悉血液透析机的基本操作步骤。

【实训目的】

1. 通过本次实训,使学生掌握血液透析机的结构及组成。

2. 掌握血液透析机的操作方法及各种报警的处理方法,为使用和维修打下基础。

【实训器材】

血液透析机 1 台,维修工具 1 套。

【实训内容】

血液透析机的操作;在操作中掌握机器的三个组成部分;掌握各种报警的处理方法。

【实训步骤】

1. **血液透析机组成部分的认识**

(1)血泵:血泵的作用是推动血液由透析器返回患者体内,并且保持适当的血流量。常用的血泵通常为蠕动式血泵,即通过挤压管路以驱动内部血液的流动。血泵的速率范围为 $50\sim500\text{ml/min}$,精确度为 $\pm10\%$,通常在血液透析时的速率为 $150\sim300\text{ml/min}$,血泵应该经常校正。

(2)肝素泵:肝素泵一般接在血泵和透析器之间的动脉血路中,肝素泵实际上是一推进栓连接了 20ml 或 30ml 的注射器,推进栓可使肝素连续或定量输注。先进的肝素泵有自动预充肝素功能,可以直接读出累积输注量。

(3)透析器:透析器作为血液、透析液进行溶质交换的容器,是血液透析设备中最重要的部分。基本结构是由透析膜和外部的支撑结构将其分成两个腔室,一个为血液间隙,另一个为透析液间隙。其基本原理是建立平行接触的流体通路,保证血液及透析液之间有最大接触面积。其透析效果主要取决于透析膜的特性。

(4)空气收集室:一般安装在血液环路中测定压力的装置内。其主要作用是收集和排除不慎进入血液环路的空气,同时测量血液环路内的压力。

(5)压力监测器:主要功能是监测压力,同时发出警报并采取措施来保证透析的安全。当血液回路中的情况发生变化时,如透析器内有凝血、管路接头有脱落、血液管路折叠或管路有堵塞造成血管通路不畅等现象时,会引起通路内压力的异常。

(6)气泡探测器:气泡探测器一般置于静脉血液回路,对气泡十分敏感,一旦发现,即自动夹闭管路,切断血泵。

2. 血液透析机的操作

(1)透析液管路的连接。

(2)血液管路的连接。

(3)开机运行。

(4)在透析液管路中指出管路的走向。

(5)在透析液管路中找出各个监测点,各传感器的位置。

(6)在透析液回路中找出各主要部件的位置。

(7)在血液回路中指出管路的走向。

(8)找出透析器的位置与安装方法。

3. 在操作过程中处理各种报警现象

【实训提示】

血液透析机的操作过程中,要注意培养良好的职业素质,注意阅读使用说明书,对照使用说明书操作。

【实训思考】

本实验用的血液透析机是用什么方法实现控制超滤量的?试说明其工作原理。

【实训报告】 略。

【实训测试】 略。

实训项目六　体外冲击波碎石机

学习目标 V

1. 掌握体外冲击波碎石机的使用操作技能；掌握体外冲击波碎石机的故障原因、故障排除等基本技能。
2. 熟悉体外冲击波碎石机的各个部件构造。

【实训目的】

通过本次实训,要求学生掌握体外冲击波碎石机的原理与结构组成,熟练掌握体外冲击波碎石机的安装、使用以及注意事项。

【实训器材】

X 线定位的碎石机 1 台、B 超定位的碎石机 1 台,维修工具 1 套。

【实训内容】

1. 体外冲击波碎石机的原理　体外冲击波碎石机是利用高压在水中放电,由于液电效应作用而产生一种冲击波,经过反射体(椭球体)的聚焦作用,在第二焦点上聚焦。当结石处于第二焦点时候,因为结石与水和人体组织对冲击波阻抗差异很大(水与人体软组织近似),就会在结石上产生一定强度的压力和张力。在经过数百次的放电冲击后,结石就会被粉碎,经过泌尿系统排出体外。

2. 体外冲击波碎石机结构　体外冲击波碎石机一般分为波源体统、定位系统、触发系统等多个部分。在我国最常见的波源为液电式和复式波源,国产冲击波碎石机的定位系统一般采用 X 射线以及 B 超相结合的定位方式。

3. 体外冲击波碎石机的操作。

【实训步骤】

一、体外冲击波碎石机的安装调试（以 X 线定位的碎石机为例）

1. 与使用者协商机器的摆放位置,在符合安装条件以及不影响其使用的情况下尽量采用使用者的意见。

2. 机器位置摆放好后,先检查各部件,在运输过程中有无出现松动、碰撞、断线损坏等。如有,先处理有问题的部件再进行下一步工作。

3. 如一切正常可将机器分部件初步安装调试。

4. 先检查控制台电源是否正常,如正常将控制台电源线接好,开机观察电源指示、电压指示是否正常,以及和控制部分电压是否正常。

5. 控制台正常后可调试机器的机械运动部分。接通控制台与主机的连线通电观察有无异常声响及发热等现象。正常后可调试床作三维运动的行程 X = 200mm, Y = 120mm, Z = 280mm,大 C 臂侧作运动 30°,若不符合应进行调整,一切正常后将数值填于安装报告上,再进入下一部分工作。

6. X 线的调试。空载调试,先不接 X 线机头,将 X 线 kV 指示降至最低限位 45~50kV。检查高压发生器初级电压并记录,然后将 kV 升至 100kV,检测高压发生器初级电压记录。按 X 线高压发生器铭牌规定参数核准,加载调试,将各部件进行连接,需特殊处理的部件经特殊处理连接完毕后,便可把 X 线 mA 降至最低,将 X 线 kV 升至 75kV,按下透视按钮观察 X 线 mA 表指示,将 mA 调至 6~8mA。如有摄片的机型应将机头训练后再进行大焦 mA 的核准。核准后方可进行下一步调试。

7. 图像调整。将增强器、摄像机、监视器电源接上,观察有无异常,正常后按下透视键,监视器应有视频图像出现,将标准分辨率测试卡放至增强器输入屏上,调试图像清晰度及图像放大率(1∶1),采用标准分辨率测试卡 6 寸 14LP/mm,9 寸 12LP/mm 进行测试,合格后便可进行下一步调试。第一焦点调整:将定位针放于波源上,在透视状态下观察大 C 臂正位与侧位交叉点之偏差不应 >2mm,否则需进一步调整,直至 ≤2mm 为合格。

8. 通调(模拟试验)。将定位针取下,将电极或声透镜装上水囊固定,将水囊充上水,将放电电压升至 5~12kV(液电)、10~20kV(电磁)连续放电 200 次,哑炮率应合乎要求,不大于 5%,此时测量充电变压器初级电压度为最高 160V,此时记录电压及 kV 数值,记录在安装报告上再进行下步调试。模拟碎石:将标准模拟石,置于机器中于水囊上,治疗电压升至 10kV(液电)、20kV(电磁)做模拟定位碎石 500 次,模拟石粉碎至 0.3cm 以下为合格,否则应找出原因重新调试后再做试验并记录直至合格。

二、体外冲击碎石机的操作

(一)机器准备

1. 先对与患者接触部位(水囊、B 超探头、体位架)作必要的清洗、消毒、灭菌。水囊在每次使用后应进行三次以上的清洗、消毒、灭菌。

2. 检查机器零部件是否有松动、异常现象,检查地线是否接好,水囊是否扎紧。

3. 检查电极是否安好,电极间隙是否过大,放电寿命是否已到。一般电极放电 2500 次则要更换,电极间隙标准为 0.4~0.8mm。将电极插在反射器内孔上,用电极扳手顺时针拧紧(电磁式波源不需要此操作)。

4. 启动机器,进入主操作界面,填写患者资料。

5. 给反射器水囊进水,排气。

6. 放电试验。患者上机前,需要放电试验多次。

(二)手动 B 超定位

1. 碎石前准备患者在碎石前,操作人员应对患者进行 B 超检查及 X 射线拍片检查,了解患者结石在体内的位置、数量、形态、深度、角度等,必要时候做好标记。患者上床前,先确定患者应该躺下的方向。可调整 B 超探测深度按键调整其探测深度,调整 B 超探头角度按键调整超声入射角度,再通过水囊高低调节键调整水囊高度,并在水囊及探头上涂抹超声耦合剂。

2. 寻找结石第一步准备工作做好后,可扶患者上床。将 B 超探头对准患者结石部位,待患者躺好后固定好绑带。点击治疗床移动方向按键,使机器做相应运动(实质也是 B 超探头作相应方向的运动）。观察 B 超显示器上结石图像是否出现。如果没看到结石，则重复上述过程，直到观察到结石为止。

3. 在 B 超图像上寻找第二焦点用 B 超测距功能测量结石距离体表深度。观察控制台上 mm 数码显示窗口所显示的数据是否和 B 超所测的距离数据一致。如果一致，这个数字就是探头表面到第二焦点的实际距离。再用鼠标点击第二焦点位置键，然后移动鼠标指向显示屏图像区的中轴线上而且是结石所处的深度上按下鼠标左键，标定第二焦点十字光标（此十字光标的标定，根据不同的结石的深度是可变的）。这时，操作机器将结石移动到十字光标处，则结石移动到了实际碎石焦点上。

4. 要使结石准确移至图像上第二焦点处这一过程要细心，要反复观察。在定位过程中，若要降低患者与第二焦点高度，先下降探头，降低水囊，才能改变高度。

（三）手动 X 射线定位

手动 X 线定位与手动 B 超定位比较只是定位方法不同，应做的前期准备工作是一样的。

1. 扶患者上床后，将患者的结石部位大概移动到 X 线视野范围，并将患者固定好。

2. 启动 X 线机，根据患者的身体条件设定相应 kV、mA 值。移动 C 臂处于垂直位，右脚踩下透视脚踏开关，对患者进行 X 线正投影透视寻找结石，若看不见结石则移动床体前后、左右二维四向运动，看见结石后继续按相应的移动键将结石直接移动到十字光标上，停止 X 线透视，平面定位结束。

3. 移动 C 臂到斜位，踩下透视脚踏，对患者进行 X 线斜切位投影透视，观察结石是否在十字光标上。如果结石不在十字光标上，则结石与十字光标高度不符，按床上下移动键，使结石与十字光标重合。停止 X 线透视，手动 X 线定位结束。

4. 要准确定位结石，可能要重复上述 2、3 步骤。

强调：X 线定位，第二焦点的十字光标是不能改变的。

（四）B 超的自动定位

扶患者上床，将 B 超探头对准患者的结石部位，待患者躺好后固定好绑带。

1. 观察 B 超图像中是否有结石声影。如有，则观察结石的深度与控制界面的数显深度是否一致；若不一致，则在结石深度 mm 窗口输入 B 超所测的深度值，按 OK 键确认后，测深装置即自动调整结石深度 mm 窗口值，当数显值等于结石深度 mm 窗口值时，自动测深停止。

2. 用鼠标点击第二焦点位置键，再移动鼠标指向显示屏图像区的中轴线上而且是结石所处深度上按下鼠标左键，标定第二焦点十字光标。

3. 移动鼠标指向显示屏图像中结石并单击鼠标左键，标定第二焦点（结石）；移动光标，然后按下鼠标右键不放往右方向拖动鼠标，机器前后、左右相应方向自动移动，当移动光标至第二焦点光标时候，机器运动停止，光标自动消失，自动定位结束。

（五）X 线自动定位

X 线自动定位较 B 超自动定位简单，第二焦点光标不需要变动。

1. 扶患者上床后，将患者结石部位大概移动到 X 线视野范围内，并将患者固定好。

2. 单击 C 臂垂直状态键，使 C 臂处于垂直位置。踩下 X 线透视脚踏开关，对患者进行 X 线正投影透视寻找结石。找到结石后,移动鼠标指向结石并单击左键,标定第二焦点(结石);移动光标,然后按下鼠标右键不放往右方向拖动鼠标,机器前后、左右相应方向自动移动,当光标移动到第二焦点光标时,机器自动停止,正投影自动定位结束。

3. 单击 C 臂斜位键,使 C 臂转至斜位。踩下曝光按钮,对患者进行 X 线斜位切面投影透视。找到结石后,移动鼠标指向结石并单击鼠标左键标定第二焦点(结石),移动光标,然后按下鼠标右键不放往右方向拖动鼠标,机器上下相应方向自动移动,当光标移动到第二焦点光标时,机器自动停止,斜投影自动定位结束。

(六)碎石治疗

1. 启动高压系统。

2. 调节高压,把 kV 调到所需值(液电碎石一般为 5～9kV,电磁碎石一般为 16～19kv,初始用低kV)。

3. 按单次脉冲键,释放一个脉冲,使高压放电一次,目的是让患者体验一下,看是否适应。

4. 按下连续脉冲键,开始连续释放脉冲,高压连续放电。

5. 如需使用心电同步触发放电功能,在机器配置有心电监护的前提下,按下连续脉冲键,高压开始与心跳同步触发放电。

(七)碎石结束

1. 碎石结束后,需按以下程序进行关机。

(1)把 kV 降为零,观察电压表指示,但此时高压电容箱还储存有高压电荷。

(2)按单次脉冲放电键,机器作最后一次放电,彻底放完电。

(3)关闭高压。

2. 操作过程中注意事项。

(1)注意要让水囊紧贴患者。

(2)机器上升高度要合适,不要让患者压迫探头过紧。

(3)发现患者严重不适,要立即停止高压放电。

(4)定位后,不能变动患者体位。在 B 超监护下,若结石偏离第二焦点,应按寻找结石方法校正。

3. 判断碎石粉碎。

(1)结石影像变大、变淡、变多。

(2)结石轮廓明显改变。

(3)在 B 超上常见超声影像分布改变。

(4)胆结石粉碎石在 B 超图像中,除轮廓外,碎块沉积与胆壁之间无黑色积液,才是判断胆结石粉碎的可靠依据。

【实训注意】

1. 实训前应对体外冲击波碎石机的工作原理、结构和使用方法进行复习。

2. 实训过程中,要认真阅读体外冲击波碎石机的使用步骤与注意事项,防止出现安全事故。

3. 操作过程中要注意与其他同学的配合,遇到不确定的情况要询问老师后方可进行下一步操作。

【实训思考】

1. B 超定位和 X 线定位有何区别?

2. 当患者有多个结石时候,碎石有没有先后顺序?

3. 一次碎石过程中,有没有高压放电次数要求?

【实训体会】

写出体外冲击波碎石机的操作过程,认识其工作原理以及结构组成。

【实训报告】略。

【实训测试】略。

实训项目七 激光治疗机

学习目标 ∨

1. 掌握常见医用激光治疗机的使用操作技能。

2. 掌握常见医用激光治疗机的故障原因分析、故障排除以及医用激光治疗机的安全防护等基本技能。

实训任务一:激光治疗机的基本操作与安装调试

【实训目的】

1. 通过对 Nd:YAG 激光器的安装与调试,熟悉固体激光器的结构与工作原理。

2. 学会调整光学谐振腔的基本方法,能将激光器调整到最佳输出状态。

【实训器材】

Nd:YAG 激光器 1 套,指示光 1 套,配套光纤 1 套;激光电源、冷却系统和控制器 1 套。

【实训内容】

(一) Nd:YAG 激光器的安装

1. 熟悉 Nd:YAG 激光器的结构,仔细观察激光器主要部件的结构(聚光腔、反射镜调节架、灯和棒的支架、水冷系统等)。

2. 将脉冲氙灯和介质棒分别插入端盖上两孔内,支架于聚光腔内。注意在结合部位用橡皮垫圈密封,并用压紧螺圈压紧橡皮垫圈,这样既可达到使灯和棒固定的目的,又能起到密封水的作用。

3. 安装好聚光腔,装上氙灯接线柱。将氙灯两极与电源接上。

4. 安装好反射镜与指示光源。

(二) Nd:YAG 激光器的调试

1. 调节 LED 指示光源,使其与介质棒轴线重合。

2. 分别调节两块反射镜支架上的螺钉,使镜面反射光点从小孔返回。

3. 打开电源锁,这时水冷系统开始工作。按下预燃按钮,灯亮;再按下工作电压按钮,灯亮;调电压至 900V 左右(不能超过 1000V),这时应该有激光输出,但很弱。

4. 将重复频率调至 1 次/秒,分别仔细调整两块反射镜调节螺钉,使输出脉冲达到最强。

【实训注意】

1. 实训前应先对 Nd：YAG 激光器的工作原理、结构和使用操作方法进行复习。

2. 实训过程中,要熟悉激光器的安全操作步骤与注意事项,在实训过程中要认真仔细,防止出现安全事故。

3. 重要的操作要注意与其他同学配合,在确认安全的前提下,才可进行下一步操作。

4. **安全事项**

(1)不可直视激光束(迎着激光束射来的方向看)和它的反射光束,不允许对激光器件做任何目视的准直操作。

(2)对于不可见的红外激光束,更应了解光路布局,并避免使自己的头部暴露在激光束高度所在的水平面内。

(3)实验区域内不应存在任何带有闪亮表面的物体。应从身上除去此类饰物、手表与徽章等。

(4)不可在有激光照射的情况下移动任何反射镜、光阑、能量计探头和光谱仪器等。

(5)不允许将激光束瞄准任何人体、动物、车辆、门窗和天空等。对于由此而带来的对目的物的伤害,操作者负有法律责任。

(6)不得在未停机或未确认储能元件均已放电完毕的情况下检修激光设备,避免造成电击伤害。实训过程中,禁止用手触摸电极;实训完成后,如马上搬动电源,须先将电源输出端短路,使电源内的电容放电,以防止高压击人事件的发生。

【实训检测】

1. 当指示光源与介质棒不同轴时,怎样调整才能使其尽快同轴?

2. 为什么在安装时强调两反射镜介质膜面要朝向 YAG 棒?

【实训报告】 略。

【实训评价】 略。

实训任务二：激光治疗机常见故障排除

【实训目的】

1. 了解 He-Ne 激光治疗机的工作原理与基本结构。

2. 学会正确调整与使用 He-Ne 激光治疗机,排除常见故障。

【实训器材】

He-Ne 实验激光治疗机 1 台。

【实训内容】

(一) 开机

1. **使用前准备**

(1)将锁开关置于"关"位置。

(2)安装扩束器或插上导光纤维,旋紧。

(3)插上电源插头。

2. 将锁开关置于"开"位置。

3. 将定时器调到所需的激光定时工作时间值。

4. 按下启动按钮。

（二）故障现象及排除

1. 激光管不亮

(1)无高频振荡声。①定时器停在零位;②定时器损坏或未接通电源,检查定时器,转动齿轮,确定位置及接触点,将定时器置于所需时间;③定时器损坏严重时更换。低压整流部分,开始直流电源未通或晶体三极管接触不良,测量电压值。更换低压整流二极管或全桥;④更换接通开路部分三极管。

(2)有高频振荡声。①高压部分开路或高压未加到激光管上,检查线路,接通开路部分;②整流硅堆开路或击穿,修复或更换;③限流电路开路,测量限流电阻阻值,不合要求则更换;④高压变压开路,修复或更换。

2. 激光功率不稳

(1)滤波电容失效或引线开路,或轻微漏电。更换电容或引线。

(2)激光管老化,工作电压偏低,限流电阻短路。更换激光管,修复或更换损坏的限流电阻。

(3)激光输出时有时无,限流电阻或机内有时通时断处。检查线路,修复线路,限流电阻损坏时更换。

(4)机内有放电声或电弧光,可能机内积尘垢、积水或空气湿度大,或有腐蚀性气体。在暗处观察放电点,清除尘垢,改变工作环境。

3. 光斑不圆

激光管未装正,检查光斑并调整激光管支架上的调节螺丝。

4. 光斑中有严重的斑点

(1)可能镜片有污物、霉点。用擦镜纸小心擦拭镜片。

(2)激光管镜片有损坏。镜片损坏的更换激光管。

5. 整机电源加不进去,接通电源后指示灯不亮

(1)保险丝断,电源进线接触不良,指示灯损坏,逐级检查,更换保险丝,更换损坏的电线及指示灯。

(2)连续烧断保险丝,机内短路或机内有污物,逐级检查,特别注意振荡部分及高压部分,排除短路点;清除机内污物。

【实训注意】

1. 实训前应先对 He-Ne 激光器的工作原理、结构与使用操作方法进行复习。

2. 实训过程中,要熟悉激光器的安全操作步骤与注意事项,在实训过程中要认真仔细,防止出现安全事故。

3. 禁止直接用眼睛或其他光学仪器观看激光束。

4. 必须避免使用易燃麻醉剂或氧化性气体如氧化亚氮(N_2O)和氧气。

【实训检测】

1. He-Ne 激光治疗机的基本操作有哪些?

2. He-Ne 激光治疗机的常见故障如何排除?

【实训报告】略。

【实训评价】略。

实训项目八　超声治疗机

学习目标　∨·········

1. 熟练掌握超声治疗机的工作原理及使用方法。

2. 掌握超声治疗机的操作、常见故障及检修。

【实训目的】

通过本次实训,使学生掌握超声治疗机的原理与结构组成,熟练掌握超声治疗机的使用方法以及注意事项。

【实训器材】

超声治疗机 1 台,维修工具 1 套。

【实训内容】

1. **超声治疗机原理**　一般超声治疗机由高频功率发生器及超声换能器(也称探头)两大部分构成。由高频功率发生器提供高频电能,通过共振激发超声头中的压电晶片,使其产生厚度方向的振动,并向外辐射超声波。超声波经过超声耦合剂有效地进入人体和辐照病变部位,进行临床治疗。

2. **超声高频功率发生器**　通常包括电源电路、高压电路、振荡电路、输出电路及定时电路等几个部分。

电源电路为功率发生器提供必要的高压与功率,一般采用全波整流或半波整流,再经过简单稳压,即可供振荡电路使用。振荡电路产生高频振荡,并通过输出电路使之与压电晶片匹配,以有效地激励晶片产生机械振动,发射超声波。定时电路提供定时脉冲,以根据临床具体需要控制治疗时间。

3. 超声治疗机的使用。

【实训步骤】

(一) 超声治疗机外观、功能按键介绍如实训图 1-1 所示。

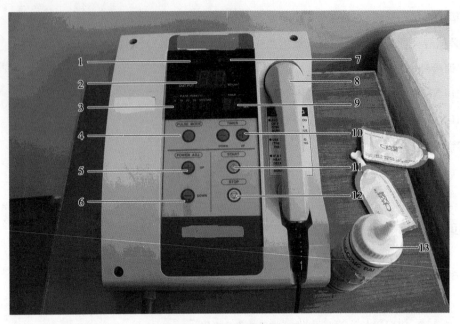

实训图 1-1 超声治疗机外观图

1. 工作状态显示窗;2. 输出功率显示窗;3. 脉冲模式显示窗;4. 脉冲模式设置键;
5. 输出功率增加键;6. 输出功率减小键;7. 停止工作状态显示窗;8. 超声探头;9. 工
作时间显示窗;10. 工作时间控制键;11. 开始工作键;12. 工作停止键;13. 耦合剂

(二)超声治疗机操作过程

1. 使用前准备

(1)根据患者需要选择合适的超声探头,将超声探头连接到主机上。

(2)打开电源开关。

2. 设置治疗数据

(1)用输出设置键设置治疗所需的输出量。

(2)用治疗时间设置键设置所需的治疗时间。

(3)用脉冲模式键设置所需的脉冲模式。

3. 治疗开始

(1)如果采用直接治疗方式进行治疗,应提前将耦合剂涂于患者治疗部位;如果用于水中治疗,应提前将治疗部位和探头都放进水中。

(2)按下开始键,开始治疗,治疗时间指示灯亮。在整个治疗过程中,超声探头应该在患者的治疗部位不断来回运动,不能将超声探头固定于患者皮肤表面静止不动。

4. 治疗过程

(1)超声探头开始发射超声时,治疗时间显示窗以倒计时方式显示剩余时间。

(2)治疗过程中,治疗时间不能改变,但输出大小和脉冲模式可以改变。

注意:如果改变条件,特别是增加输出或改变脉冲模式时不要烫伤患者。

(3)如果超声探头与治疗部位没有很好的接触,超声发射停止,并伴有嗡鸣声,治疗时间停止计时,此时应增加涂抹耦合剂,然后再按下开始键,治疗可继续。

5. 治疗结束

（1）按下停止键或剩余治疗时间为零时可以结束治疗，同时发出嗡鸣声响，治疗时间显示返回到原设定时间。

（2）治疗结束后，擦去超声探头上的耦合剂和水。

（3）关闭电源。

6. 注意事项

（1）治疗过程中，仔细观察患者。如果患者有不适，应立即停止治疗。

（2）调节输出量时需特别小心，以避免灼伤患者或刺痛患者。

（3）如果直接治疗，在治疗前应将耦合剂涂在需治疗的部位。

（4）如果在水中治疗，操作人员应避免将自己的手浸泡在水中。

（5）在水中使用后要将超声探头上的水完全擦干。

（6）避免超声持续辐射，避免烫伤患者或操作人员。

（7）禁止超声探头在空气中直接发射。

7. 特别提醒　超声治疗不可应用于脑、脊柱、眼睛、心脏、睾丸，胎儿，良性或恶性肿瘤、结核等患者；带有心脏起搏器的患者；血栓性静脉炎部位；被 X 射线照射的组织；血管疾病中的局部缺血部位；儿童的骨骺区域；椎板术后的脊髓。

【实训提示】

1. 实训前应对超声治疗机的工作原理、结构和使用方法进行复习。

2. 实训过程中，要认真阅读超声治疗机的使用步骤与注意事项，防止出现安全事故。

3. 操作过程中要注意与其他同学的配合，在不确定的情况下要询问老师后方可进行下一步操作。

【实训思考】

1. 超声治疗机一般适用于哪些疾病？

2. 为什么要在超声探头与治疗部位间涂上耦合剂？

【实训报告】　略。

【实训测试】　略。

参考文献

［1］黄毅林.医用电动仪器原理.构造与维修.北京:中国医药科技出版社,2003.

［2］S.Serge Barold，Roland X.Stroobandt，Alfons F.Sinnaeve.心脏起搏器图解阶梯教程.吴永全译.北京:人民卫生出版社,2006.

［3］柳景华,程姝娟,马长生.心脏起搏器:起搏、除颤和再同步.北京:中国协和医科大学出版社,2014.

［4］美国心脏协会.拯救心脏急救/心肺复苏/自动体外除颤器学员手册.杭州:浙江大学出版社,2012.

［5］郑方,范从源,赵嘉训,等.麻醉设备学.第2版.北京:人民卫生出版社,2005.

［6］宋志芳.实用呼吸机治疗学.北京:科学技术文献出版社,2009.

［7］梅长林.实用透析手册.北京:人民卫生出版社,2009.

［8］冯若,王智彪.实用超声治疗学.北京:科学技术文献出版社,2002.

［9］王成.医疗仪器原理.上海:上海交通大学出版社,2008.

［10］杨绍洲,陈龙华,张树军.医用电子直线加速器.北京:人民军医出版社,2004.

［11］马城,成鹏.实用康复治疗技术.上海:第二军医大学出版社,2005.

［12］吴建刚.医用理疗设备原理构造和维修.北京:中国医药科技出版社,2010.

［13］乔志恒,华桂茹.理疗学.第2版.北京:华夏出版社,2012.

［14］周忠喜,医用治疗设备.北京:人民卫生出版社,2011.

目标检测参考答案

第一章

一、单项选择题

1. B　　2. A　　3. B　　4. A　　5. D　　6. C　　7. B　　8. D　　9. C　　10. B

二、问答题（略）

第二章

一、单项选择题

1. D　　2. D　　3. A　　4. B　　5. D

二、问答题（略）

第三章

一、单项选择题

1. B　　2. B　　3. A　　4. D　　5. B

二、问答题（略）

第四章

一、单项选择题

1. D　　2. D　　3. D　　4. A　　5. C　　6. C　　7. C　　8. C　　9. B　　10. B

二、问答题（略）

三、实例分析（略）

第五章

一、单项选择题

1. A　　2. D　　3. A　　4. C　　5. D　　6. B　　7. D　　8. B　　9. B　　10. D

二、问答题（略）

三、实例分析（略）

第六章

一、单项选择题

1. A   2. C   3. B   4. C   5. A   6. A   7. C   8. B   9. D   10. A

二、问答题（略）

三、实例分析（略）

第七章

一、单项选择题

1. C   2. C   3. A   4. D   5. B

二、问答题（略）

第八章

一、选择题

（一）单项选择题

1. B   2. B   3. C   4. B   5. B   6. D   7. C

（二）多项选择题

1. ABD   2. ABCD   3. ABCD   4. ABCD   5. ABC   6. ABC   7. ABC   8. ABCD

二、问答题（略）

三、实例分析（略）

第九章

一、单项选择题

1. D   2. B   3. A   4. C   5. D

二、问答题（略）

医用治疗设备课程标准

（供医疗器械类专业用）